アトラスでみる

外・陰・部・疾・患
プライベートパーツの診かた

著 — 尾上泰彦 宮本町中央診療所院長
Yasuhiko Onoye

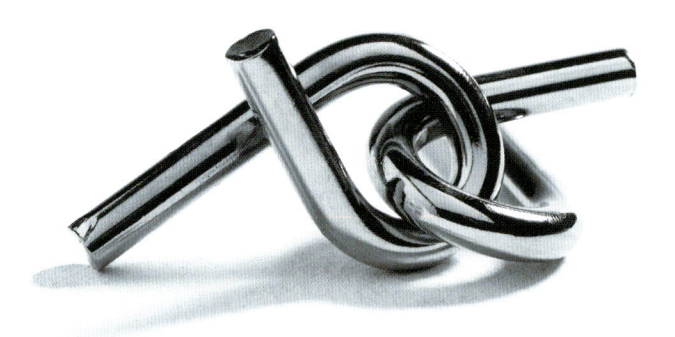

Atlas of Sexually Transmitted Infections and Genitourinary Diseases in STI Clinic.

External genital organ, Pearly penile papules,
Vestibular papillae of the vulva,
Non-venereal sclerosing lymphangitis of the penis,
Median raphe cyst of the penis, Fordyce condition, Labial adhesion,
Foreskin adhesion, Syphilis, Gonorrheal infection,
Chlamydial infection, Chancroid, Condyloma acuminatum,
Genital herpes, Extragenital herpes, Molluscum contagiosum,
Phthiriasis pubis, Candidal infection, Diabetic balanoposthitis,
Diabetic penile gangrene, Non-specific balanoposthitis,
Folliculitis, Skin infections, Herpes zoster,
Varicella, Urethral caruncle, Angiokeratoma scroti,
Angiokeratoma vulvae, Atheroma, Hematoma, Cervical polyp,
Behçet's disease, Plasmacytosis circumorificialis,
Fixed drug eruption, Pigmentation disorders, Varicocele,
Hypospadias, Ectopic periurethra, Inguinal hernia, Prolapsus uteri,
Pilonidal sinus, Hydrocele testis, Paraphimosis,
Penile fracture, Acute genital ulcer, Foreign bodies,
External injury, Female genital mutilation

秀潤社　Gakken

はじめに

インターネット時代の昨今，疑問があれば，ウェブブラウザを起動し検索すれば，ものの数秒で簡単に調べられる世の中となった．患者にとっては，不安を解消するという意味では，インターネットの普及は福音だったかもしれない．同じ悩みを他人と共有する，それだけでも救われるのである．

プライベートパーツ（個人的な部分）ともよばれる"外陰部"に悩みを持つ人びとにとっては，誰にも相談できずにインターネットで"知識"を身につけるケースが多いと思われる．筆者は，ブログやホームページ等で性感染症の正しい情報発信につとめているが，そこには今日も悩める相談者が後を絶たない．しかし，ご存知のように，インターネットの情報は玉石混淆，本当に役立つ情報ばかりとは限らない．

そのような状況下で，外来で患者と対面したとき，診察する医師の方にも正確な"知識"が備わっていなければならない．患者がインターネット情報で要らぬ不安を抱く可能性のある症状については，しっかりと正確な情報を提供する必要がある．本来考え込む必要のない，きわめて明らかな症状を，患者と一緒になって考え込んでいては，不信感を与えるばかりである．そうならないためにも，たとえば，「これは性感染症ではなく，生理的な変化ですよ．治療の必要はありません」と，同じ症状の写真を見せながら親身になって話をすれば，患者は安心する．そこには，無用なドクターショッピングも，掲示板での誹謗中傷も，ブログの炎上も起こることはない．

本書は，筆者が経験した，プライベートパーツにまつわる疾患・症状をアトラスとしてまとめたものである．診療所で診る疾患には限界もあるため，悪性腫瘍などは割愛している．また，褥瘡や皮膚炎等，皮膚科・看護領域で重要な疾患群も割愛した．これにはすぐれた成書・教科書が多数あるので，そちらを参照していただきたい．

最後に，いまや日本で診ることはきわめて少なくなった軟性下疳の貴重な症例を供覧いただいた小島弘敬先生，耳鼻咽喉科領域における梅毒の症例を供覧いただいた余田敬子先生に深謝いたします．本書の作成にあたっては学研メディカル秀潤社の川口晃太朗氏にお世話になりました．また，いつも笑顔で診療を支えてくれる診療所のスタッフの皆様に感謝いたします．そしてなによりも常に新しい発見を与えてくれる患者の皆様へ，最大限の感謝を送ります．

本書を実際の診察に役立てていただければ，筆者として望外の喜びである．

2010年8月

宮本町中央診療所院長
尾上泰彦

付記：患者年齢や受診エピソードなどはプライバシー保護の観点から，内容に支障のない範囲で一部創作しているところがある．また，本書の記述は日常診療における経験的私見を含むため，エビデンスのある学術的な表現でない箇所があることをお断りしておく．

院長ブログ：http://www.dr-onoe.com/
性の健康管理教室：http://www.stispecialist.com/
twitter：@aidoctor

アトラスでみる
外陰部疾患 プライベートパーツの診かた
CONTENTS

Chapter 1　生理的状態（正常）

1. 外性器の正常像 …… 010
   External genital organ
2. 真珠様陰茎丘疹症 …… 014
   Pearly penile papules
3. 腟前庭乳頭腫症 …… 018
   Vestibular papillae of the vulva
4. 非性病性陰茎硬化性リンパ管炎 …… 022
   Non-venereal sclerosing lymphangitis of the penis
5. 陰茎縫線嚢腫 …… 026
   Median raphe cyst of the penis
6. フォアダイス状態 …… 028
   Fordyce's condition
7. 陰唇癒着（癒合）・亀頭包皮癒着（癒合） …… 030
   Labial adhesion / Foreskin adhesion

Chapter 2　性感染症

1. 梅毒（男性） …… 034
   Syphilis
2. 梅毒（女性） …… 042
   Syphilis

3	梅毒（他部位） Syphilis	044
4	淋菌感染症 Gonorrheal infection	048
5	クラミジア感染症 Chlamydial infection	056
6	軟性下疳 Chancroid / Soft chancre	060
7	尖圭コンジローマ（男性） Condyloma acuminatum	062
8	尖圭コンジローマ（女性） Condyloma acuminatum	068
9	尖圭コンジローマ（肛囲） Condyloma acuminatum	074
10	性器ヘルペス（男性 / 初感染） Genital herpes	076
11	性器ヘルペス（女性 / 初感染） Genital herpes	080
12	性器ヘルペス（男性 / 再発） Genital herpes	086
13	性器ヘルペス（女性 / 再発） Genital herpes	090
14	性器外ヘルペス Extragenital herpes	094
15	伝染性軟属腫 Molluscum contagiosum	098
16	ケジラミ症 Phthiriasis pubis	102
17	カンジダ感染症 Candidal infection	106

Chapter 3　性感染症以外の疾患

1. 糖尿病性亀頭包皮炎 …… 112
   Diabetic balanoposthitis
2. 糖尿病性陰茎壊疽 …… 114
   Diabetic penile gangrene
3. 非特異的亀頭包皮炎 …… 116
   Non-specific balanoposthitis
4. 毛嚢炎 …… 118
   Folliculitis
5. 種々の皮膚感染症 …… 122
   Skin infections
6. 帯状疱疹 …… 128
   Herpes zoster
7. 水痘 …… 130
   Varicella
8. 尿道カルンクル …… 132
   Urethral caruncle
9. 被角血管腫 …… 134
   Angiokeratoma scroti / vulvae
10. 粉瘤 …… 138
    Atheroma
11. 血腫 …… 140
    Hematoma
12. 子宮頸管ポリープ …… 142
    Cervical polyp
13. ベーチェット病 …… 144
    Behçet's disease
14. 開口部形質細胞症 …… 146
    Plasmacytosis circumorificialis

15	固定薬疹	148
	Fixed drug eruption	
16	色素異常症（脱失・沈着）	152
	Pigmentation disorders	
17	精索静脈瘤	156
	Varicocele	
18	尿道下裂・異所性尿道側管	158
	Hypospadias / Ectopic periurethra	
19	鼠径ヘルニア	160
	Inguinal hernia	
20	子宮脱	162
	Prolapsus uteri	
21	毛巣洞	164
	Pilonidal sinus	
22	陰嚢水腫	166
	Hydrocele testis	
23	嵌頓包茎	168
	Paraphimosis	
24	陰茎折症	170
	Penile fracture	
25	急性外陰潰瘍	172
	Acute genital ulcer	
26	異物	174
	Foreign bodies	
27	外傷・亀裂・裂傷・断裂	178
	External injury	
28	女性器切除	182
	Female genital mutilation	

🟦 コラム

まずは，性器の正常な状態を知ること	032
口は災いのもと！	054
軟性下疳の特徴	061
ケジラミかどうか判断する方法	105
性感染症はナノメーターオーダー時代	110
膀胱炎予防に水分補給	127
おたふく風邪と精巣炎	131
綺麗好きな生活習慣病	136
男性同性愛者と性感染症	147
HIV検査はいつ受ければいいの？	161
陰茎形成性硬結症	171
いきなりエイズ	173

本書に登場する略語と解説

● STI（sexually transmitted infections）：性感染症
かつては性病（VD：venereal diseases）と呼ばれ，後に性感染症（STD：sexually transmitted diseases）と称されてきた．しかし，現に症状が出ている状態だけでなく，症状がなくとも病原体（ウイルスなど）の排泄症状を有する感染症も含んでいるため，現在ではより正確にSTIと呼ばれるようになっている．本書でもSTIの略語を使用している．

● MSM（men who have sex with men）：男性同性愛者
男性同性愛者では，エイズ（HIV感染）をはじめB型肝炎や梅毒など，STIへの罹患率が高いことが示されている．その最も問題となっている危険因子は性的パートナー数の多さである．種々の差別を受け続けてきたMSMにとって，検査や受診ではみずからのメンタルの根幹を晒すことになるため，医療者側の偏見なき理解が必要である．

● FCSW（female commercial sex workers）：女性性風俗産業従事者
1958年に施行された売春防止法は，それまでの日本の性産業を大きく変えることになった．同法で言う「性行為」には当たらない（と解釈した）種々の形態の性風俗が現れたのである．性交に類似した行為（口腔性交など）によるSTIは，FCSWだけでなく，広く一般化するに従い，増加している．

Chapter 1
生理的狀態（正常）

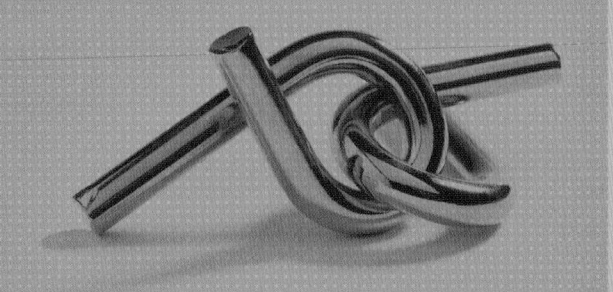

Chapter 1　生理的状態（正常）

1 外性器の正常像
External genital organ

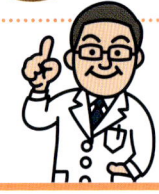

ポイント
正常を知ることによって，ささいな変化も見逃さない！

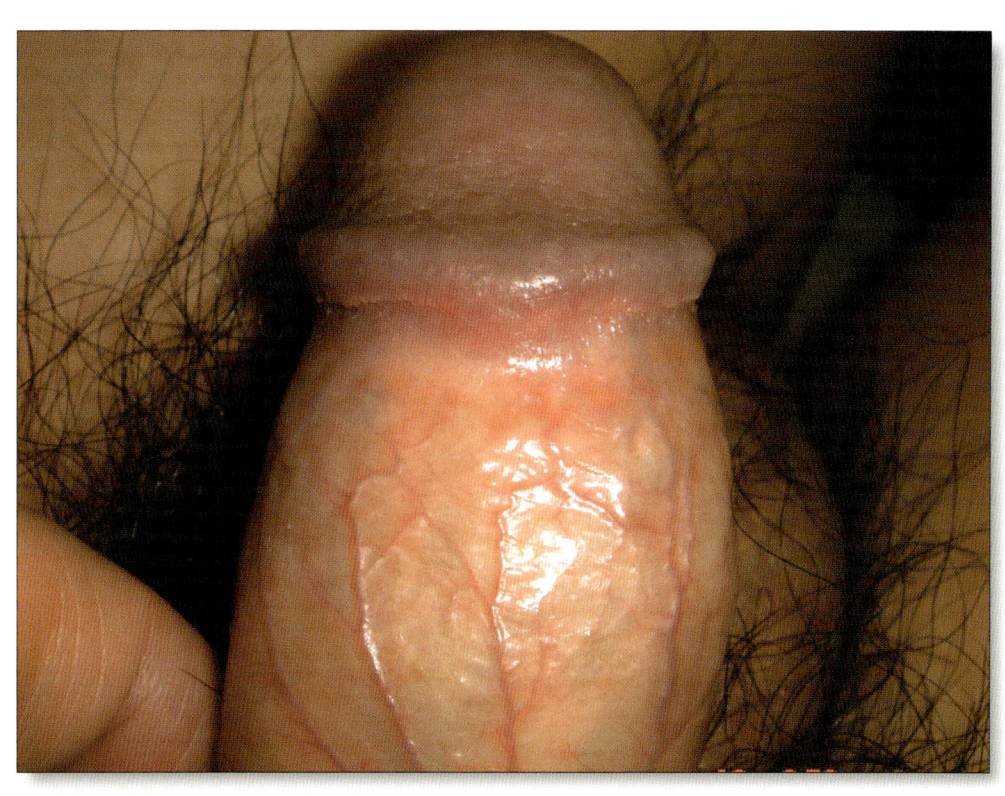

20歳代，男性
男性外性器の正常像である．

♠♥体表面からみえない生殖器官を**内性器**，体表面からみえる器官を**外性器**と呼ぶ．内性器は男性なら泌尿器科，女性なら産婦人科領域で診察される機会が多い．これらは体の内にあるために，恥ずかしがらず診察を受けにくる患者が多いが，外性器となると様相は一変する．

♠♥第1章では**プライベートパーツ**と呼ばれる，いわゆる外陰部とその周辺に何らかの悩みを抱えた患者に接した際に，正しい対応が求められる"正常の変化"について示す．しかし，その前に正常とは何かを知る必要があろう．そこで，この項目は外性器の正常像を男女例で示した．

♠**男性外性器の正常像**：亀頭・陰茎・陰囊からなる．陰茎縫線はほぼ直線状を呈するのが普通であるが，稀に蛇行するケースもある．

♥**女性外性器の正常像**：陰唇・陰核・腟前庭からなる．処女膜や腟壁の形態には個人差があるため，性感染症（STI）と誤解しないように．

30歳代，男性
陰茎縫線の正常像．下図は包皮を伸展させた状態．

生理的状態（正常）

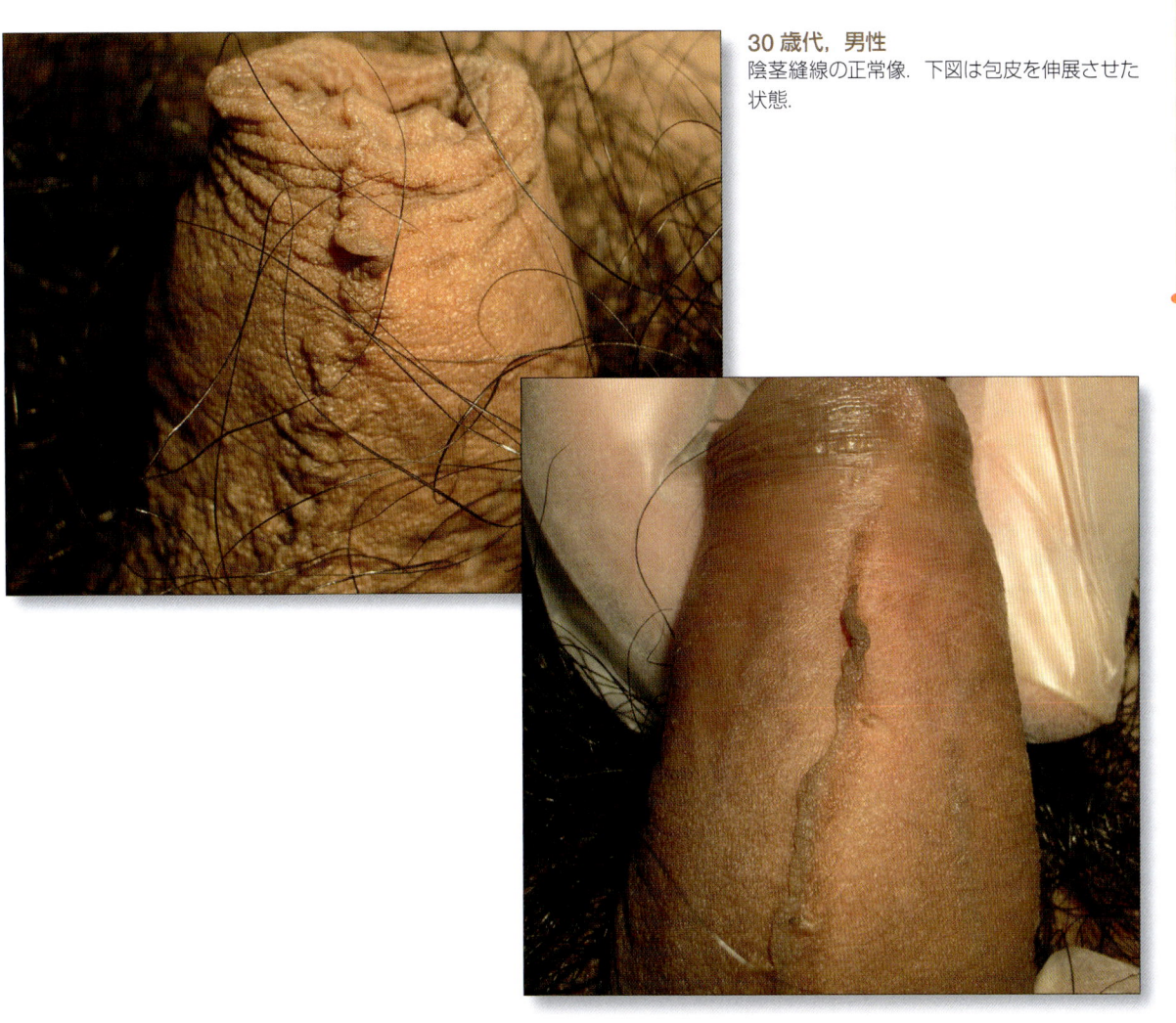

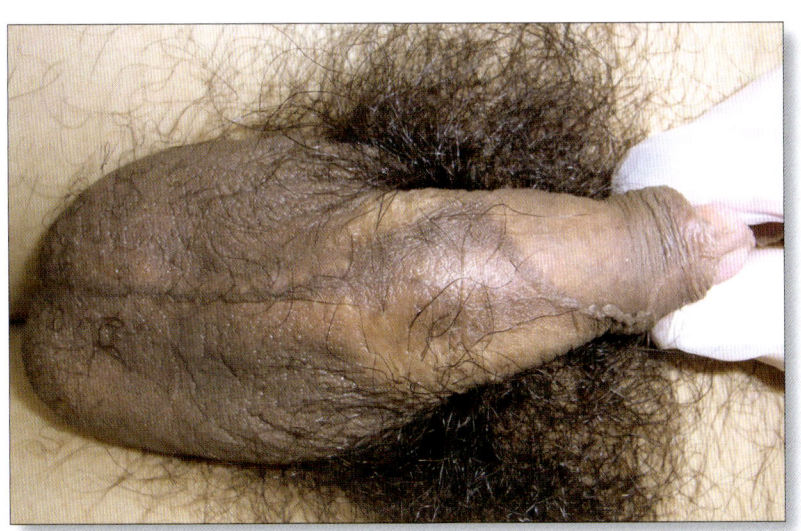

40歳代，男性
陰茎縫線が直線状にならず屈曲しているが，これも生理的な状態である．

1．外性器の正常像

Chapter 1　生理的状態（正常）

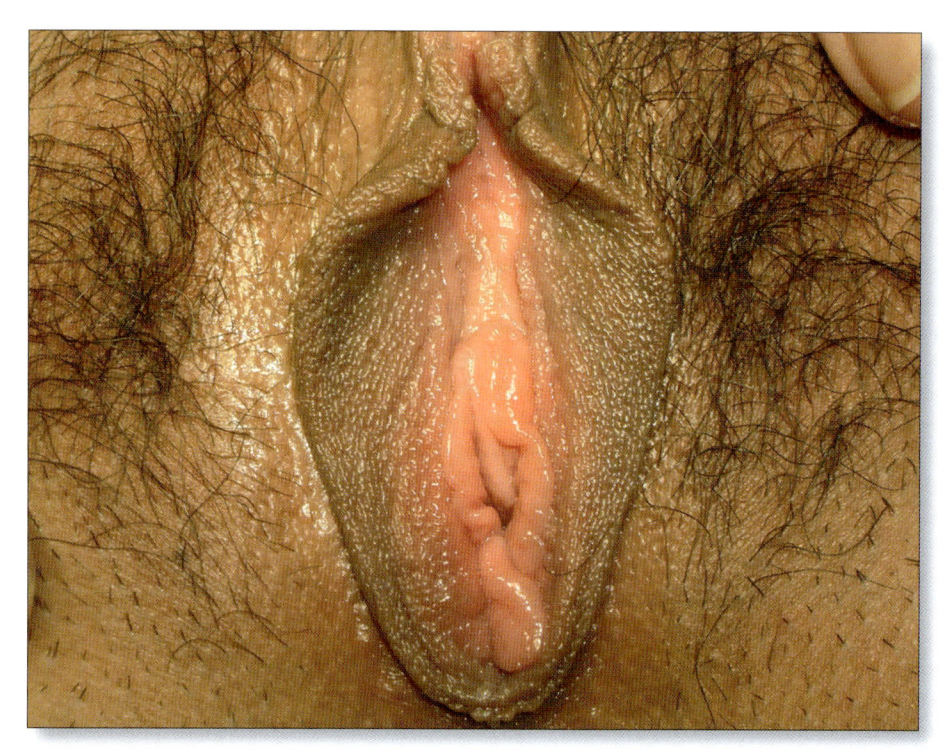

20 歳代，女性
女性外性器の正常像である．

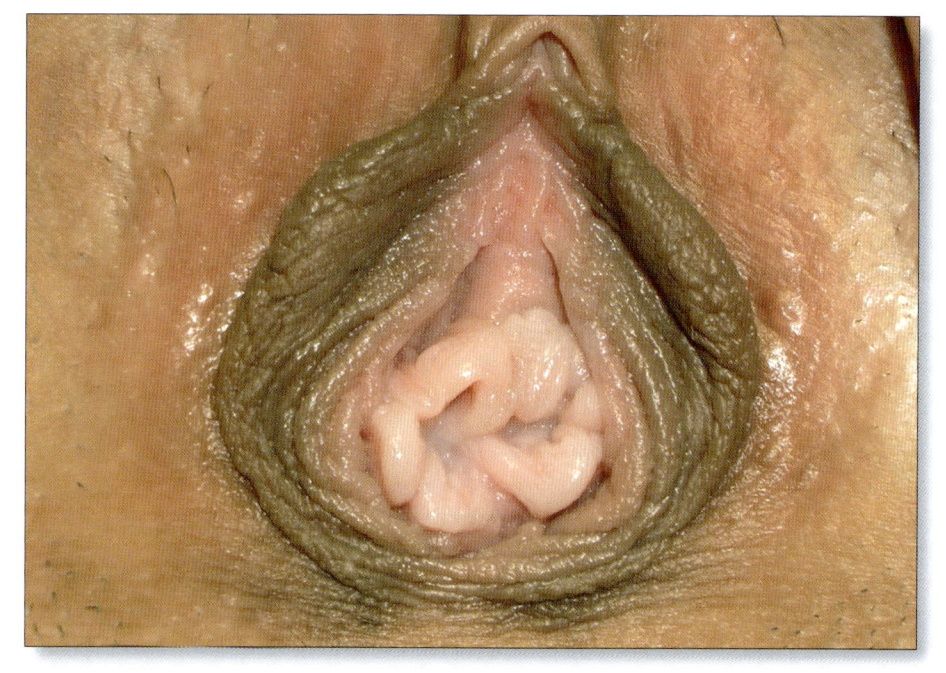

20 歳代，女性
中央の白色粘膜部分はいわゆる処女膜である．あたかも1枚の薄い膜が存在しているかのような印象を持つ患者がいるため，誤解のないよう説明をしなければならない．

生理的状態（正常）

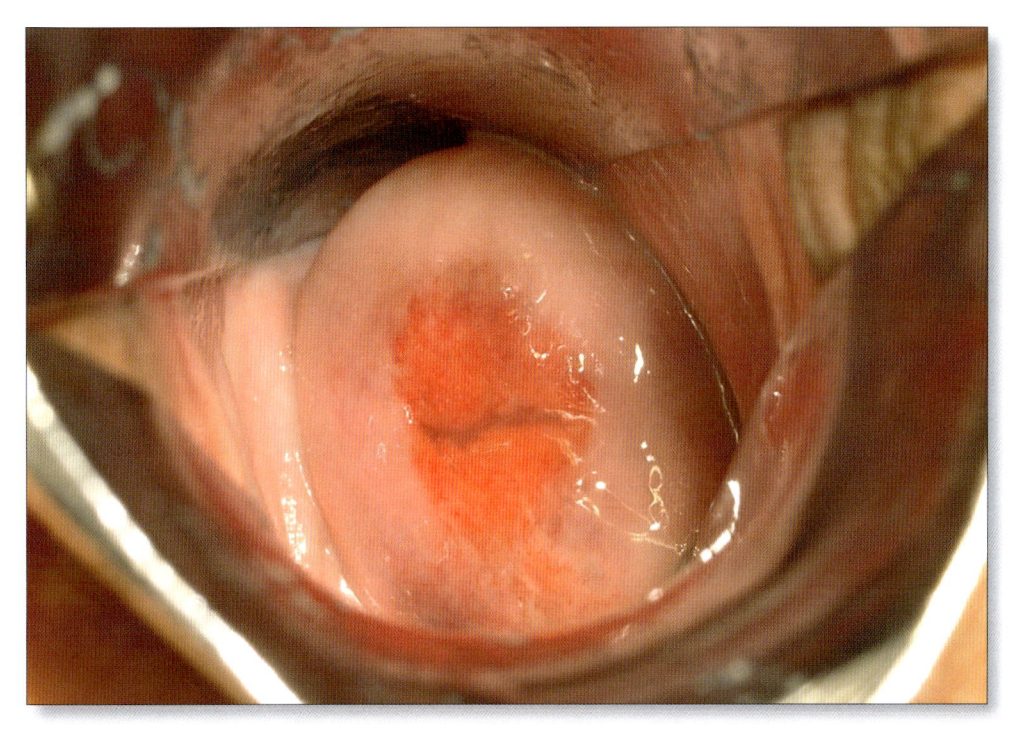

30 歳代，女性
子宮腟部びらんがみられるが，これは成熟女性の大半にみられる生理的な変化である．外傷や癌などによる真の意味でのびらんではなく，仮性びらん（偽びらん）と呼ばれる．

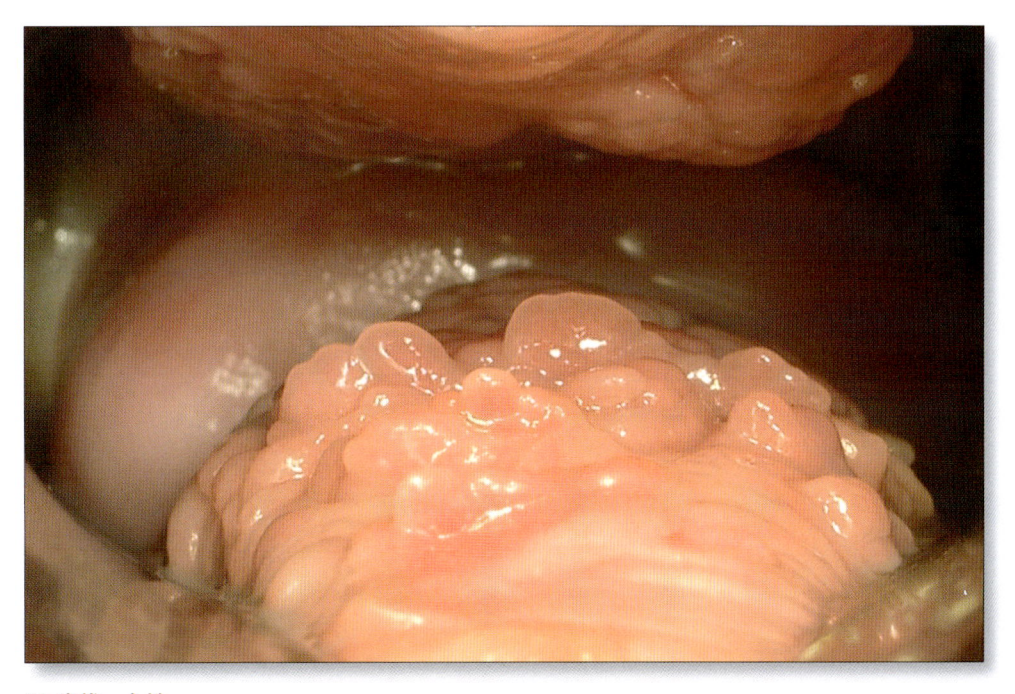

30 歳代，女性
子宮腟壁の凹凸は生理的な状態である．凹凸には個人差があり，ポリープなどを心配して受診する患者がいるため注意が必要である．

Chapter 1 生理的状態（正常）

2 真珠様陰茎丘疹症
Pearly penile papules

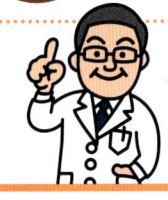

> **ポイント**
> 日本人男性の 20 ～ 40％に認める生理的変化です！

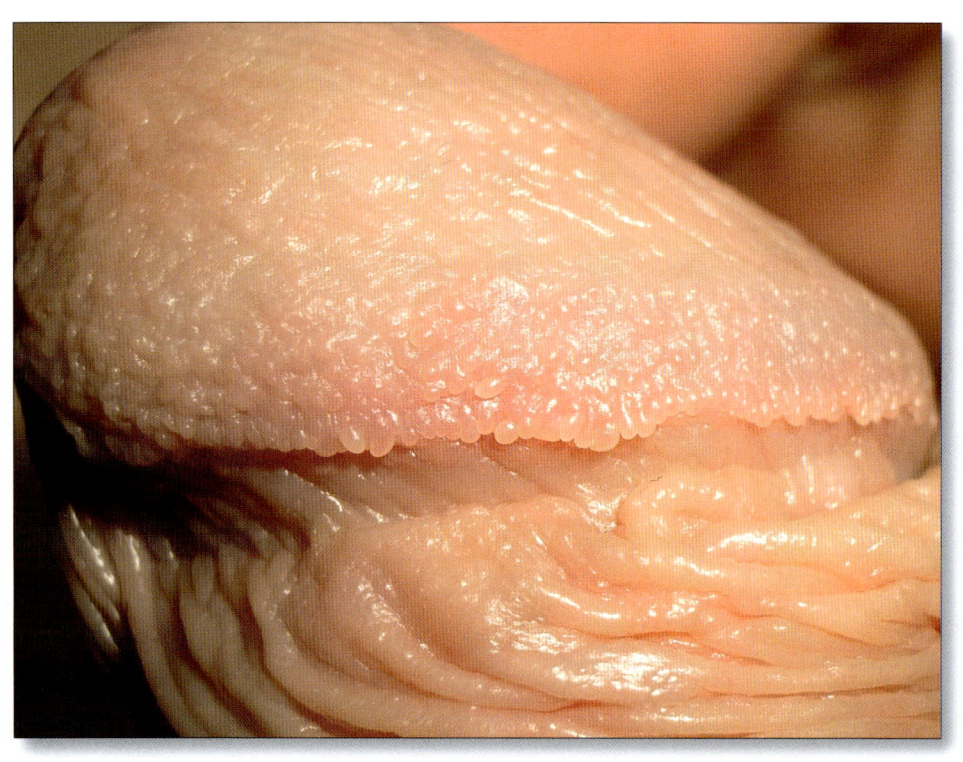

20歳代，男性
陰茎冠状溝の小結節．FCSW (female commercial sex worker) に尖圭コンジローマではないかと言われ，心配になり受診．

♠亀頭冠・陰茎冠状溝に沿って，径 1 ～ 2 mm 大前後の常色ないし褐色の半球状小結節が 1 ～ 3 層性に整然と配列する．日本人男性の 20 ～ 40％に認める**生理的変化**である．結節の形状・色調には個人差がありさまざまである．自覚症状はない．組織学的には真皮内の血管の増生と線維化からなる．感染性はなく治療の必要はない．診断は目視で容易であるが，**尖圭コンジローマ**との鑑別を要する場合には，病理組織学的検査を行う．

♠このイボは多くの男性に生じる生理的な変化で，性感染症 (STI) ではなく，治療の必要がないことを説明する．摘除を強く希望する場合には電気メス焼灼術，炭酸ガスレーザー蒸散術を行うこともあるが，基本的には勧めない．若年男性は，一度でも性交を経験すると，それまであまり観察しなかった外陰部をみるようになり，小結節をみつけるとインターネットで知識を得て尖圭コンジローマではないかと心配して来院する者が多い．尖圭コンジローマと誤診され過剰な治療をされるケースもある．

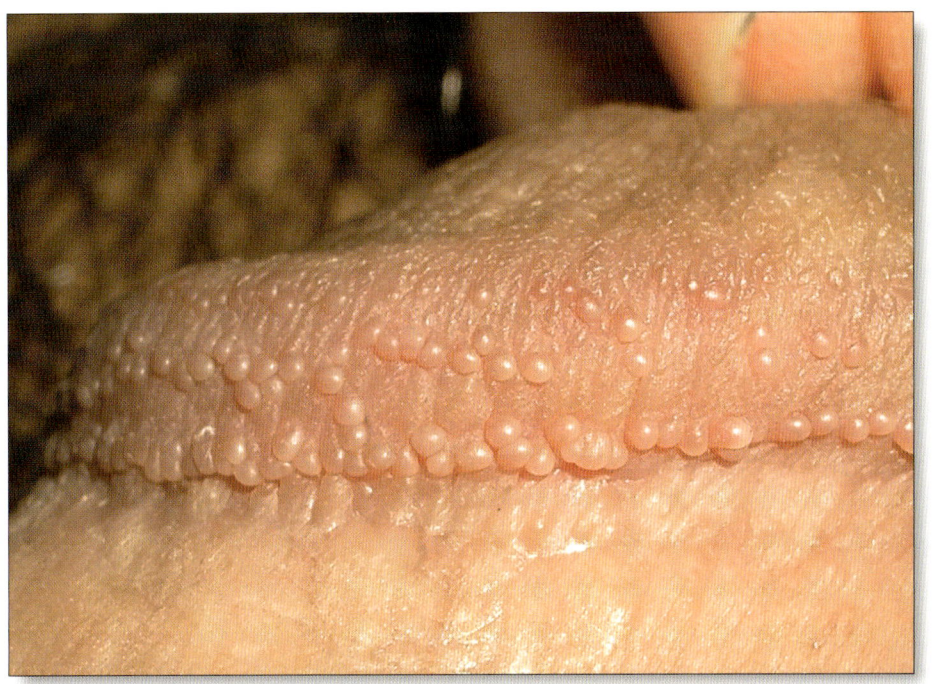

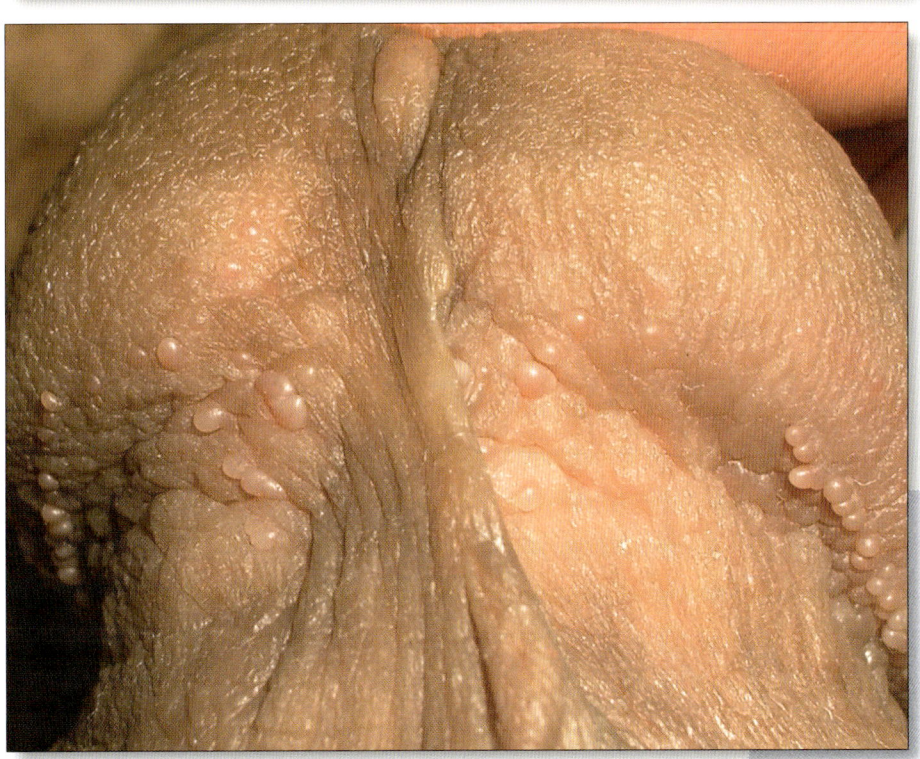

30歳代，男性
冠状溝に沿って多発性の半球状小結節を認める．小結節には光沢がある．

2. 真珠様陰茎丘疹症

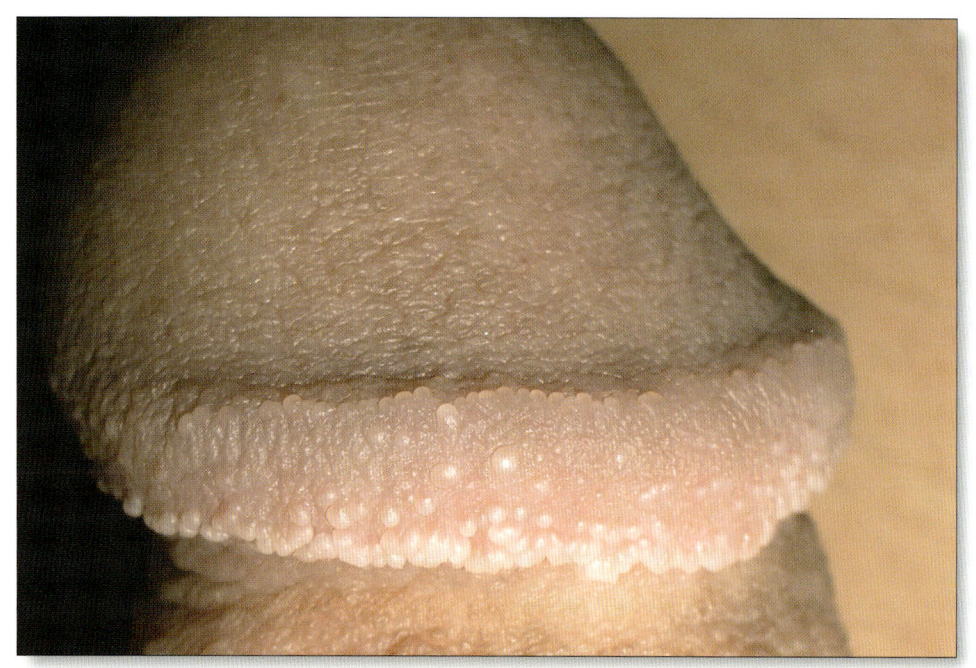

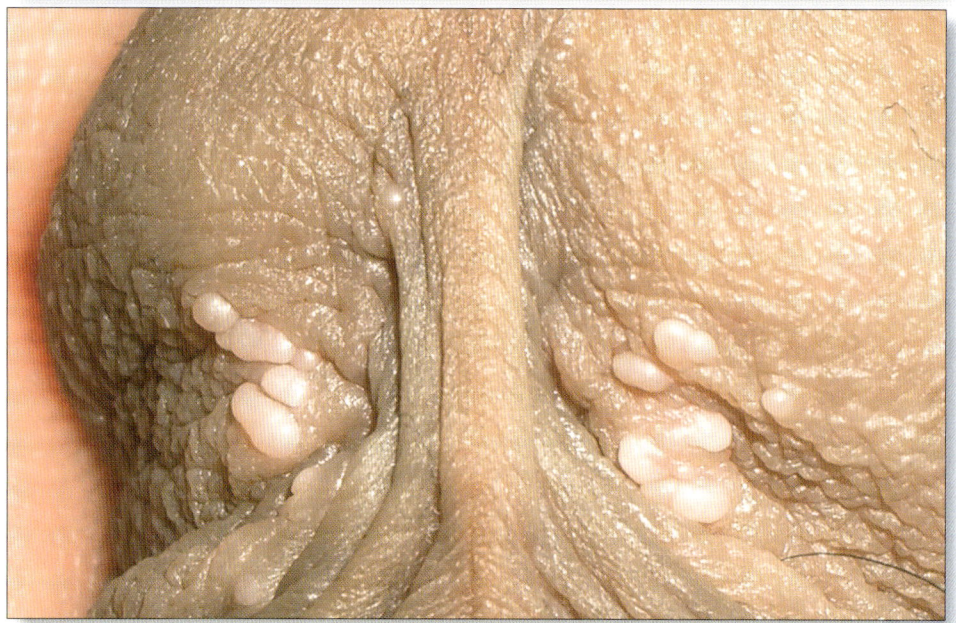

Chapter 1　生理的状態（正常）

30 歳代，男性
冠状溝に沿った部分および包皮小帯両側に多発性小結節を認める．

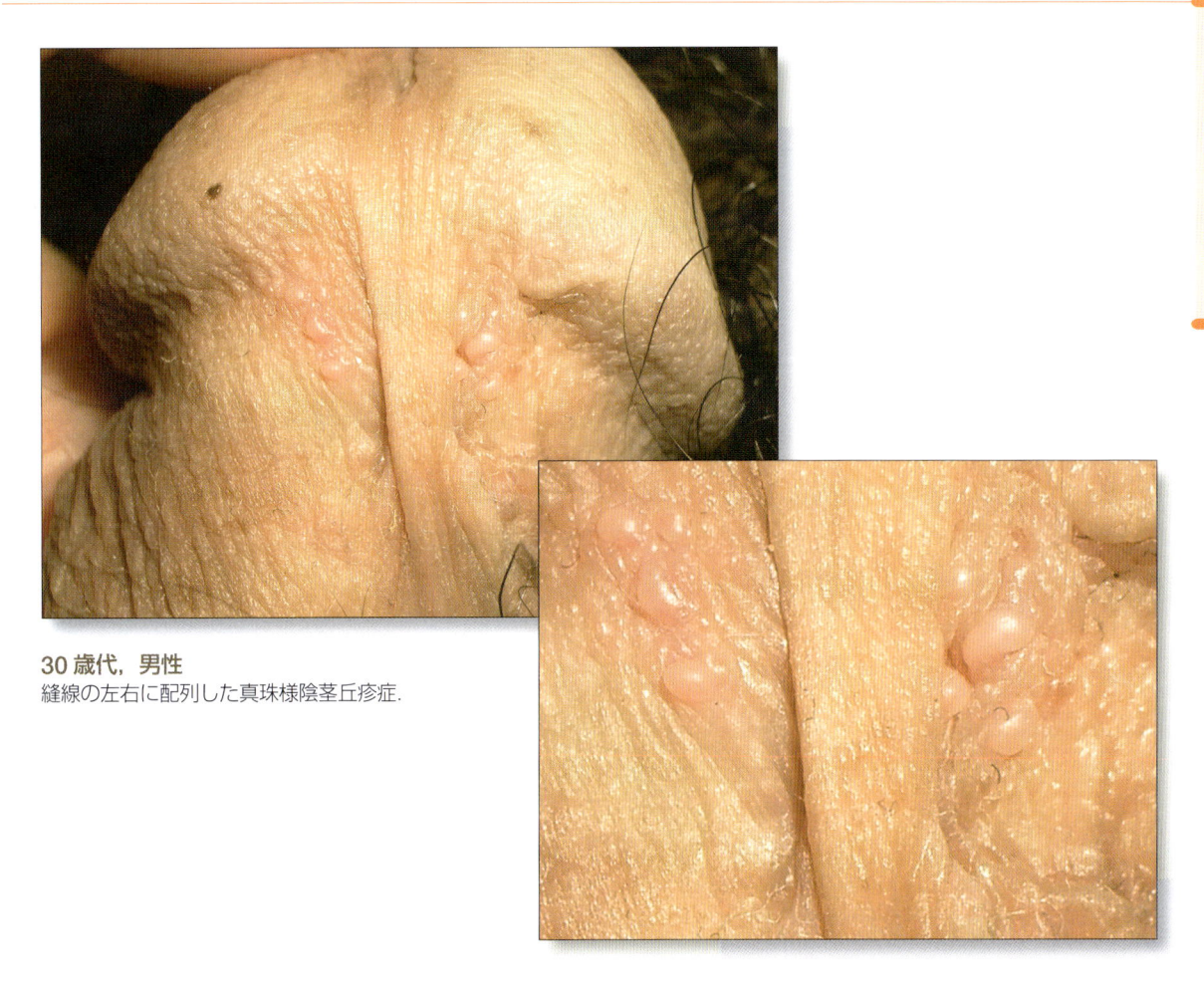

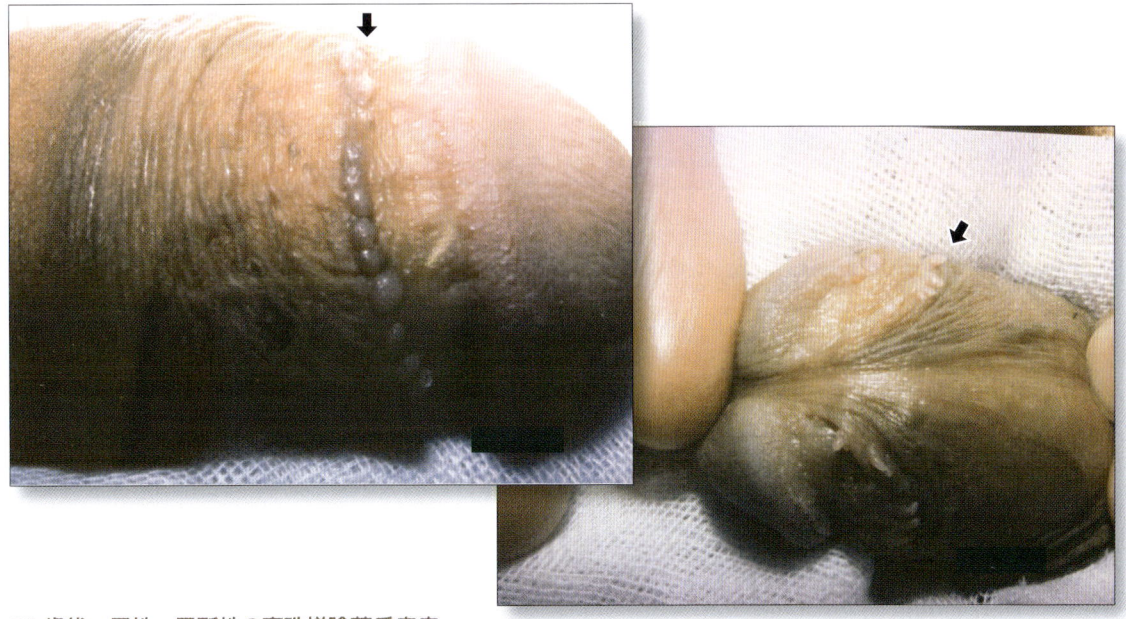

30歳代，男性
縫線の左右に配列した真珠様陰茎丘疹症．

30歳代，男性．異所性の真珠様陰茎丘疹症
このように陰茎冠状溝以外の部位（→）にもみられることがあるので，尖圭コンジローマとの鑑別に注意が必要である．

生理的状態（正常）

2．真珠様陰茎丘疹症

Chapter 1　生理的状態（正常）

3　腟前庭乳頭腫症
Vestibular papillae of the vulva

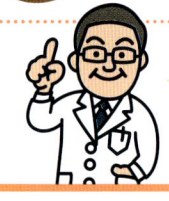

ポイント
男性の真珠様陰茎丘疹症と同様の生理的変化です！

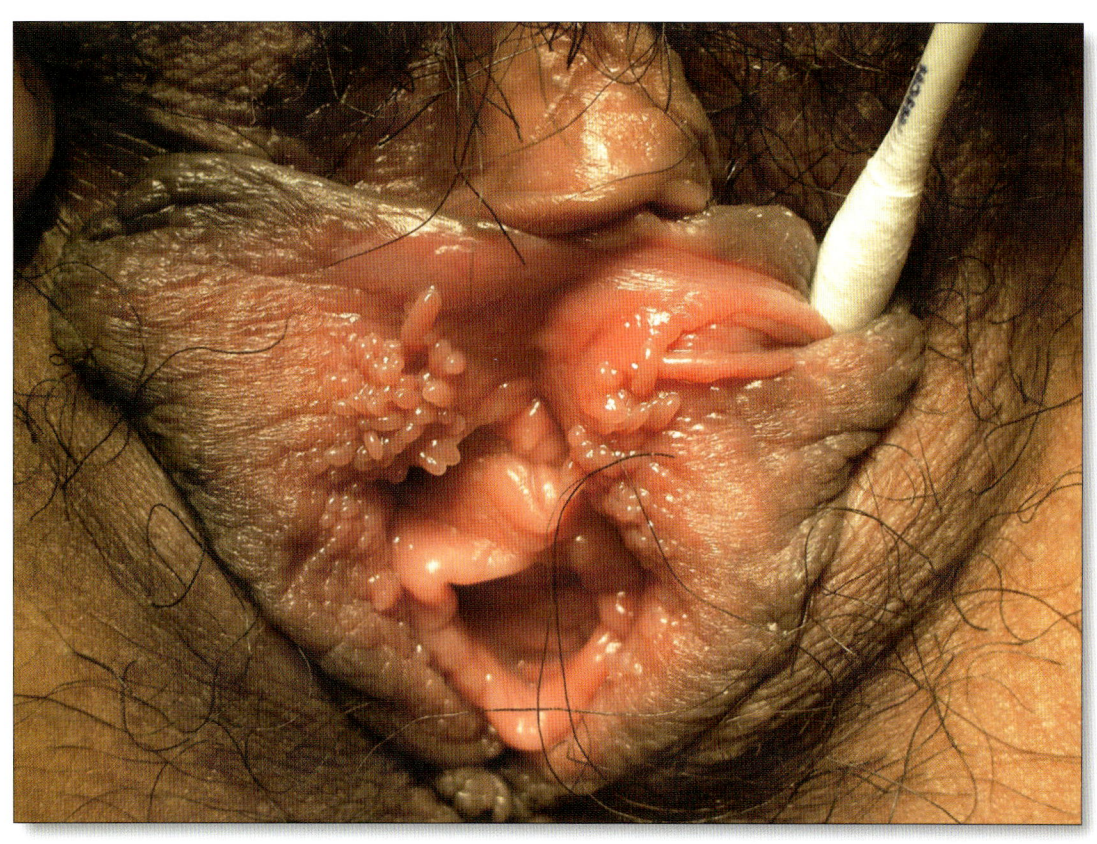

30歳代，女性
腟前庭部，小陰唇内側に左右対称性の径1〜2mm，長さ1〜10mmの軟らかい乳頭状突起物を多数認める．

♥**腟前庭乳頭腫症**は，腟前庭および小陰唇内側に多発する丘疹で，常色から褐色を呈し，絨毛状に隆起する．自覚症状はなく，男性の**真珠様陰茎丘疹症**と同様の生理的な変化にすぎない．成因は不明で，性感染症（STI）や性行為とは無関係である．尖圭コンジローマとの鑑別は比較的容易であるが，鑑別困難な場合は病理組織学的検査を行う．
♥このブツブツの悩みは若い女性にとってめずらしいものではなく，生理的な変化であることを説明する．またSTIではなく，治療の必要がないことも付け加える必要がある．臨床現場では尖圭コンジローマよりもむしろ多くみることを伝えるだけで，患者は安心する．生理的変化であり，乳頭がきれいに整っていること，左右の小陰唇内側に対称的に存在すること，小陰唇や腟前庭は絨毛状を呈することなどから診断できる．

生理的状態（正常）

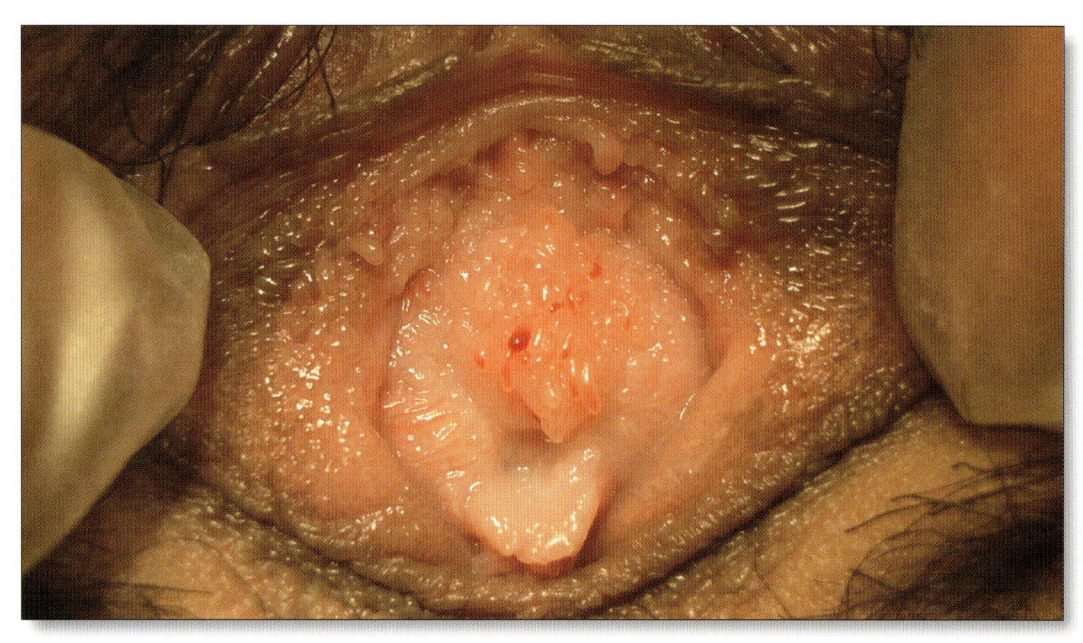

20歳代，女性
腟前庭部，小陰唇内側に絨毛状に乳頭状丘疹を認める．

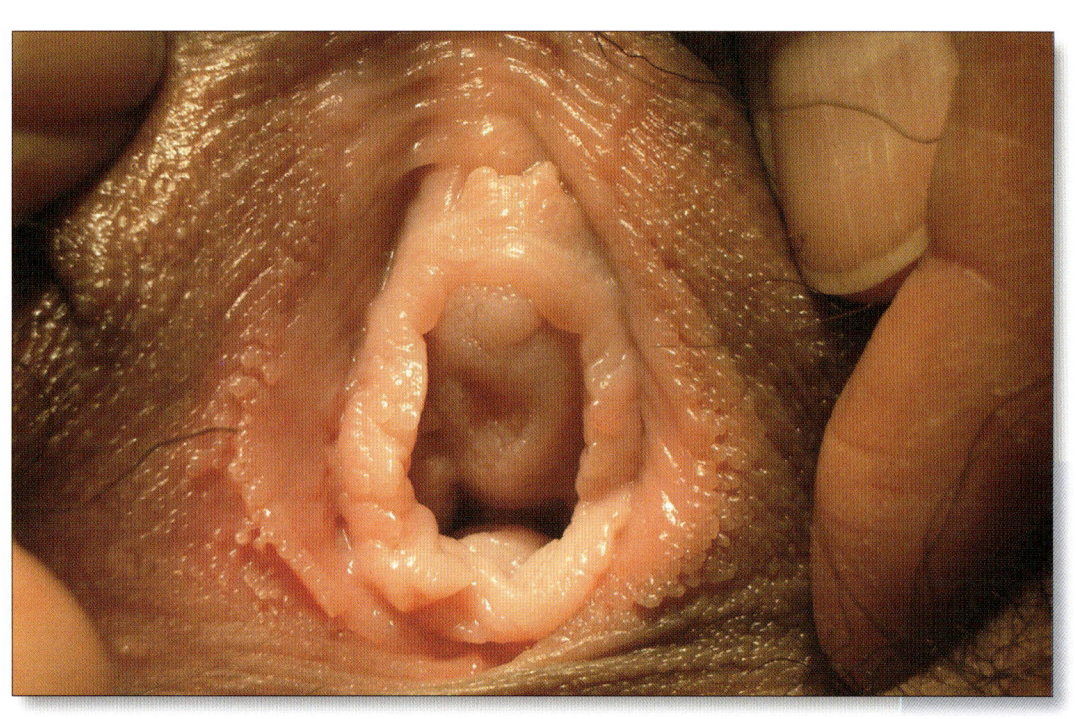

20歳代，女性
小陰唇内側に左右対称性，ほぼ輪状に多発性小丘疹を認める．

3. 腟前庭乳頭腫症

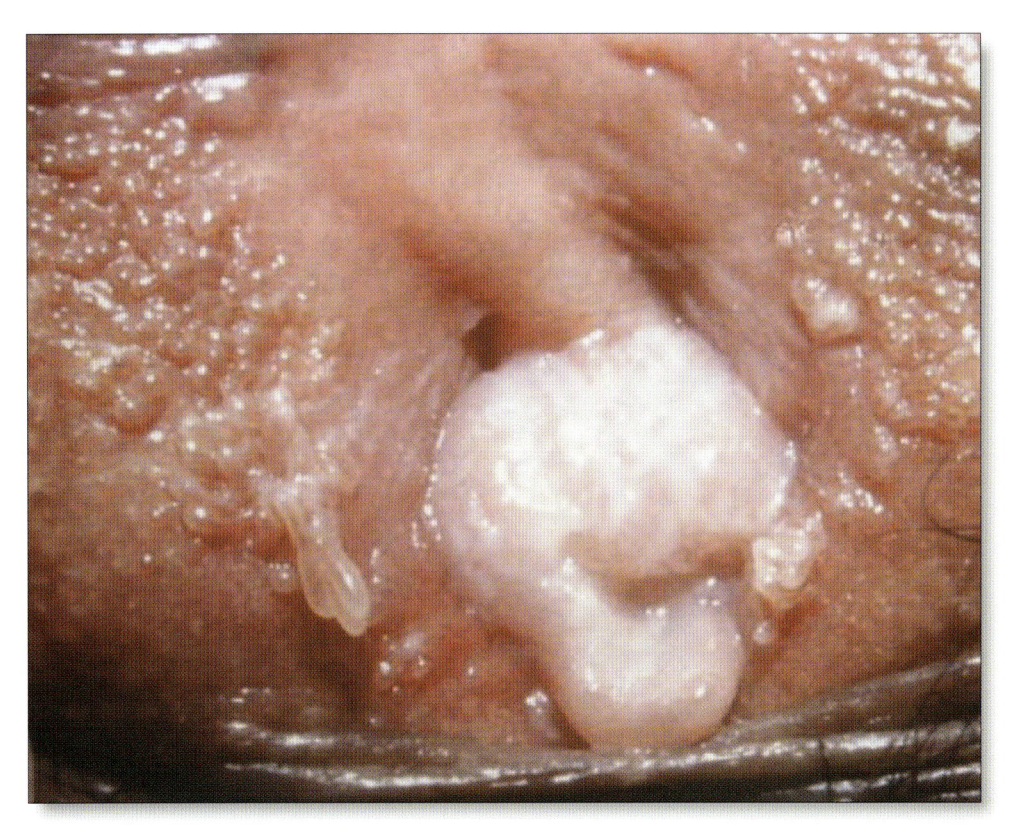

Chapter 1　生理的状態（正常）

10歳代後半，女性
小陰唇内側に径0.5〜2mm大，長さ0.5〜5mmの多発性丘疹を認める．中央の白色様粘膜は処女膜．

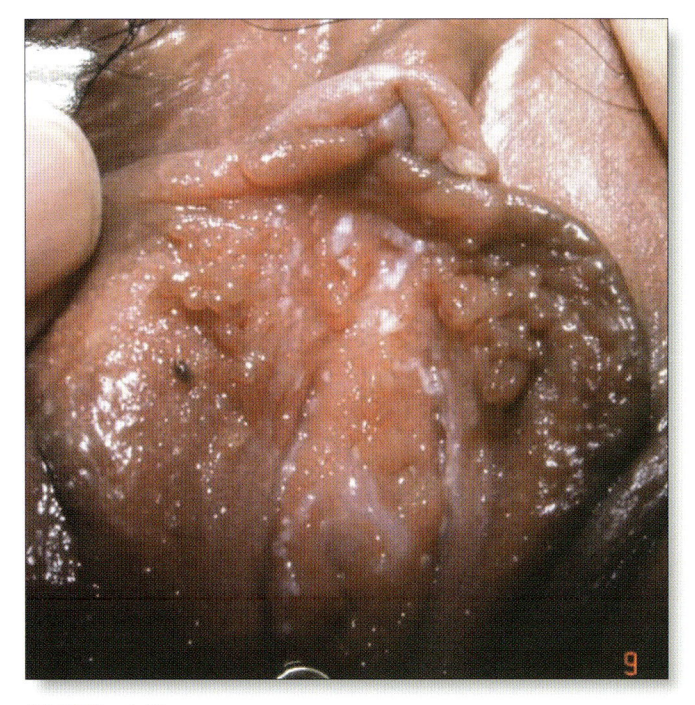

20歳代，女性
小陰唇内側，腟前庭に左右対称性に多発性小丘疹を認める．

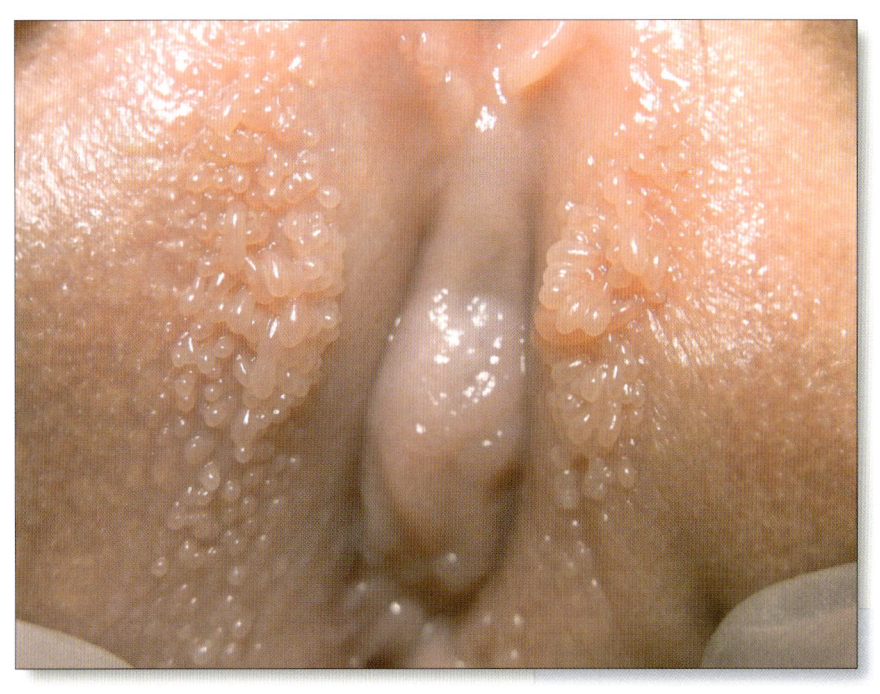

30歳代，女性
小陰唇内側に多数集簇する小丘疹を認める．

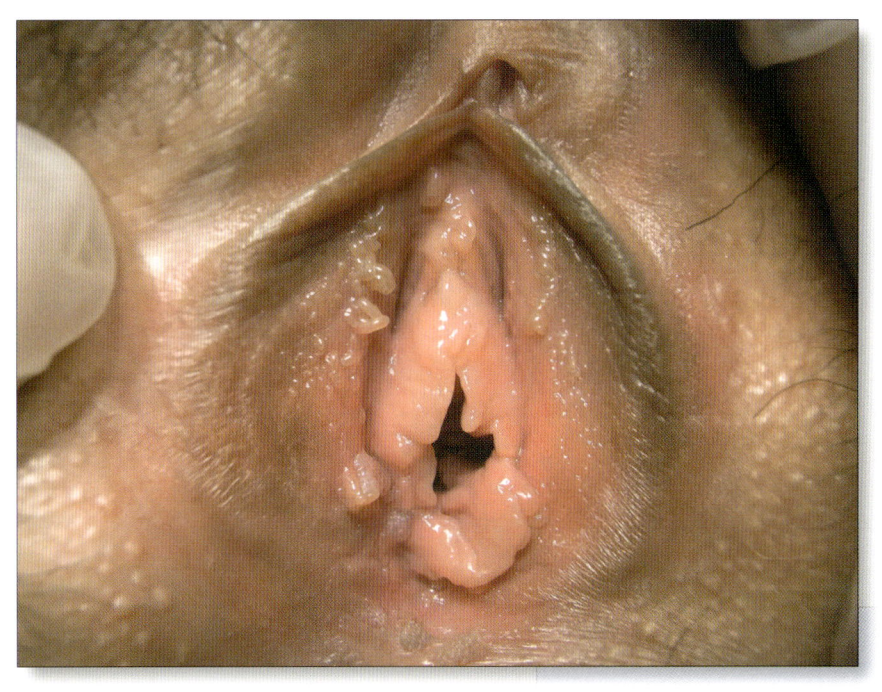

30歳代，女性
小陰唇内側，腟口付近に隆起性の変化がみられる．突起状の変化であっても尖圭コンジローマではない．

生理的状態（正常）

3．腟前庭乳頭腫症　**021**

Chapter 1　生理的状態（正常）

4　非性病性陰茎硬化性リンパ管炎
Non-venereal sclerosing lymphangitis of the penis

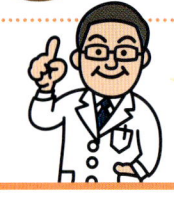

ポイント
原因は不明だけれども性感染症とは無関係！
経過観察で十分です．

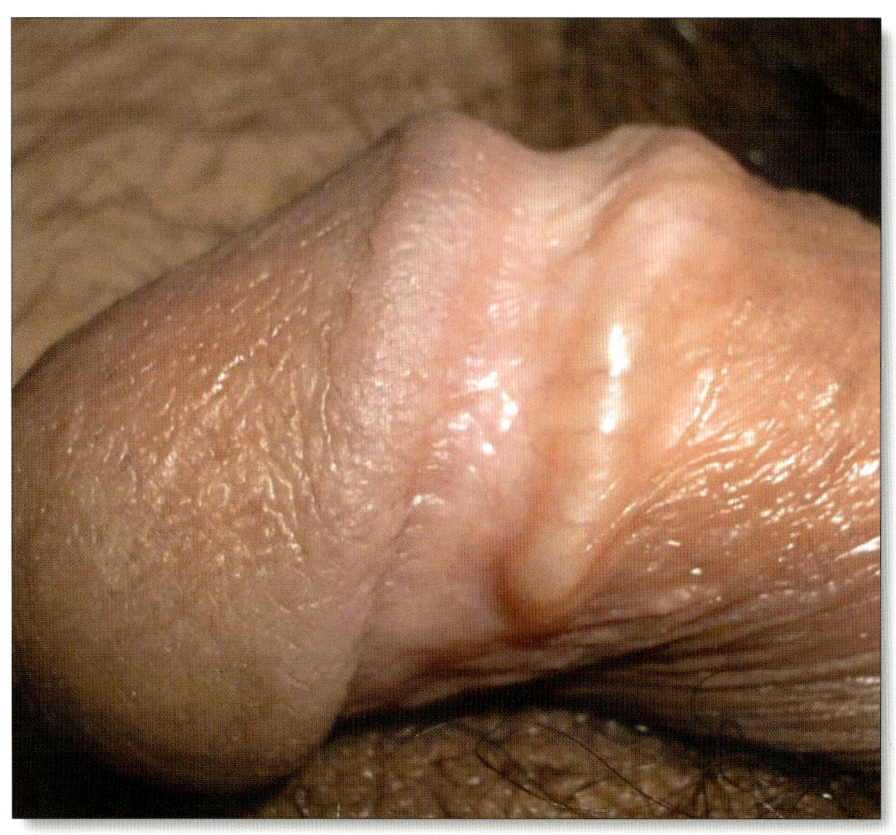

30 歳代，男性
包皮内板に，ほぼ半周にわたる索状の結節（径 5mm 大）がある．2 週間前に性風俗店に行っていたため，性感染症を心配して来院．

♠陰茎冠状溝の包皮の内板を環状に取り巻く皮下の索状硬結で，20～40 歳代の男性に多く，性感染症とは関係がない．疼痛などの自覚症状もない．

♠性交などによる機械的刺激のためにリンパのうっ滞や凝固，器質化などが生じた結果，陰茎リンパ管に閉塞性，増殖性の索状結節が発生したものとされている．過度の，あるいは長時間の性交や自慰が誘因ともいわれているが，はっきりした原因は判明していない．

♠およそ 2～4 週間で閉塞したリンパ管が再開通し，自然消褪するため，経過観察で構わない．リンパ管の切開ないし穿刺は一時的な効果はあるが，またすぐに腫れてくるため，無意味な処置である．

♠このようなリンパ管炎は，陰茎部のみならず，稀に亀頭部にも出現することがある．

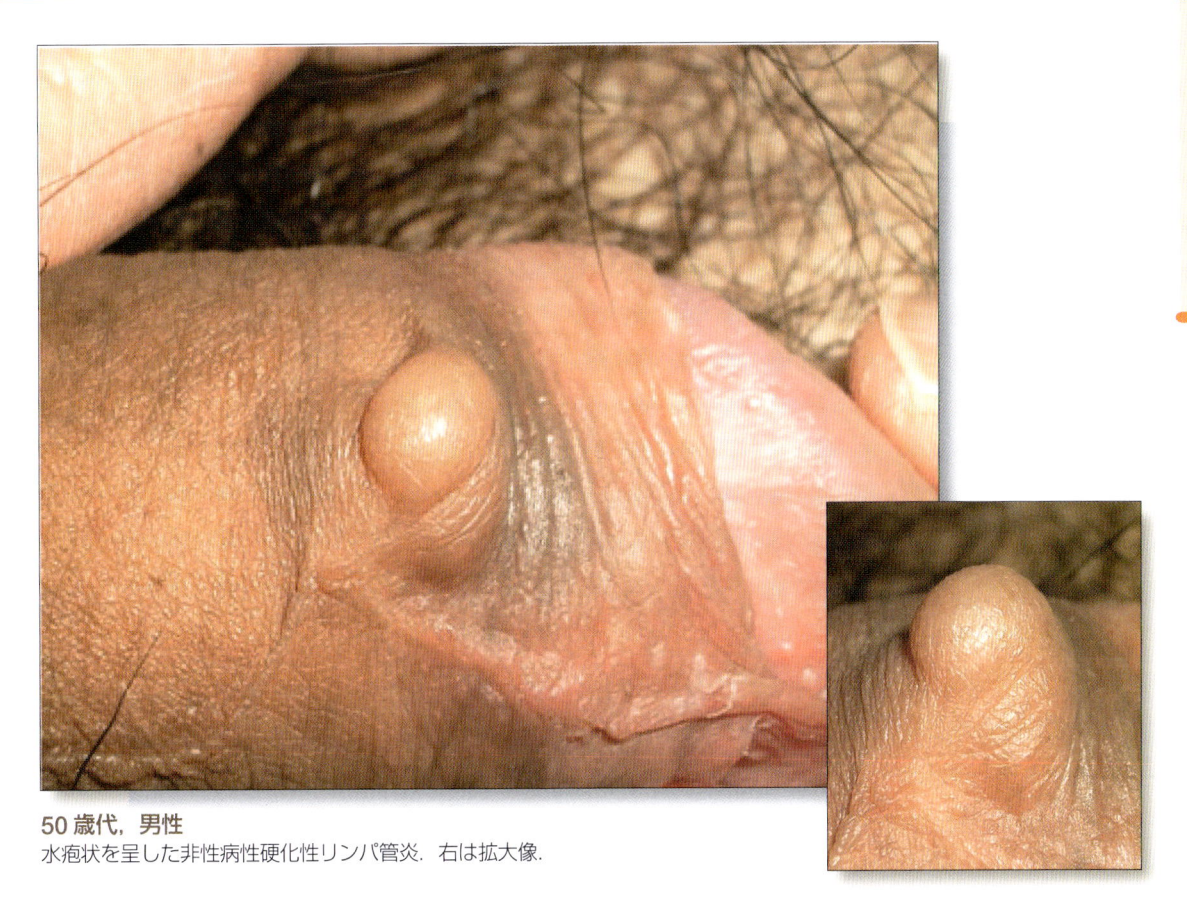

50歳代，男性
水疱状を呈した非性病性硬化性リンパ管炎．右は拡大像．

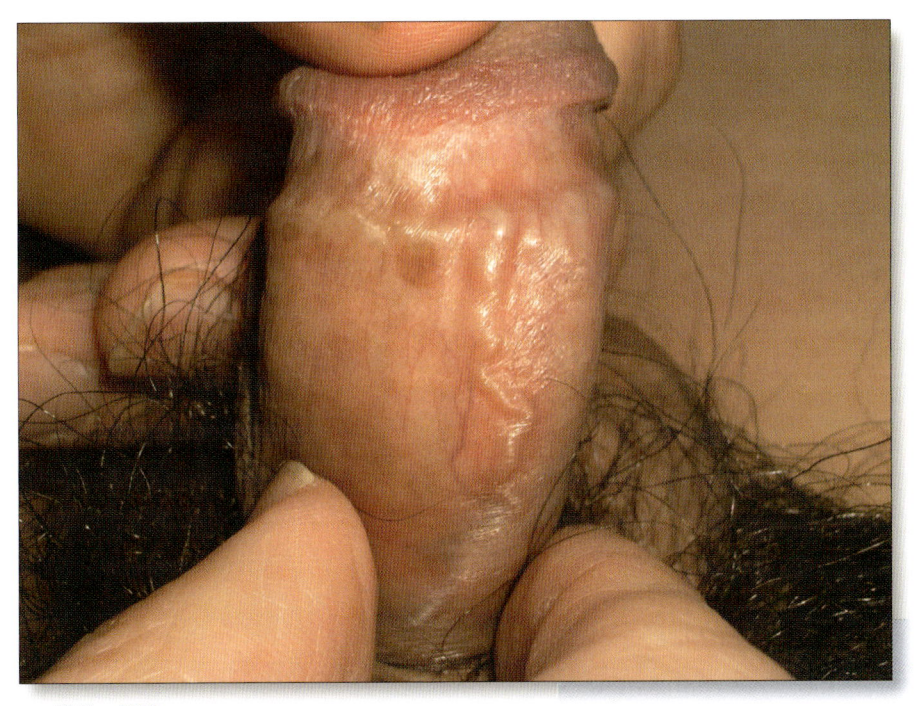

30歳代，男性
蛇行状を呈した非性病性硬化性リンパ管炎．

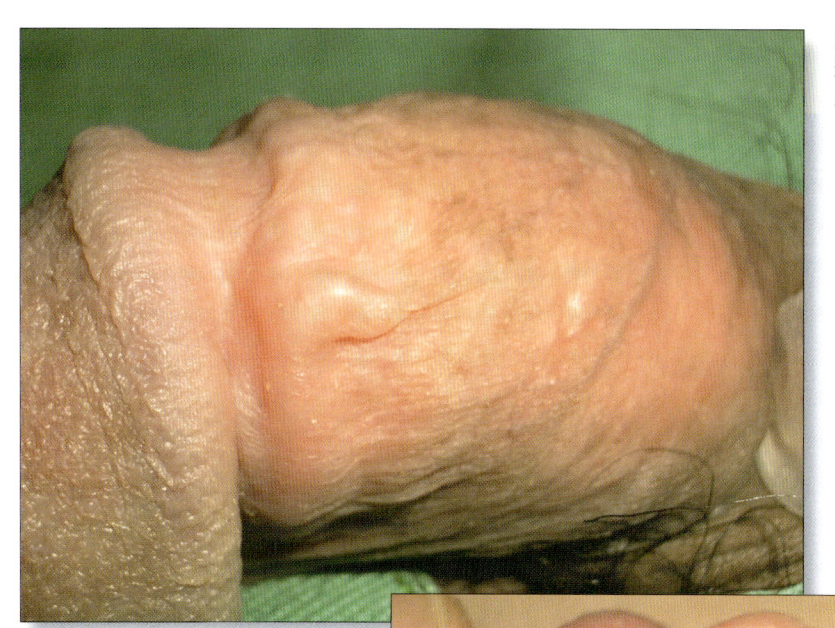

Chapter 1　生理的状態（正常）

20 歳代，男性
冠状溝を取り巻く非性病性硬化性リンパ管炎．

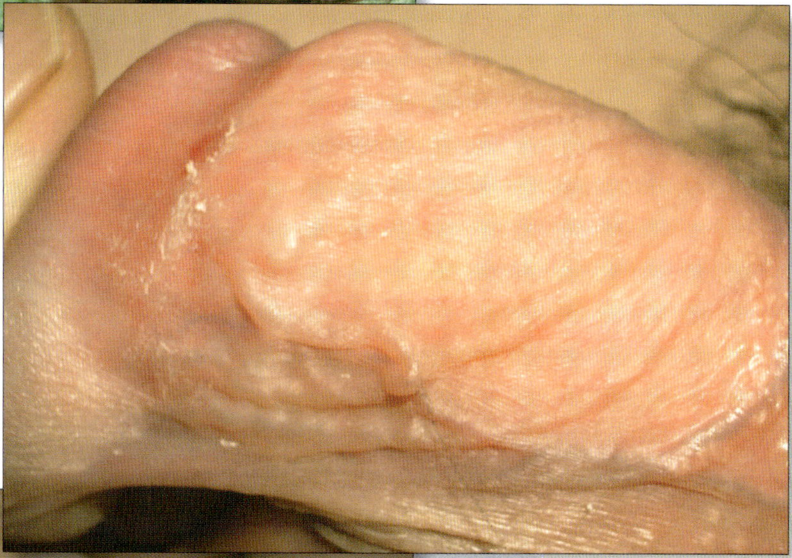

20 歳代，男性
陰茎包皮を蛇行する非性病性硬化性リンパ管炎．

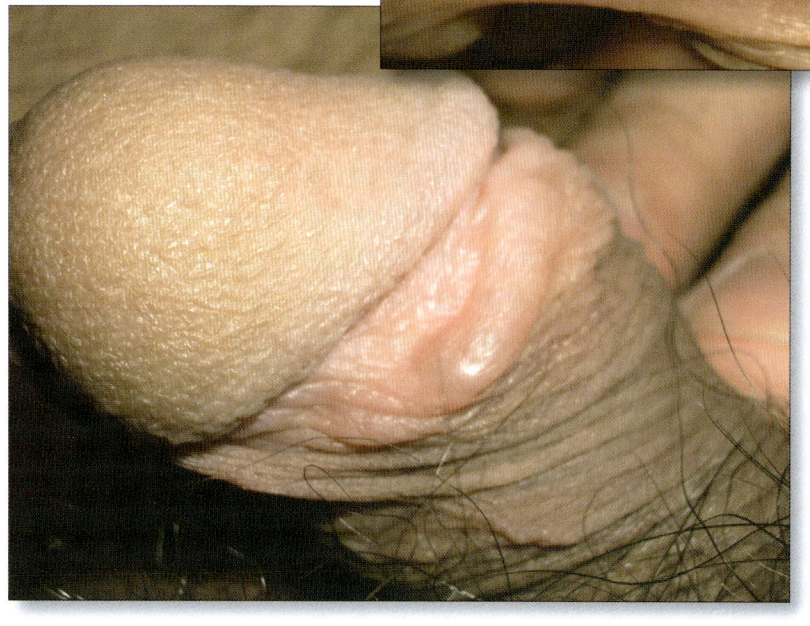

30 歳代，男性
環状を呈した非性病性硬化性リンパ管炎．

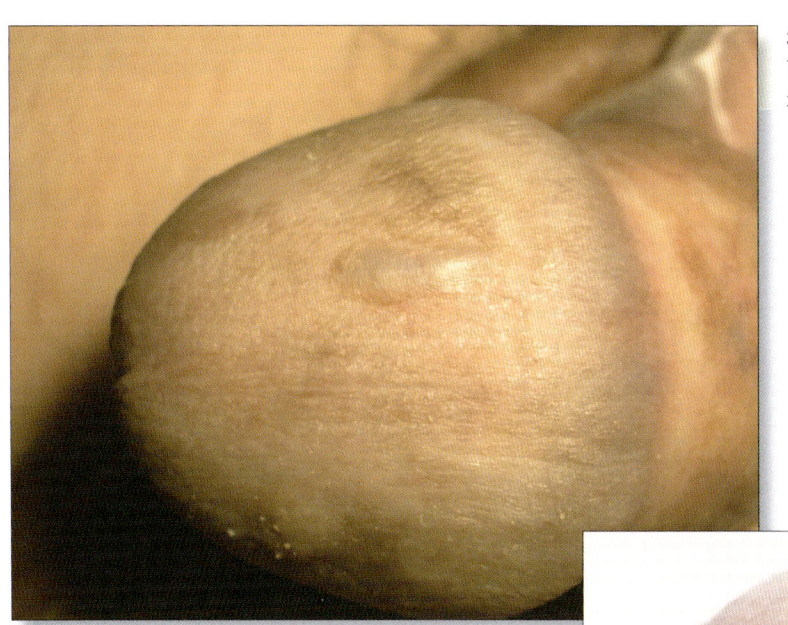

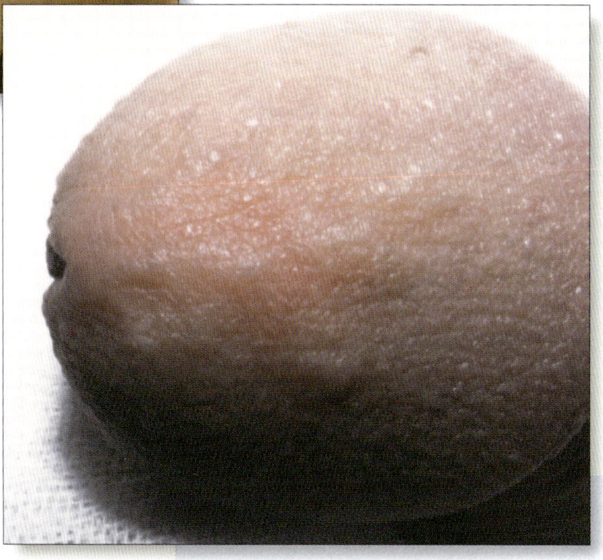

30歳代，男性
亀頭部に出現した非性病性硬化性リンパ管炎．

40歳代，男性
亀頭部に出現した非性病性硬化性リンパ管炎．

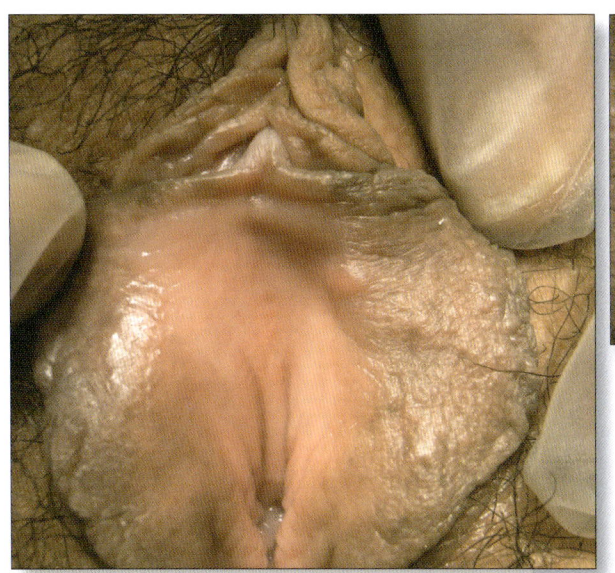

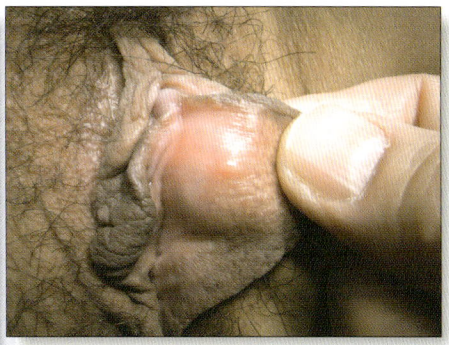

【参考】30歳代，女性
小陰唇に出現した非性病性硬化性リンパ管炎．男性の陰茎・亀頭部だけでなく，このように女性の外陰部にも生じうる．

生理的状態（正常）

Chapter 1　生理的状態（正常）

5　陰茎縫線嚢腫
Median raphe cyst of the penis

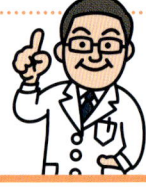

> **ポイント**
> 先天性の"しこり"で，無症状です．必ずしも手術の必要はありません．

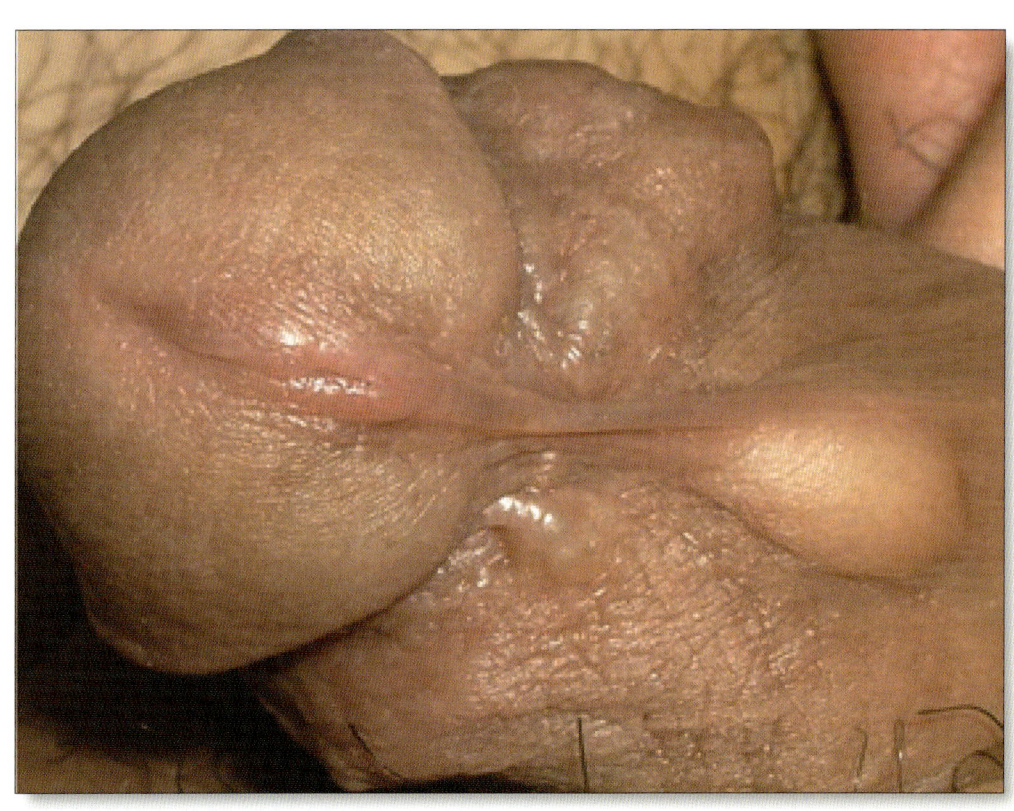

30 歳代，男性
非性病性硬化性リンパ管炎（冠状溝部）とともに，一見水疱様の陰茎縫線嚢腫がみられる．

♠**陰茎縫線嚢腫**は，陰茎腹側の正中縫線上に生じた先天性の嚢腫（嚢胞）であり，とくに症状があるわけではない．まるで水疱のような形状をとることがあり，患者の希望によって整容面を考慮して切除することがある．ただし稀に尿道と交通していることがあるので，注意を要する．また，縫線部分のみならず，陰茎のあらゆる部位に後天的に嚢腫はできうることを知っておくべきである．たとえば，包皮内の不潔状態が続くことによっても嚢腫ができる要因となる．

♠**傍外尿道口嚢腫**も先天性の嚢腫である．陰茎縫線嚢腫と同様，機能的に問題がなければ手術の必要はないが，嚢腫が大きくなり外尿道口を塞いでしまうと，尿線が乱れる原因となるため手術の適応となる．

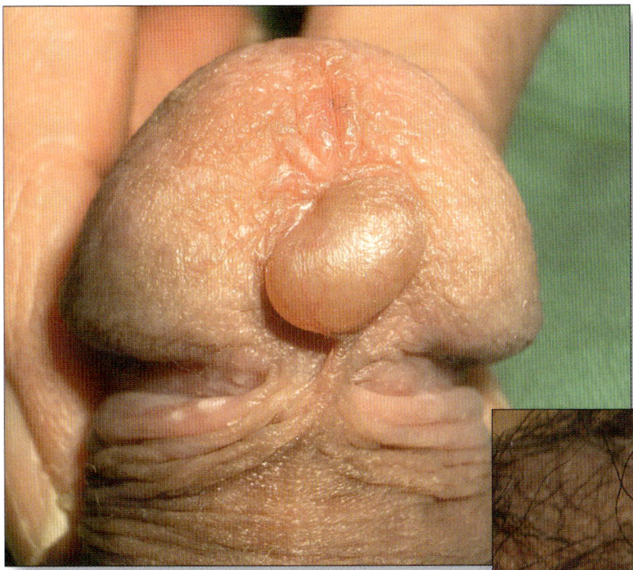

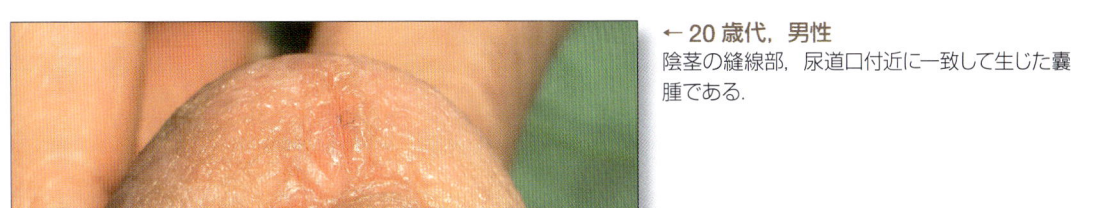

← 20歳代,男性
陰茎の縫線部,尿道口付近に一致して生じた嚢腫である.

20歳代,男性→
陰茎の縫線部に一致して生じた大きな嚢腫である.

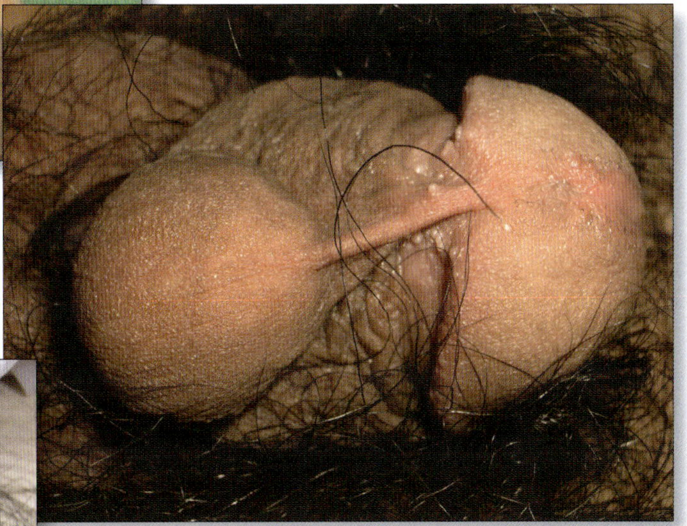

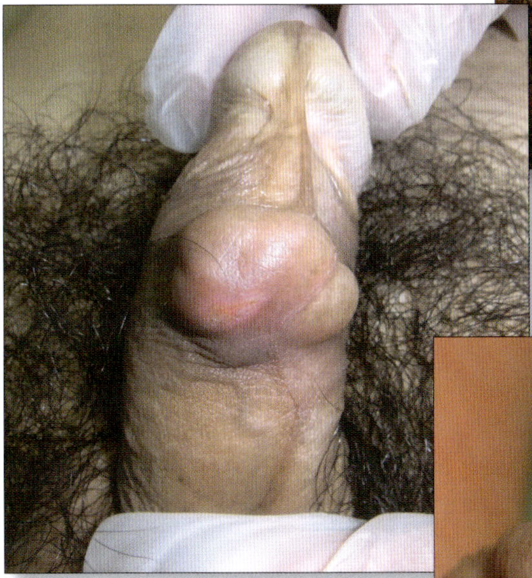

← 30歳代,男性
陰茎の縫線部に一致して生じた多房性の嚢腫である.

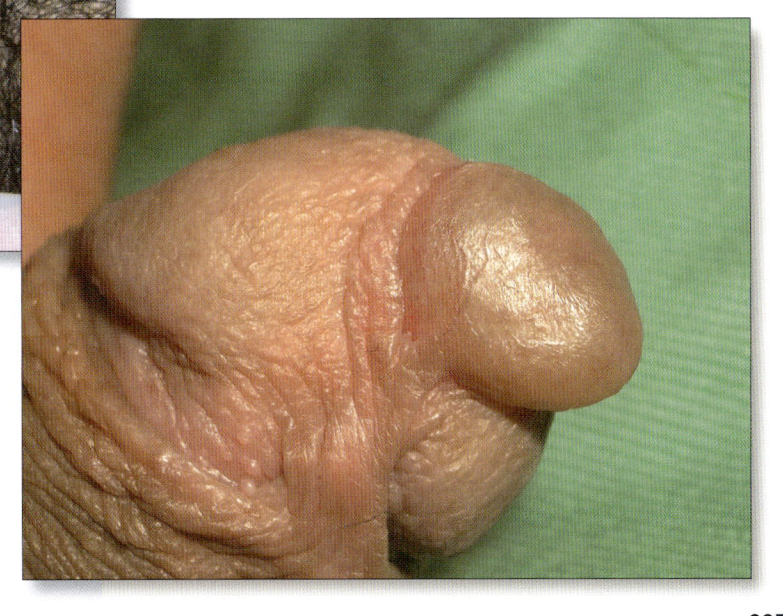

20歳代,男性.傍外尿道口嚢腫→
外尿道口付近に生じた嚢腫である.

生理的状態(正常)

5.陰茎縫線嚢腫　027

Chapter 1 生理的状態（正常）

6 フォアダイス状態
Fordyce's condition

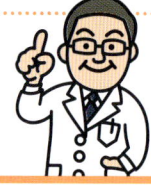

ポイント
独立した脂腺が粘膜に直接開口して，黄白色のツブツブにみえる状態．

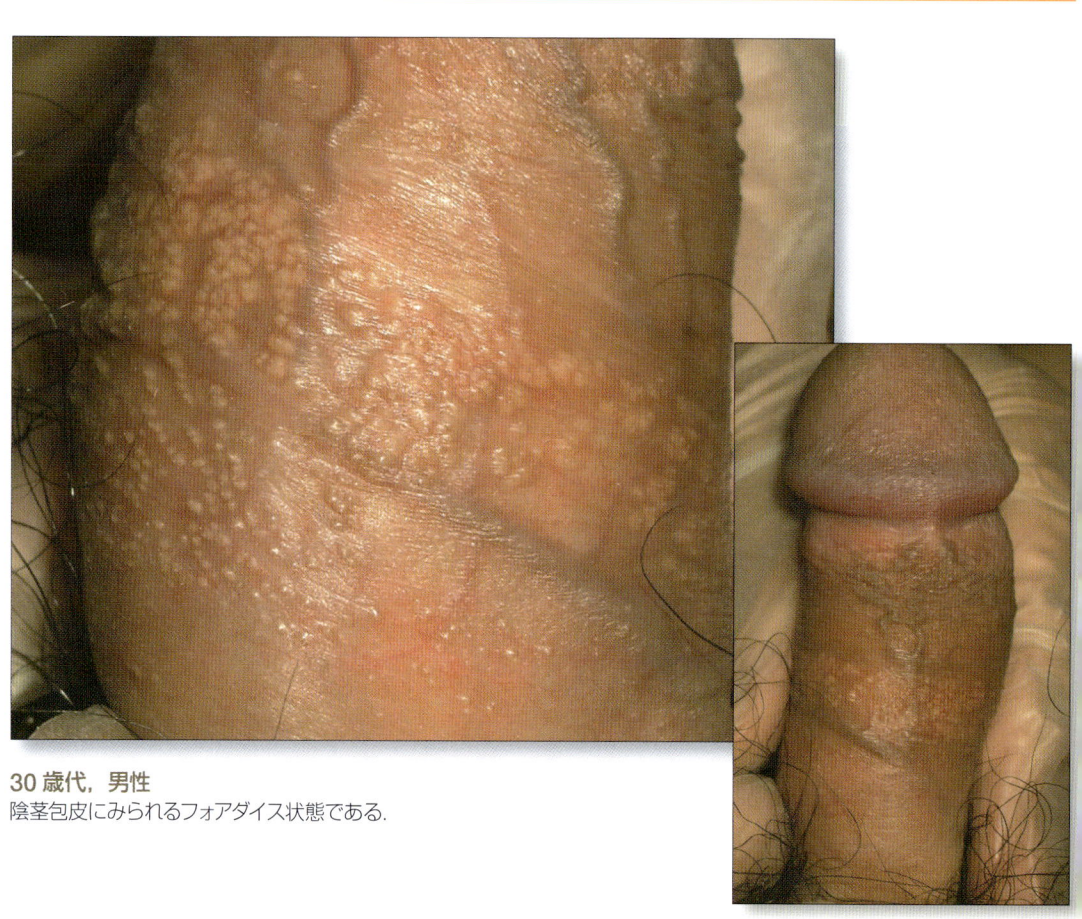

30歳代，男性
陰茎包皮にみられるフォアダイス状態である．

♠♥フォアダイス状態とは，局所的に増加した脂腺が外から透けてみえる状態（黄白色でツブツブした顆粒状のものとしてみられる）であり，病的なものではない．ここにあげた写真のように男性の包皮や女性の陰唇部などに生じるが，口唇粘膜部にもよくみられる．機能的にはなんら問題はないが，年齢とともに増加していく傾向にある．整容的な面からレーザー焼灼することもあるが，基本的には無処置で問題ない．口唇の場合はヘルペスと，外陰部の場合は尖圭コンジローマと思いこみ来院する患者もいるので，しっかりとした説明が大切である．

♠♥また単なるフォアダイス状態を「尖圭コンジローマ疑い」とし，患者の弱みにつけ込んで不要な手術をする悪徳クリニックも残念ながら存在するため，真珠様陰茎丘疹症，腟前庭乳頭腫症とともに患者への啓発活動も必要である．

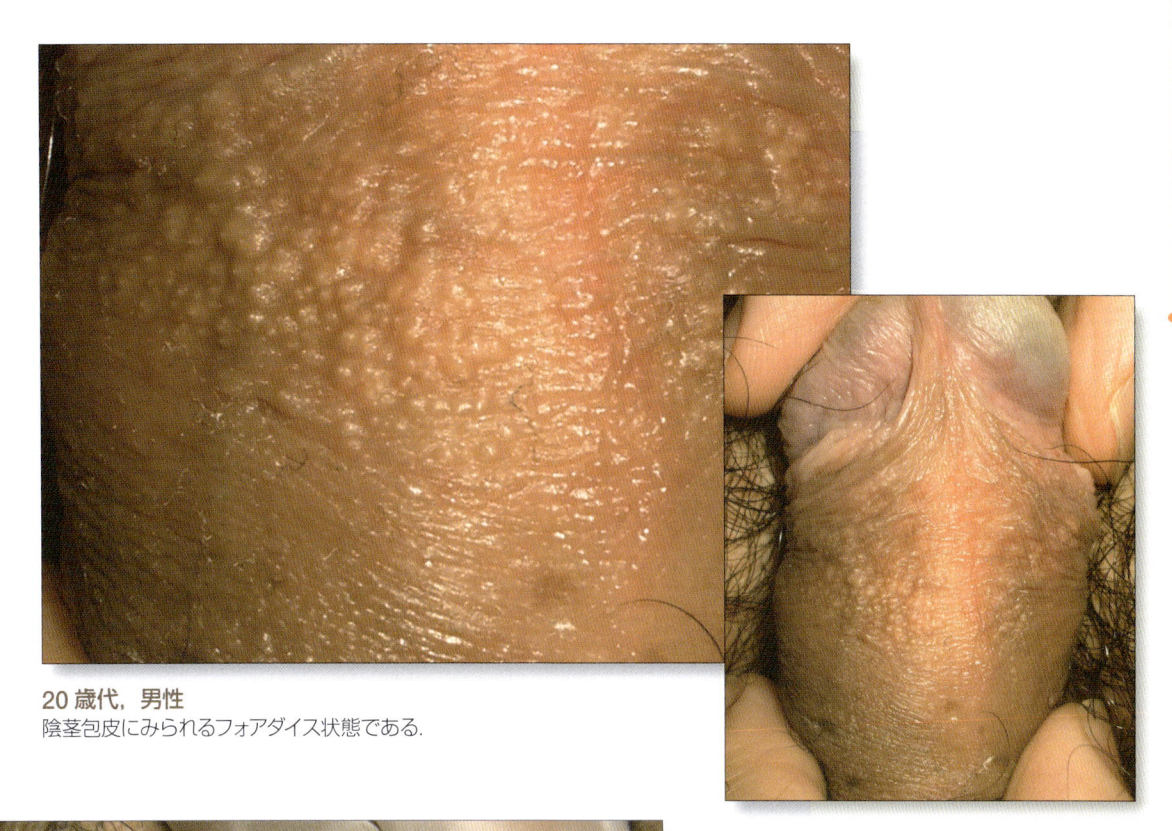

20 歳代,男性
陰茎包皮にみられるフォアダイス状態である.

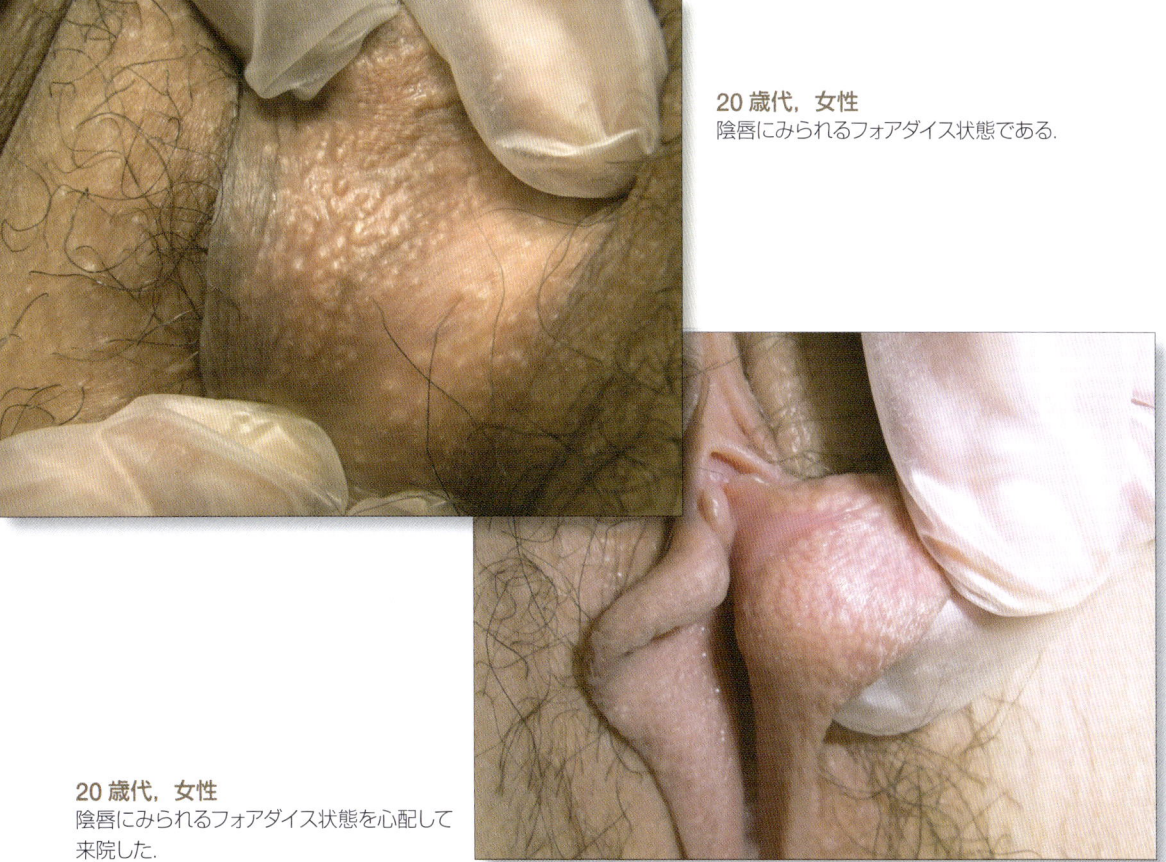

20 歳代,女性
陰唇にみられるフォアダイス状態である.

20 歳代,女性
陰唇にみられるフォアダイス状態を心配して来院した.

生理的状態(正常)

6. フォアダイス状態

Chapter 1　生理的状態（正常）

7　陰唇癒着（癒合）・亀頭包皮癒着（癒合）
Labial adhesion / Foreskin adhesion

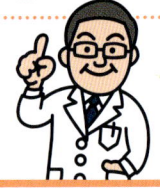

ポイント
さまざまな原因で癒着が起こります．無理に剥がそうとしないこと．

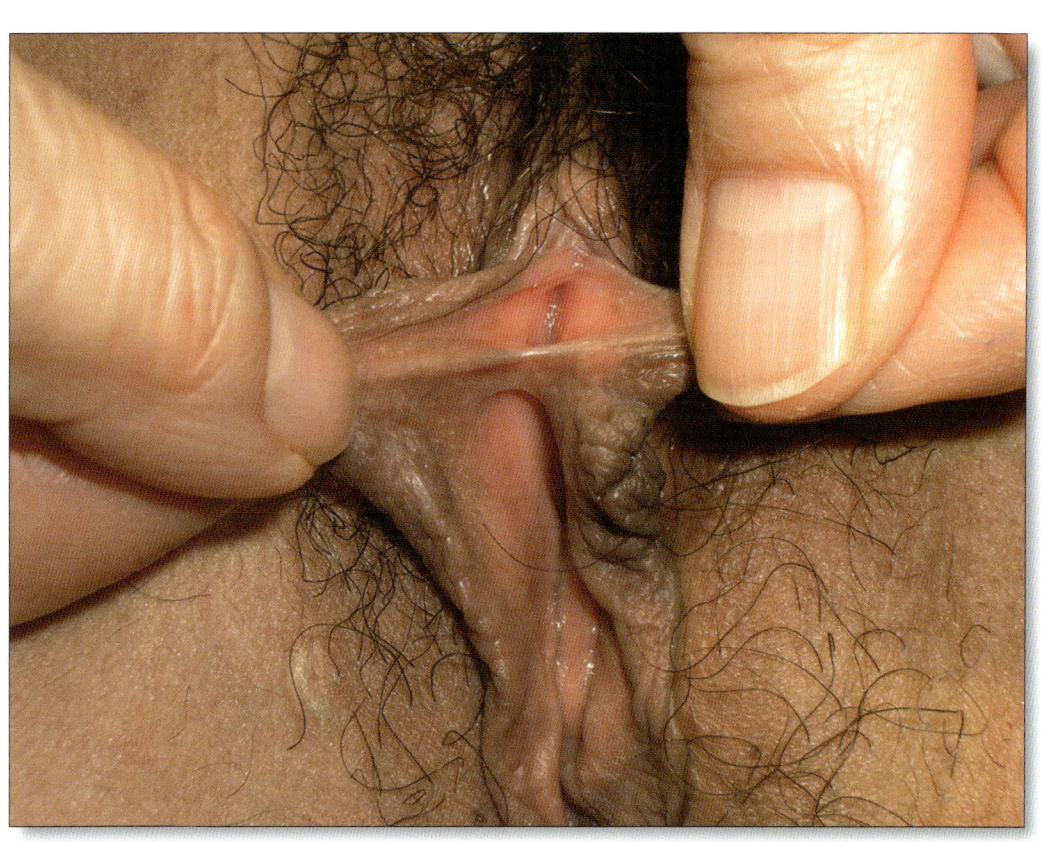

20歳代，女性．陰唇癒着
左右両側の小陰唇が癒着している．

♥**陰唇癒着（癒合）**：小児（女児）では比較的頻度が高い後天的な癒着であり，湿潤環境・感染による炎症・外傷・低エストロゲン状態などが原因とされる．用手的に剥離は可能である（慎重に！）．成人では女性ホルモンが減少する閉経後の高齢者に多くみられる．重症例では排尿障害を来すので外科的切除を行う．また，他の癒着として，陰核部と陰核包皮が癒着している**陰核包皮癒着（癒合）**もある．通常，陰核部は包皮に包まれていても性交時などには露出するが，それができない状態である．陰核の真性包茎ともいう．

♠**亀頭包皮癒着（癒合）**：亀頭部と包皮が橋渡しするかのように癒着している状態である．原因は不明．機能的な問題がなければ無処置でよいが，整容的な面から，あるいは引きつれに伴い尿線が乱れる，性交時障害などの理由があれば，切断手術する．

男性．種々の亀頭包皮癒着
亀頭と包皮の一部が癒着しているのがわかる．

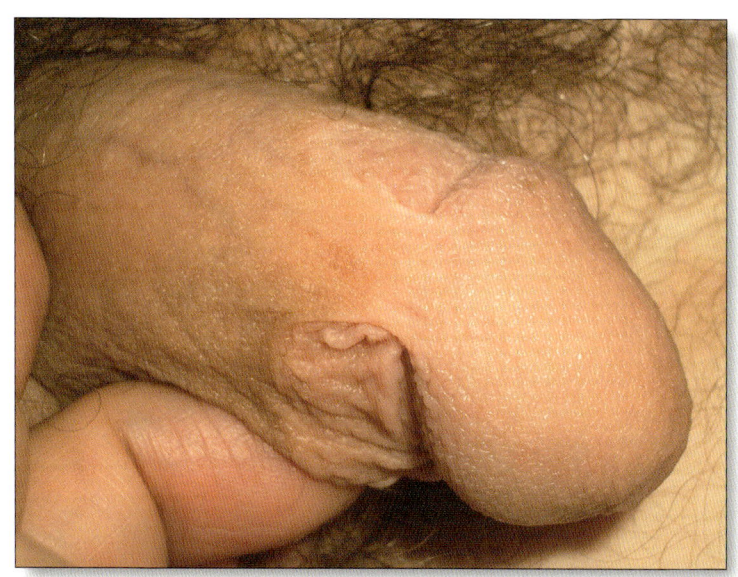

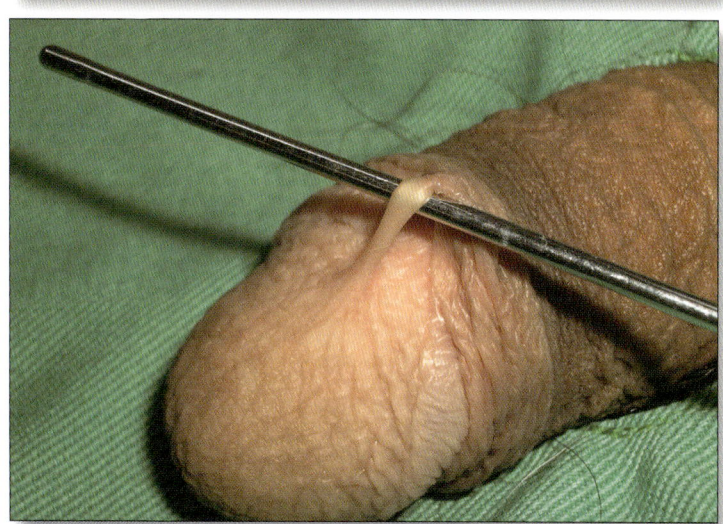

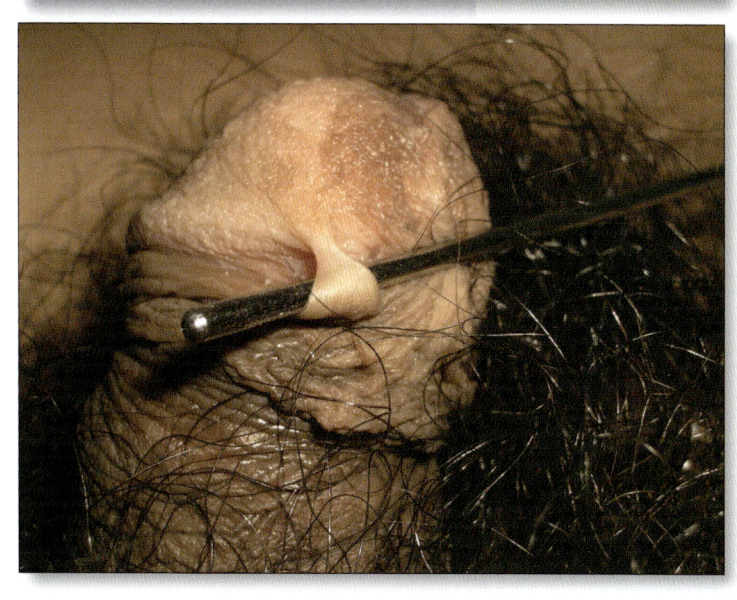

生理的状態（正常）

7. 陰唇癒着（癒合）・亀頭包皮癒着（癒合）

Chapter 1　生理的状態（正常）

◎まずは，性器の正常な状態を知ること◎

30歳代の未婚女性から処女膜についての相談がありました．処女膜というのは，女性でも知っているようで知らないようです．

さて処女膜って，どんな膜なんでしょうか？　女性からのご相談は以下のような内容でした．

「私は初体験で処女膜が破れませんでした．たまに出血しない人もいると聞いてはいますが，その後の性交時も出血しないままです．過去に激しいスポーツをしていたわけでもないのに，なぜなんでしょうか？」

「初体験＝処女膜が破れる＝出血」というイメージは，ドラマや小説などで，皆さんの中にも刷り込まれているかもしれません．そして，処女膜というものを女性自身でもおそらくご覧になったことがないため，なにか腟の入口を蓋のように完全に覆っているものをイメージされているのかもしれません．

実際の処女膜は腟口（入口部）の全周囲に粘膜のヒダ（襞）として輪状に認めます（☞ p.012，020）．形は個人差がさまざまですが，普通は腟口（入口部）をせばめているだけであり，生まれた時から小さな穴が開いています．処女膜で腟を塞いでいるわけではありません．

ですから生理的な帯下（おりもの）や，いわゆる生理の出血（血液）はこの穴から出てきます．生理用品（タンポン）もこの穴から挿入します．

ただ，稀に「処女膜閉鎖症」といって先天的に処女膜で腟が塞がっていることがあります．また，「処女膜強靱症」といって処女膜（粘膜）が厚かったり，弾力性がなかったり，腟口がせまいため男性器が腟内に挿入できない場合もあります．これらについては簡単な手術を受ければ性行為ができるようになります．

激しい運動（スポーツ）やタンポンなどの挿入によっても処女膜が裂けたり，破けることはありえますが，そうでないことの方が多いでしょう．また性的な行為により，処女膜の一部が裂けて出血することもありますが，出血しないこともあります．出血する女性は約50％ぐらいでしょう．出血すると，いわゆる「処女膜が破れた」，「処女が証明された」ということになります．

しかし，今の時代そんなことはあまり意味のないことになりました．ですから処女膜が破けても，破けなくても，どっちでも良いのです．何の心配もいりません．

（2010年4月12日，院長ブログより）

Chapter 2
性感染症

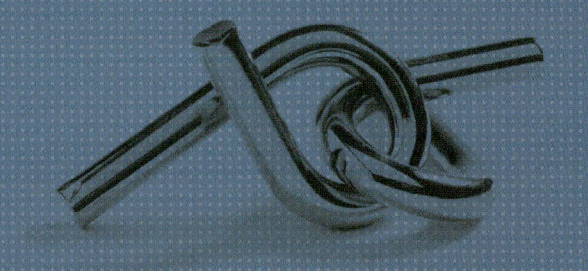

Chapter 2　性感染症

1　梅毒（男性）
Syphilis

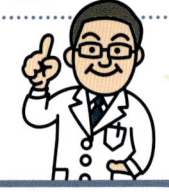

ポイント
さまざまな皮疹を呈するので，まずは梅毒を疑うことが肝心です！

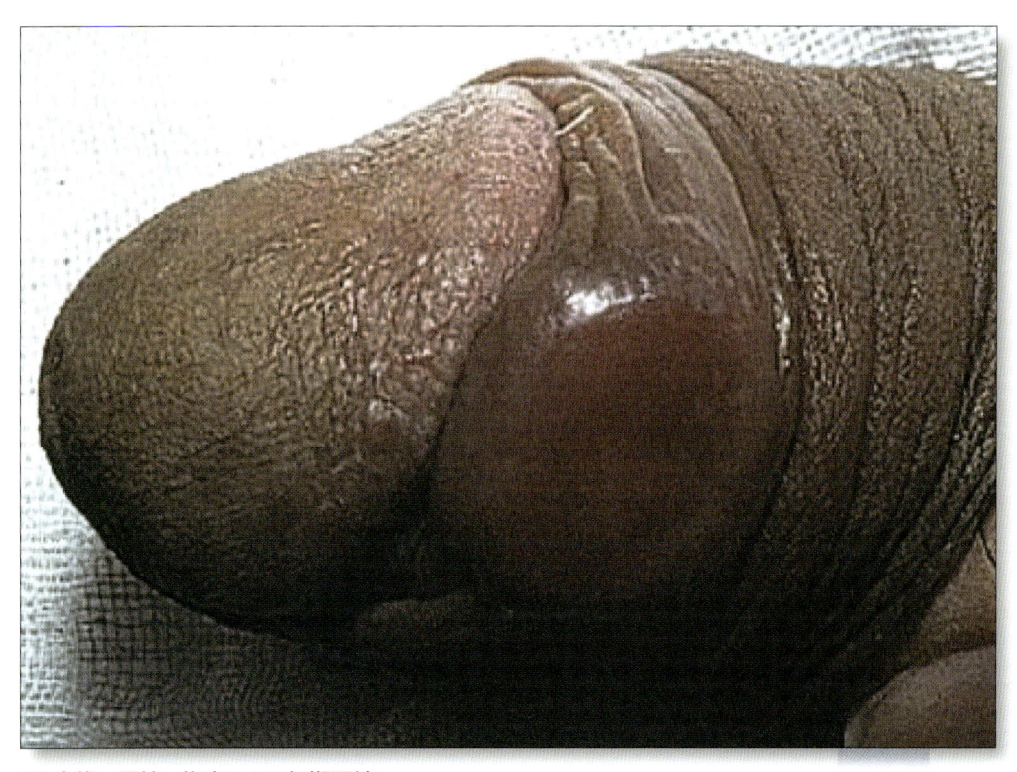

20歳代，男性．梅毒による初期硬結
感染3週間後に冠状溝にできた初期硬結．冠状溝に約1.5cm大の硬い丘疹を認める．発熱なし．鼠径リンパ節の無痛性腫脹を有する．

♠**梅毒**は梅毒トレポネーマを病原とする感染症で，性感染症（STI）の代表的な疾患である．感染から約2年は感染力の強い顕症梅毒，それ以降は感染力のない晩期梅毒と呼ばれる．顕症梅毒はさらに第1期と第2期に分けられ，初期硬結，硬性下疳，無痛性横痃などの症状を第1期梅毒（梅毒1期疹），バラ疹や扁平コンジローマ，梅毒性脱毛などの症状を第2期梅毒（梅毒2期疹）という．本書では診断に重要なこの顕症梅毒のさまざまな臨床像を示す．

♠このページに示した図はいずれも**初期硬結**の臨床像である．初期硬結は梅毒トレポネーマが感染した部位に局所的に生じ，すぐに潰瘍へと発展する．この潰瘍を**硬性下疳**と呼ぶ．男性の場合には，冠状溝や包皮内板に発症することが多い．

♠無処置で数カ月が経過すると，血流に乗って全身性に梅毒トレポネーマが撒布され，種々の皮疹を生じる．

♠治療は，病期に応じて各種ペニシリン剤を使う．近年，男性同性愛者（MSM）の間で梅毒が増えつつある．

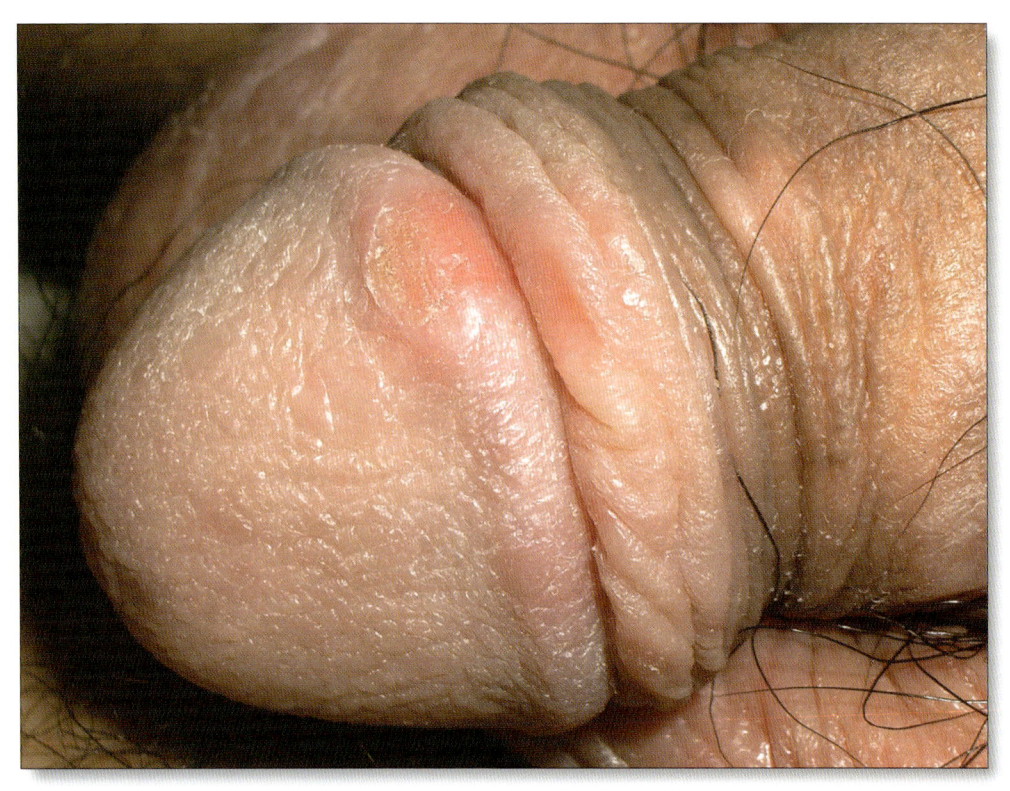

30歳代，男性．梅毒による初期硬結
冠状溝から隣接する亀頭部にかけてみられる紅色の皮疹（＝初期硬結）．

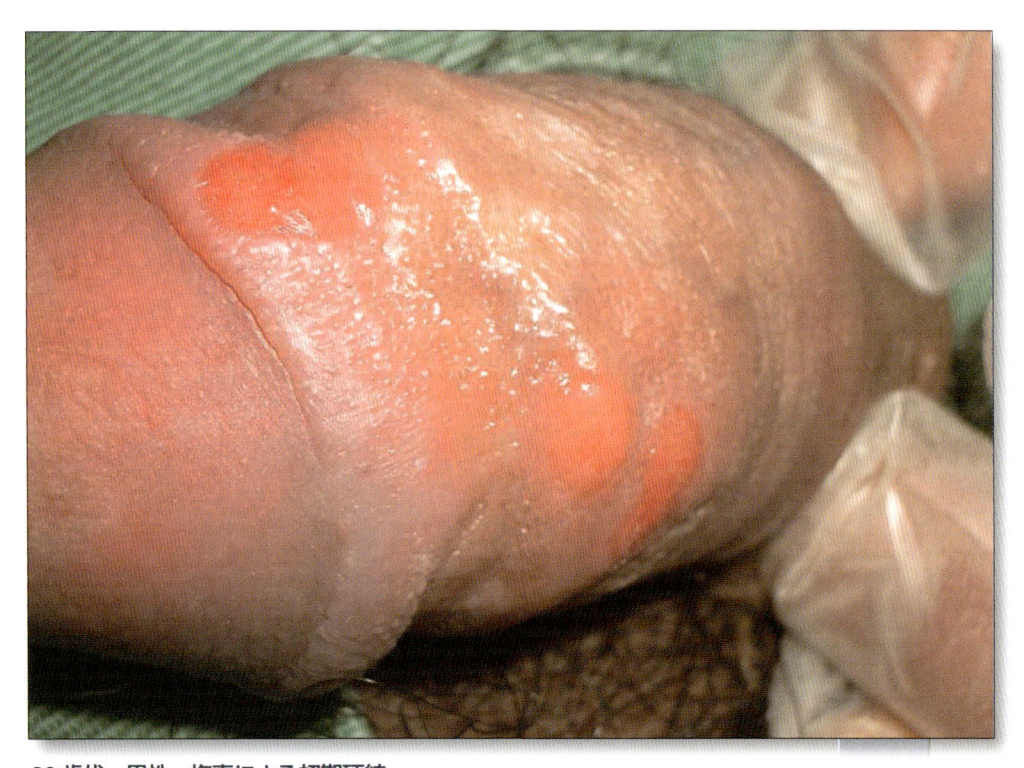

30歳代，男性．梅毒による初期硬結
通常，初期硬結は単発するが，オーラルセックス（口腔性交）によって感染した場合は多発することがある．

Chapter 2　性感染症

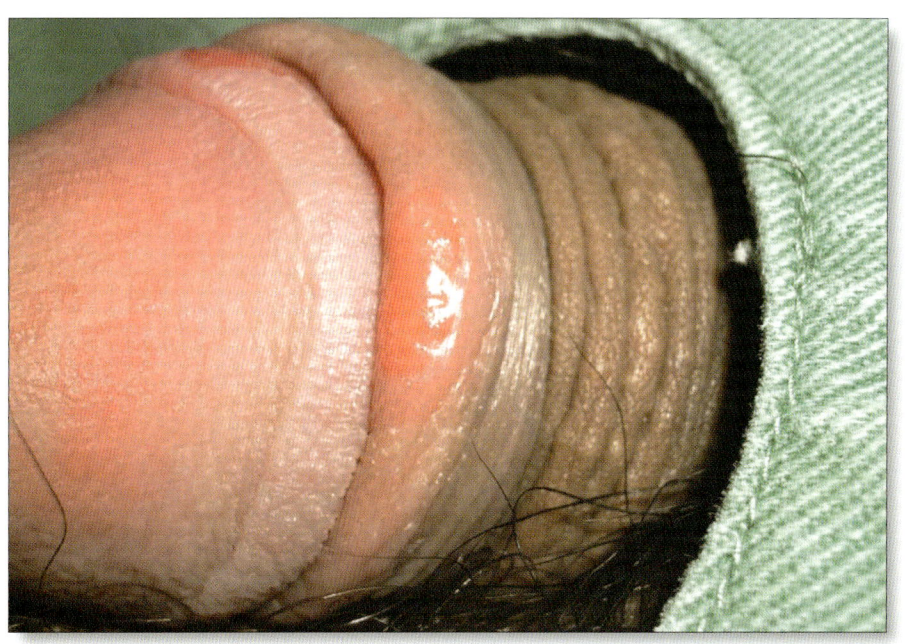

30歳代，男性．梅毒による初期硬結
冠状溝にみられる紅色の皮疹．感染後3週間以内に起こる第1期梅毒の症状（典型的な初期硬結）である．

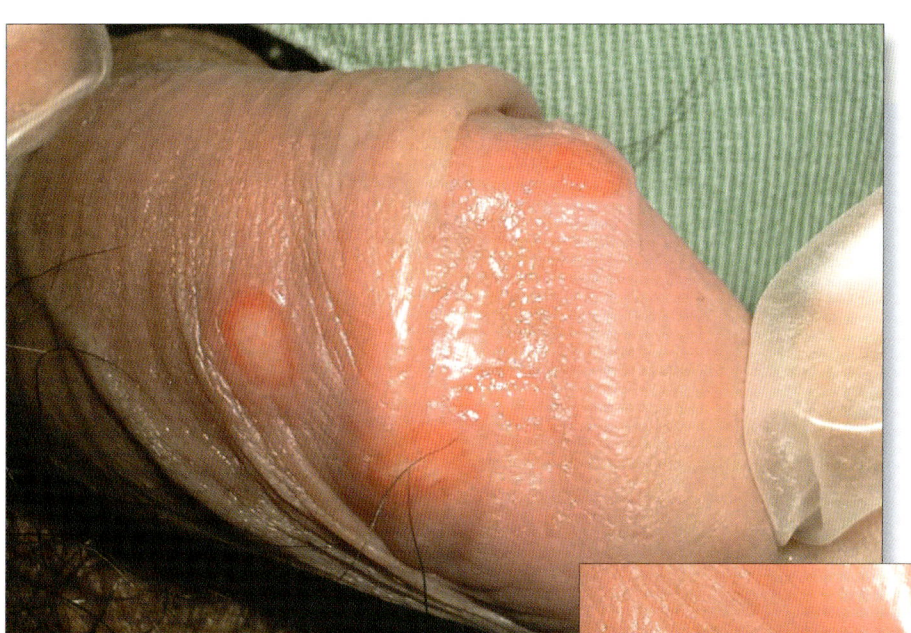

20歳代，男性．梅毒による硬性下疳
亀頭部，冠状溝，包皮にかけて多発する硬性下疳（下図は拡大像）．

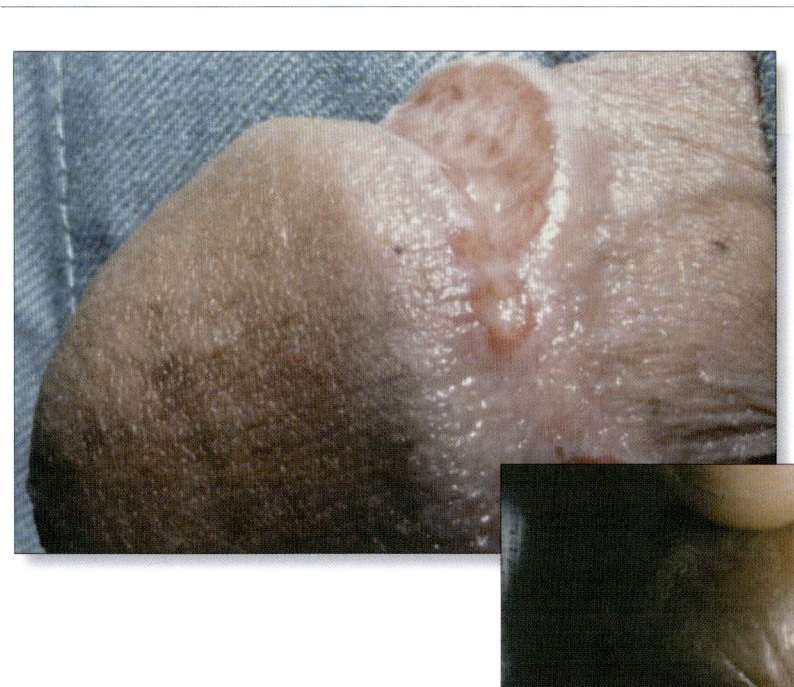

20歳代，男性．梅毒による硬性下疳
深くえぐれた臨床像を呈している．

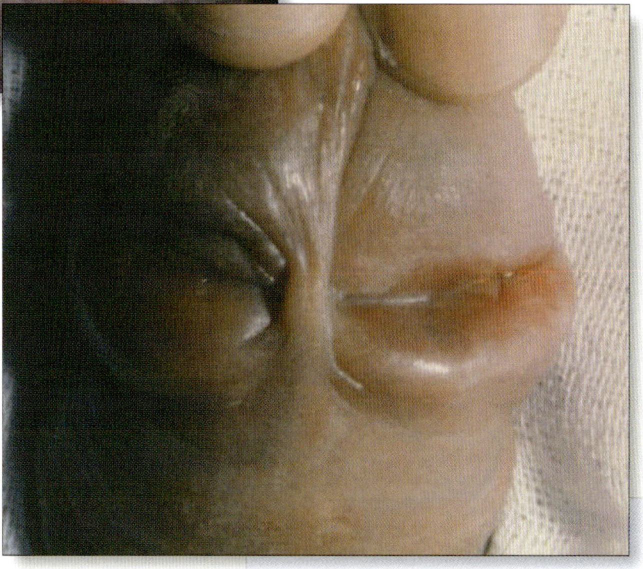

20歳代，男性．梅毒による硬性下疳
冠状溝に沿ってみられる．

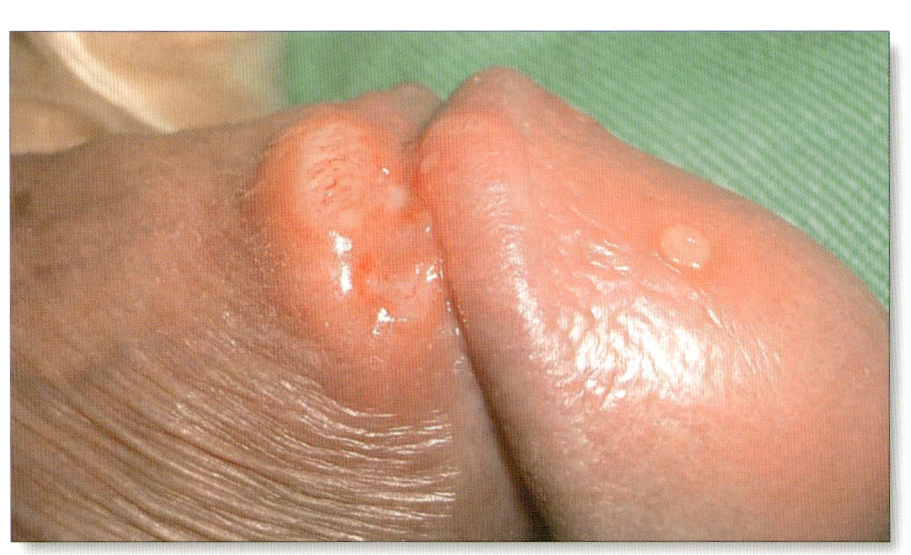

【参考】30歳代，男性．梅毒による硬性下疳と思われた性器ヘルペス
冠状溝の病変からは梅毒を疑うが，亀頭部にみられた点状の病変から性器ヘルペスであることが判明した．臨床像が似ているため要注意である．

性感染症

Chapter 2　性感染症

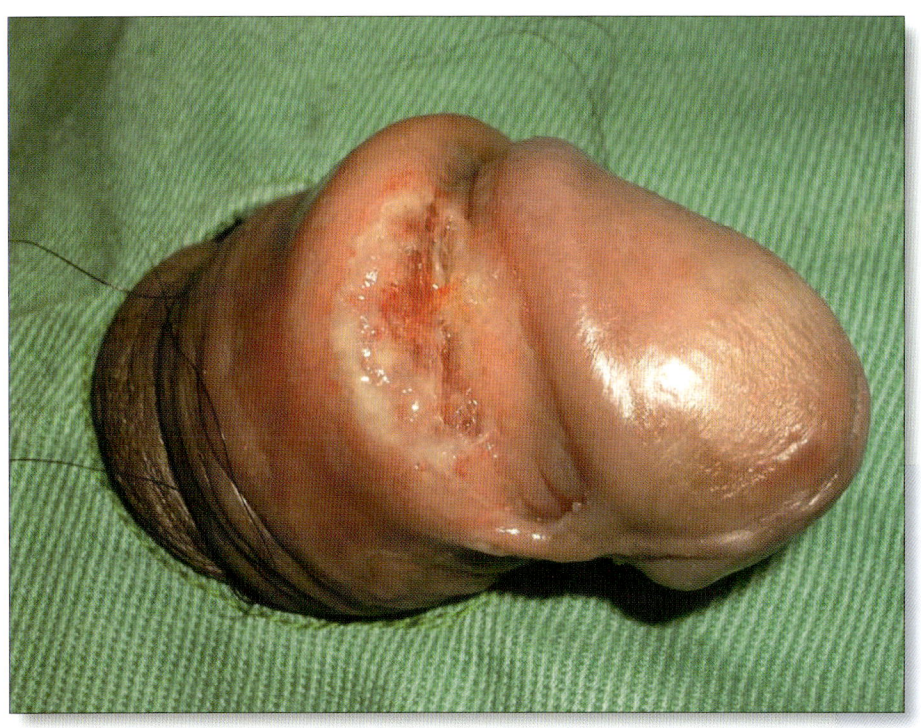

50歳代，男性．梅毒による硬性下疳
初診の5週間前にソープランドへ行っており感染機会があった．4週間後，陰茎に傷ができ来院した．冠状溝に深く潰瘍化した硬性下疳を認める．硬性下疳は周辺が隆起し軟骨様の硬さがあり，中心に潰瘍を形成する．疼痛を伴わないのが特徴である．

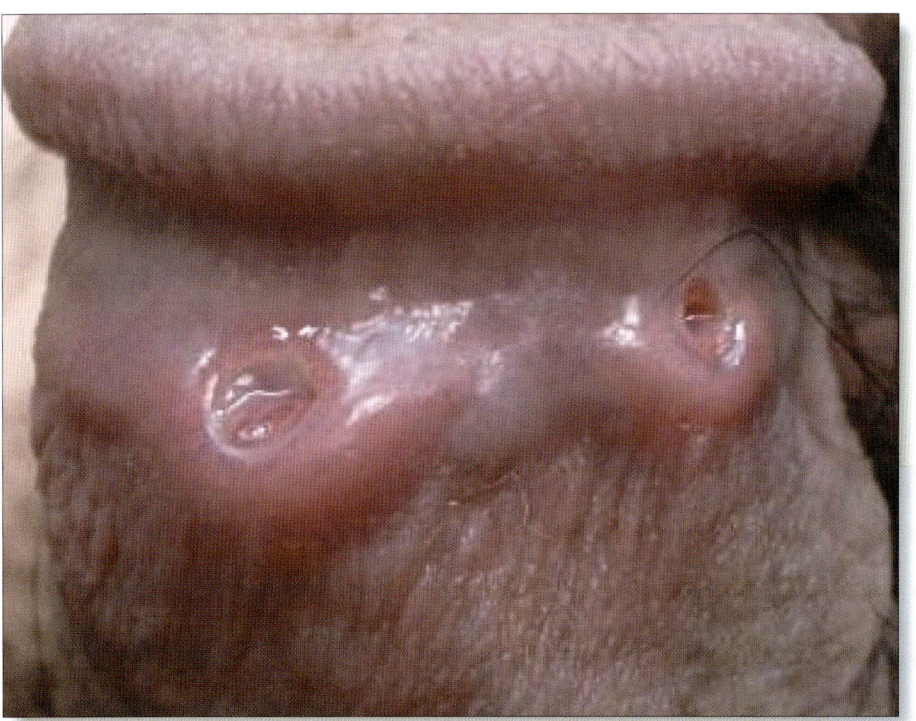

20歳代，男性．梅毒による硬性下疳
初診の3週間前にピンクサロンにてオーラルセックスを受けていた．冠状溝に深く潰瘍化した硬性下疳を2つ認める．また，鼠径リンパ節の無痛性腫脹（無痛性横痃 bubo indolenta）もみられた．

20歳代，男性．梅毒による硬性下疳に気づかず淋菌性尿道炎になった例

初診時の主訴は上図．3日前にピンクサロンへ行き，オーラルセックスを受けたという．そこで淋菌に感染し，典型的な淋菌性尿道炎の症状を呈していた．しかし，よくよく外尿道口を観察すると潰瘍がみられ（下図），すでに梅毒に罹っていたことがわかった．問診するとさらに3週間前にソープランドへ行っていたとのこと．1つのSTIの罹患は，他のSTIの危険因子であることに留意する．梅毒を知らないままに淋病を治療すると，梅毒がマスクされ，その感染が未知となってしまう！

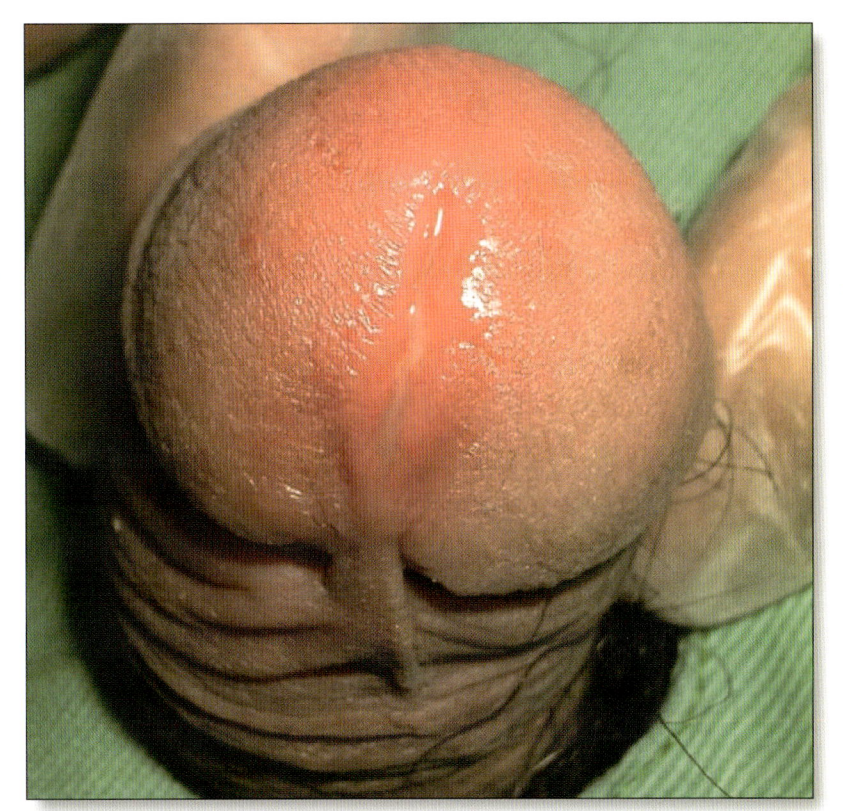

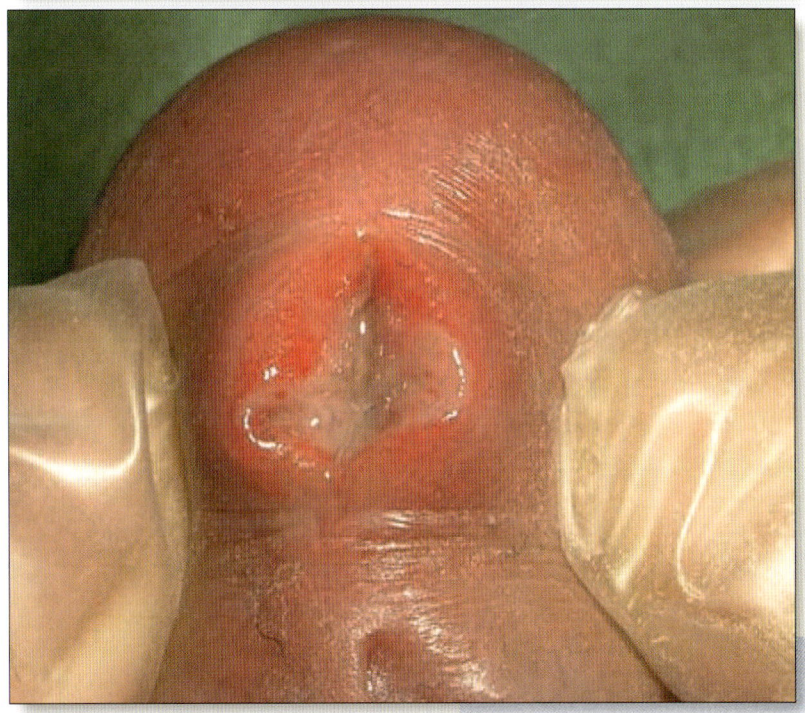

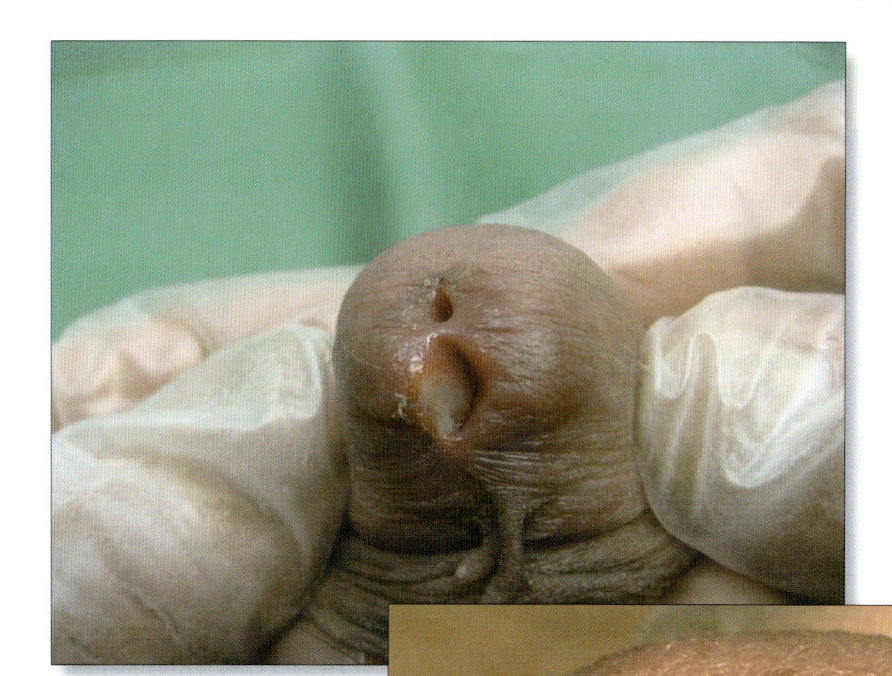

Chapter 2　性感染症

30歳代，男性．梅毒による尿道口の硬性下疳
冠状溝や亀頭部とは異なり，発見が遅れる場合がある．尿道下裂がみられる（下図は拡大像）．このように尿道下裂があると，あらゆるSTIに対して無防備となる．

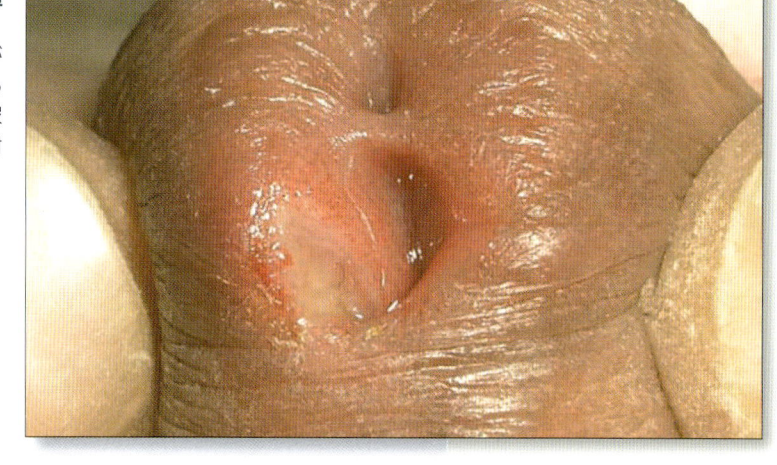

40歳代，男性．梅毒によるリンパ節腫脹（〇印）と硬性下疳
所属リンパ節の腫脹（＝無痛性横痃）がみられる．

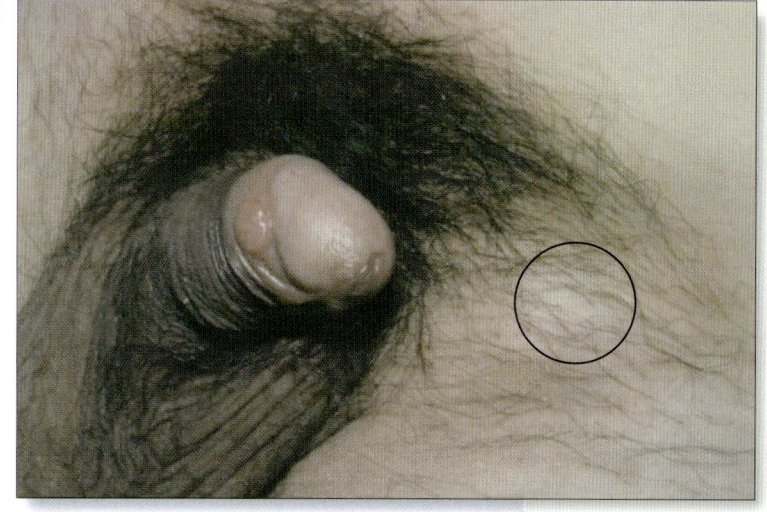

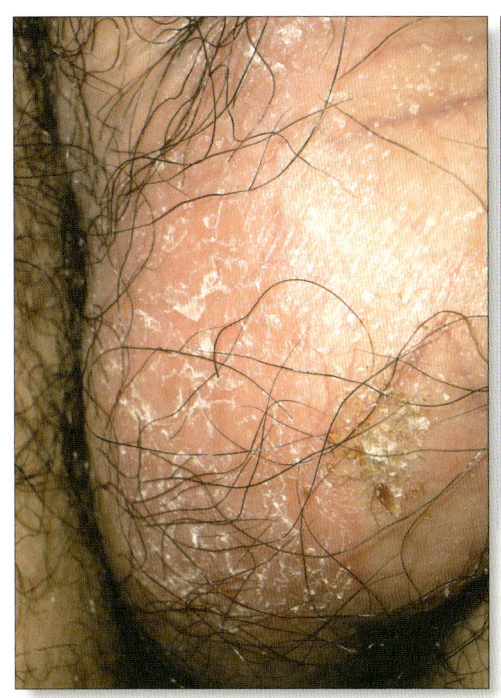

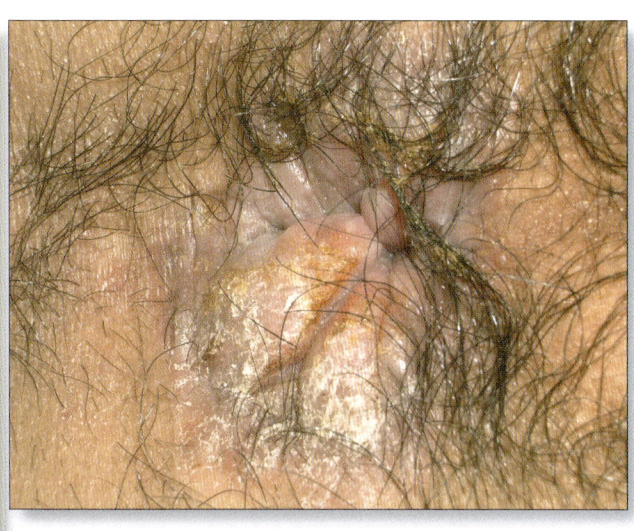

30歳代，男性．梅毒による陰嚢と肛囲の皮疹
鱗屑・痂皮を伴う皮疹が認められる．

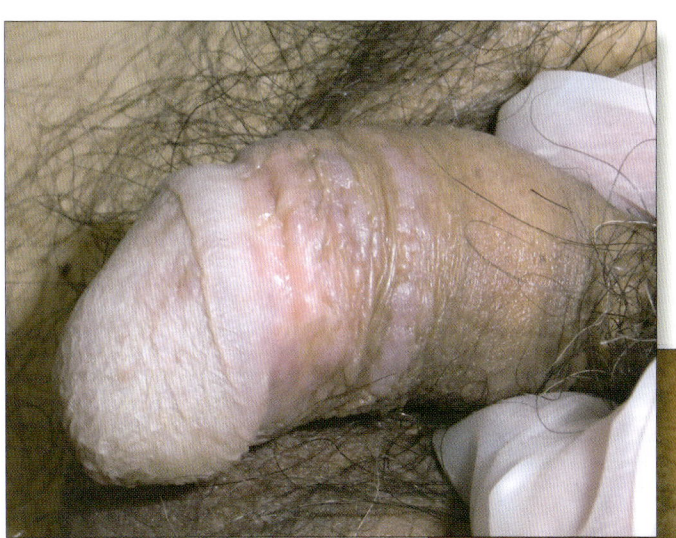

40歳代，男性．扁平コンジローマ
陰茎の扁平コンジローマ．

20歳代，男性．扁平コンジローマ
肛囲に生じた扁平コンジローマ．肛門性交をする男性同性愛者（MSM）に多くみられる．

1. 梅毒（男性）

Chapter 2 性感染症

2 梅毒（女性）
Syphilis

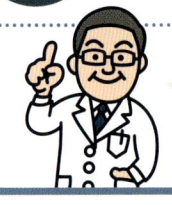

> **ポイント**
> 女性の場合でもさまざまな皮疹を呈するので，まずは梅毒を疑ってみること！

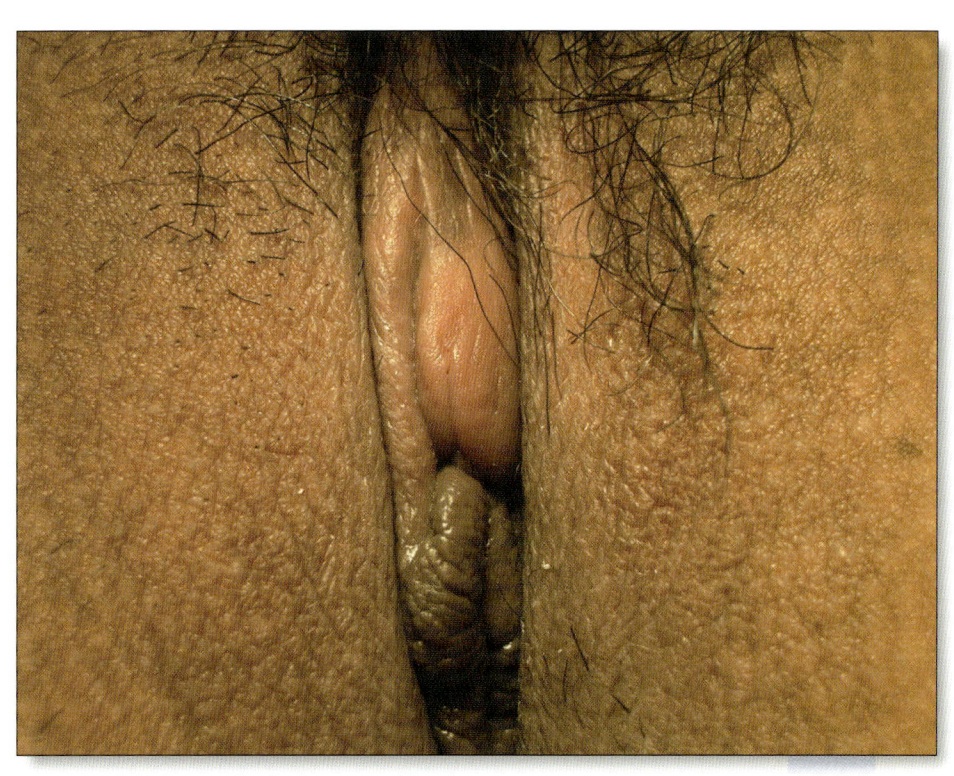

20歳代，女性（FCSW）．梅毒による硬性下疳
陰核包皮に硬性下疳がみられる．下疳は包皮をめくらないとわからない．

- 女性の顕症梅毒のうち，第1期梅毒（初期硬結，硬性下疳）は，小陰唇～大陰唇，子宮頸部等にあらわれるが，男性のようにすぐに気づく部位ではないため，どうしても受診が遅れがちになる．しかし，第2期梅毒以降は男性例と同様に多彩な臨床像から診断される．
- 女性の梅毒症例で注意すべきこととしては，梅毒と診断されないまま（気づかないまま）妊娠した場合の，**先天性梅毒**児分娩の危険性である．最近では，妊娠中に受ける検診も充実し，臍帯血を用いた検査などで，胎児の先天性梅毒の有無を確認することができる．
- 男性の患者の中心が30歳代にあるのに対し，女性では20歳代前半の若年者に梅毒が増加しつつある．初交年齢の低年齢化だけでなく，不特定のパートナーとの性交渉や避妊の敬遠など，さまざまな要素が関係していると思われる．この点については，小中学校のころからのしっかりとした教育が必要であろう．
- また，性行動の多様化に伴い，女性性風俗産業従事者（FCSW）だけでなく一般女性の間でも陰部外下疳が増えている．

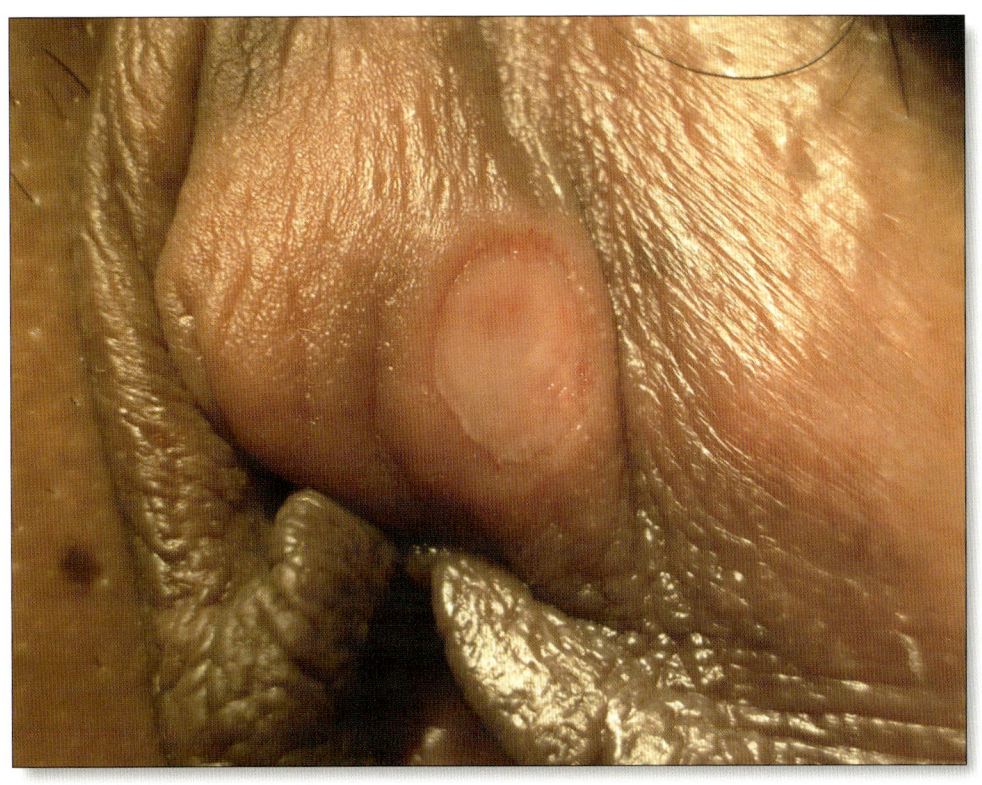

20歳代，女性（FCSW）．梅毒による硬性下疳
左図の拡大像．左図から大陰唇を伸展すると，陰核包皮に潰瘍がみられる．

20歳代，女性（FCSW）．梅毒による扁平コンジローマ

感染後3カ月が経過していた．肛囲に淡紅色～灰白色を呈する多数の扁平コンジローマを認める．病原体（トレポネーマ）が多く存在しているため，感染源として要注意である．視診時に直接触れないように！

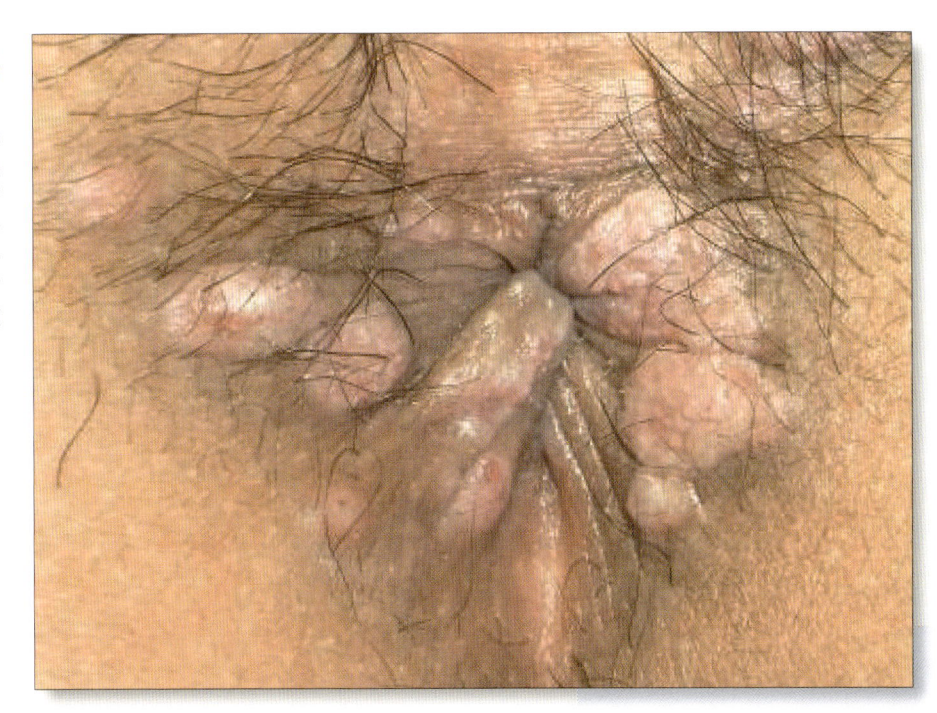

Chapter 2 性感染症

3 梅毒（他部位）
Syphilis

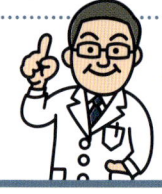

ポイント：外陰部以外に現れる症状も見落とさないようにしよう！

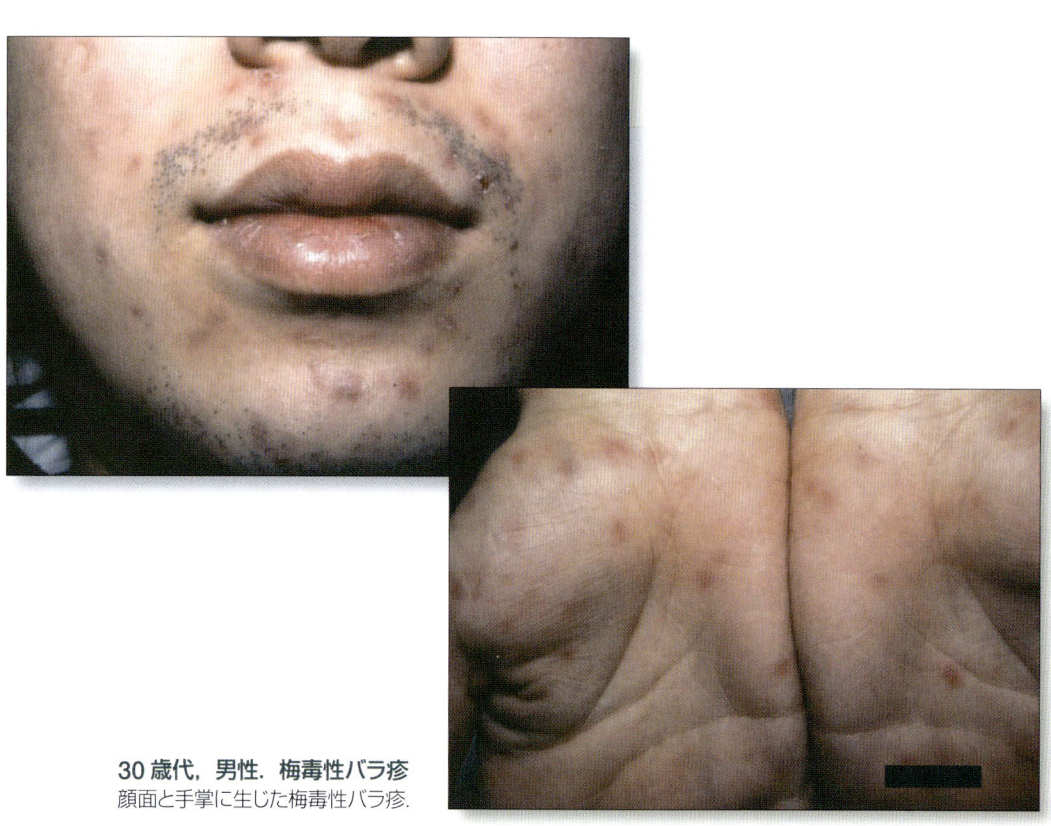

30歳代，男性．梅毒性バラ疹
顔面と手掌に生じた梅毒性バラ疹．

♠♥ 梅毒の症状は外陰部だけにあらわれるわけではない．とくに第2期梅毒では，全身に撒布された梅毒トレポネーマによって，さまざまな皮疹がみられる．

♠♥ 第2期にて最初に出現する**梅毒性バラ疹**は，手掌をはじめとする上半身に好発する淡紅色の皮疹であり，とくに症状なくしばらく経つと自然消褪する．さらに数ヵ月が経過すると，丘疹がみられるようになる．これを**丘疹性梅毒**といい，その特殊型として掌蹠に出現し，乾癬様を呈したものを**梅毒性乾癬**という．また脱毛斑や咽頭炎なども生ずることがあるため，プライベートパーツ以外の診察から，鑑別診断として梅毒を念頭に置くことも大切である．

♠♥ 外陰部以外の，乳房・口唇・肛囲等に下疳（＝陰部外下疳）が生じることもある．これは口腔性交や肛門性交などが一般へ浸透したことによるもので，外陰部から口唇・肛囲へ，さらに口唇から乳房へなど，梅毒トレポネーマが播種される部位に対応して生じる．男性同性愛者（MSM）では肛囲の症状をみることが多い．

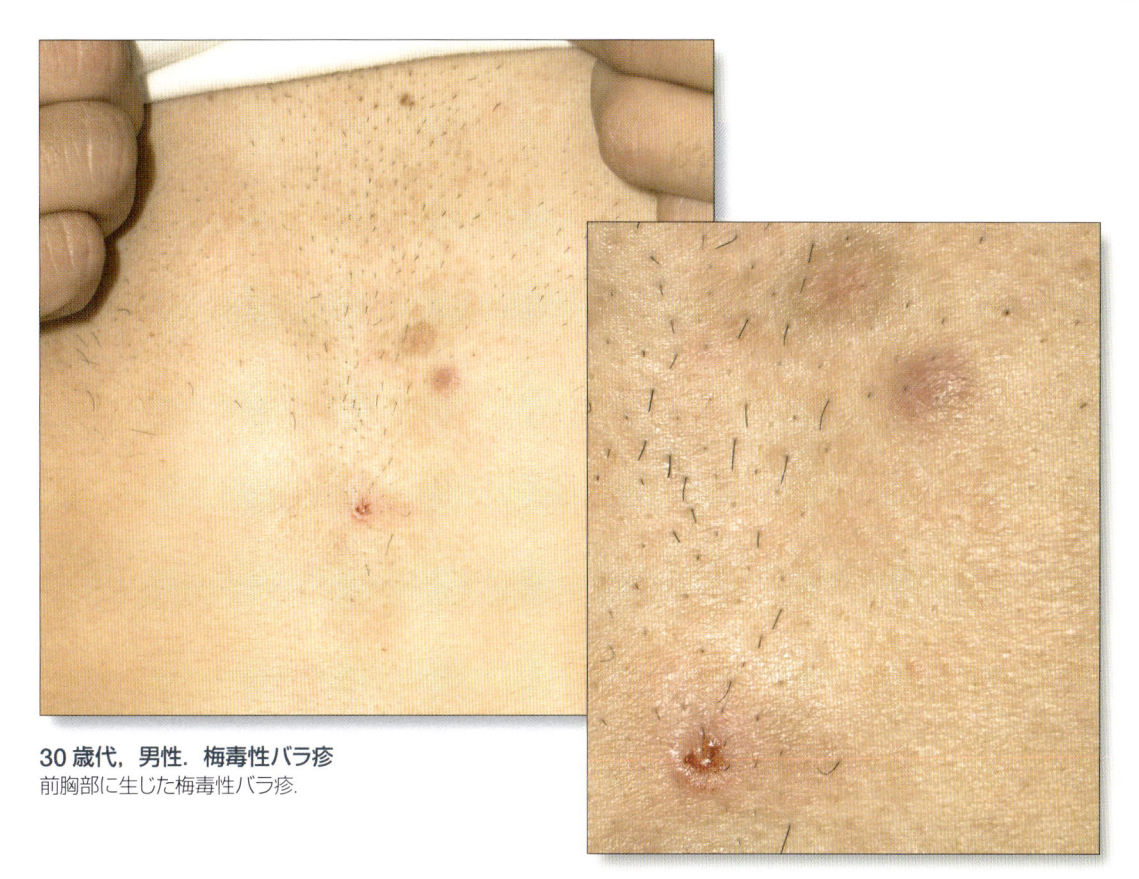

30歳代，男性．梅毒性バラ疹
前胸部に生じた梅毒性バラ疹．

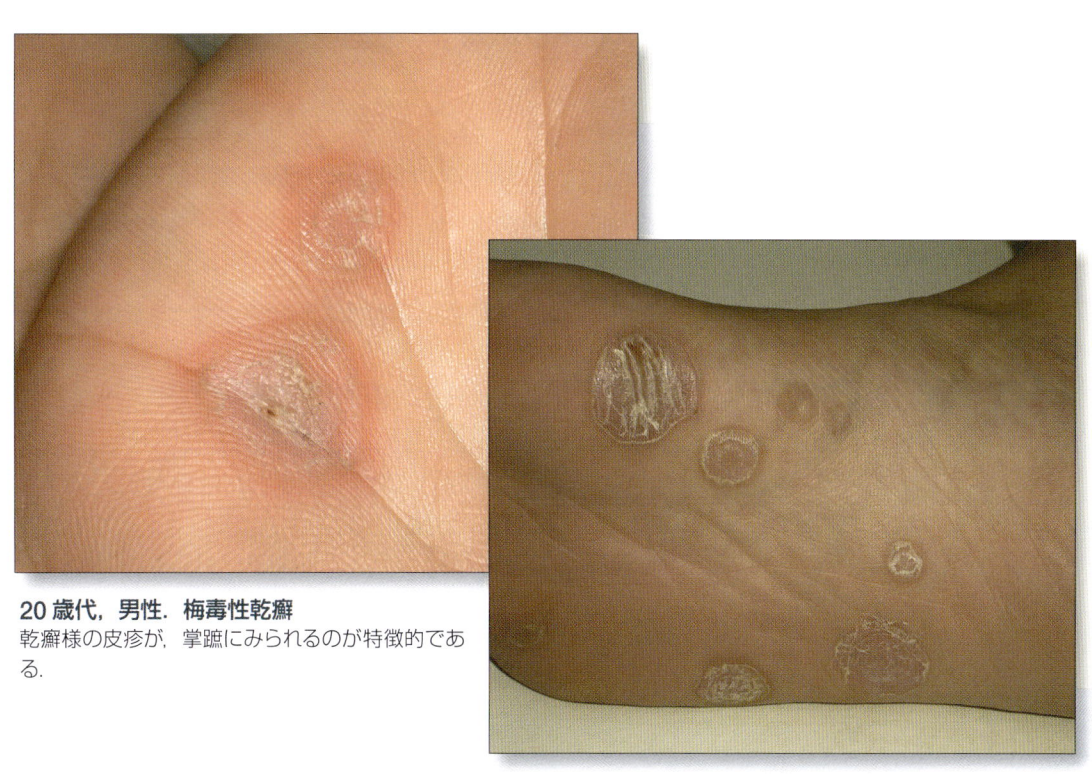

20歳代，男性．梅毒性乾癬
乾癬様の皮疹が，掌蹠にみられるのが特徴的である．

Chapter 2　性感染症

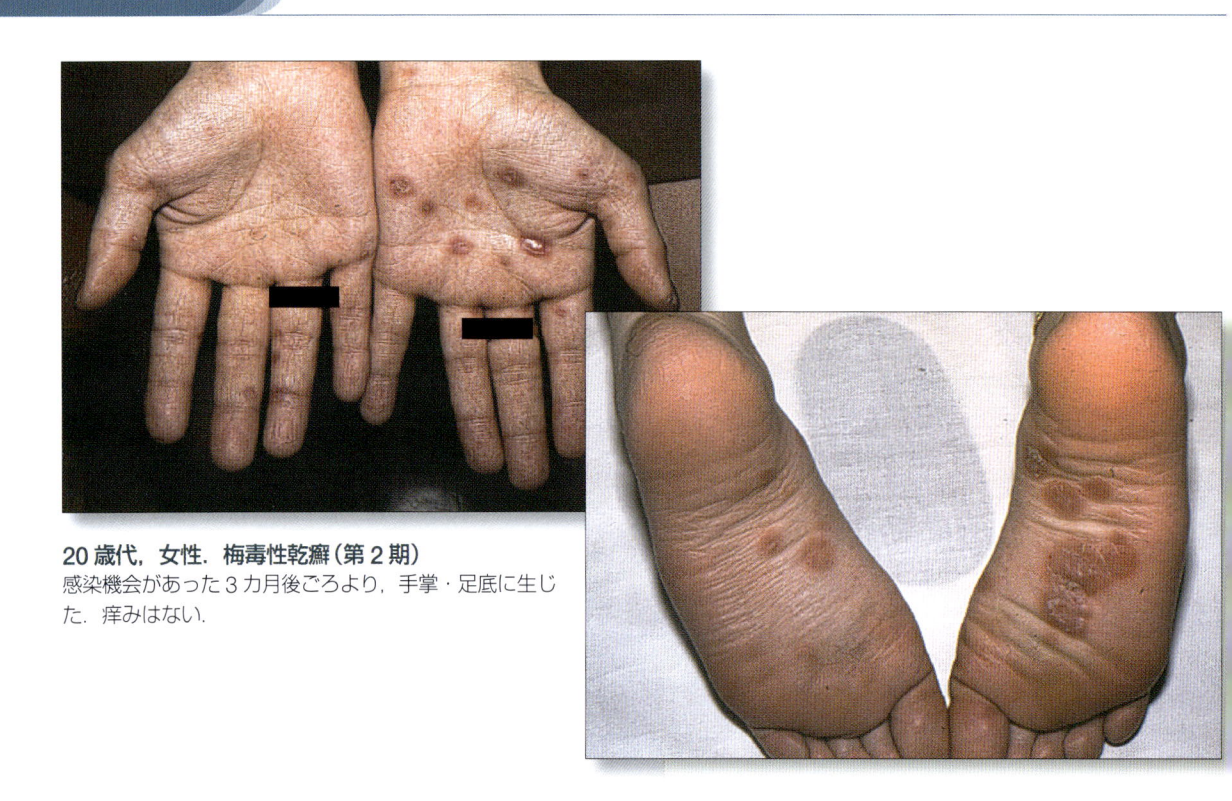

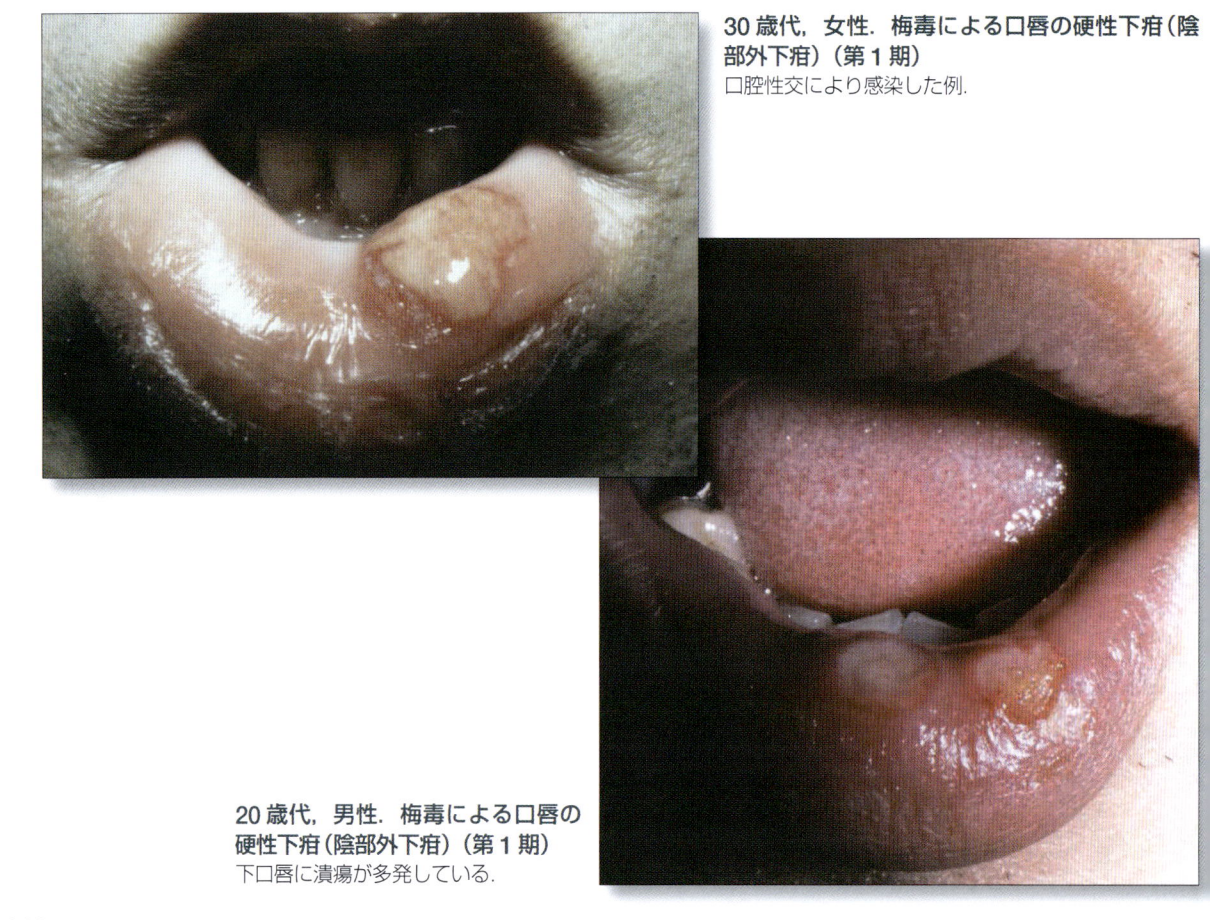

20歳代，女性．梅毒性乾癬（第2期）
感染機会があった3カ月後ごろより，手掌・足底に生じた．痒みはない．

30歳代，女性．梅毒による口唇の硬性下疳（陰部外下疳）（第1期）
口腔性交により感染した例．

20歳代，男性．梅毒による口唇の硬性下疳（陰部外下疳）（第1期）
下口唇に潰瘍が多発している．

20歳代，男性．梅毒による咽頭の乳白斑（第2期）
蝶が羽を広げたような乳白色斑がみられる．これをbutterfly appearanceという（症例提供：東京女子医科大学東医療センター耳鼻咽喉科 余田敬子先生）．

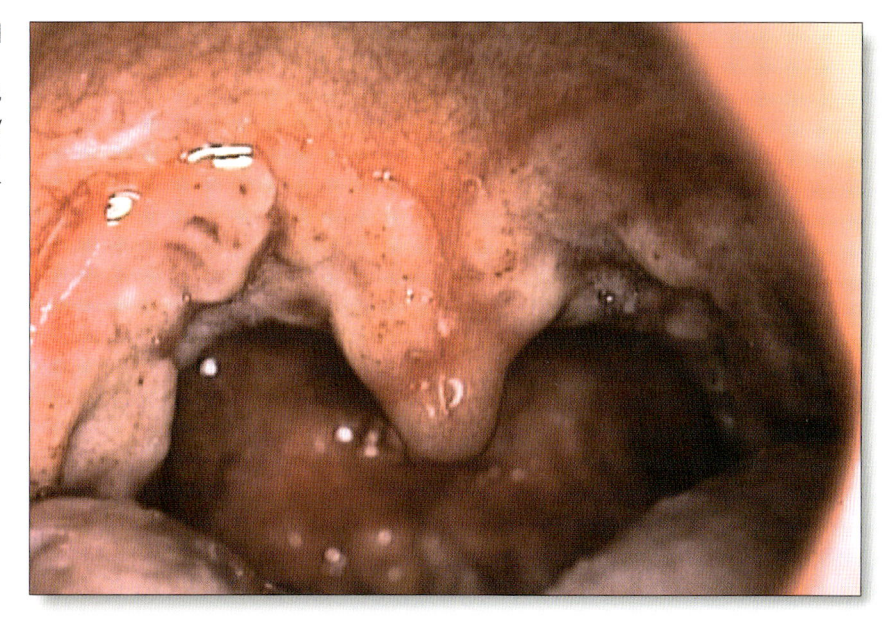

40歳代，男性．梅毒による舌の乳白斑（第2期）
（症例提供：東京女子医科大学東医療センター耳鼻咽喉科 余田敬子先生）

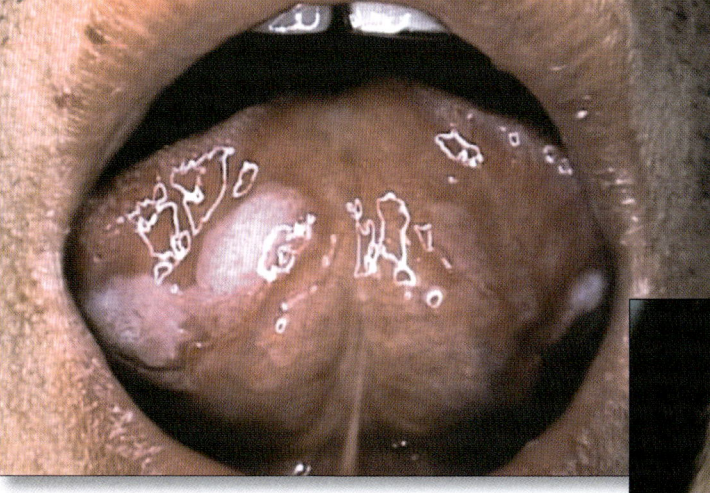

20歳代，男性．悪性梅毒（第2期）
10歳代のころよりMSM．骨梅毒による軟骨炎で骨組織破壊を生じ，鼻翼が欠損した（症例提供：東京女子医科大学東医療センター耳鼻咽喉科 余田敬子先生）．

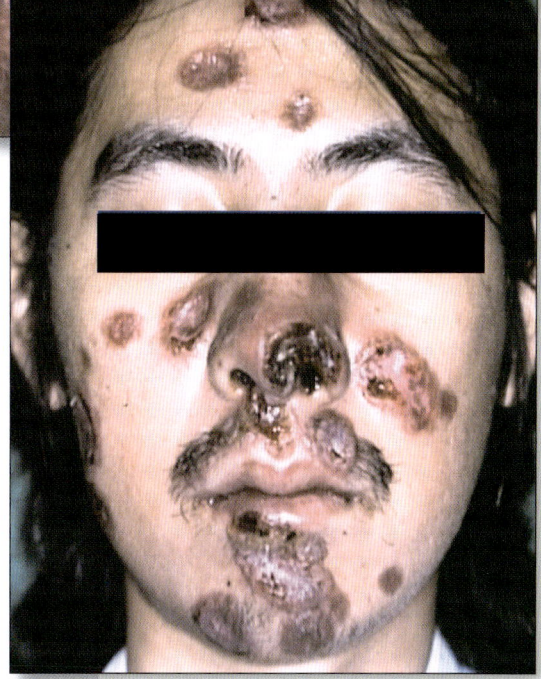

Chapter 2 性感染症

4 淋菌感染症
Gonorrheal infection

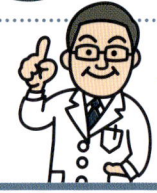

♠ ♥

ポイント
膿性分泌物と強い疼痛が特徴です．咽頭炎症状にも注意が必要！

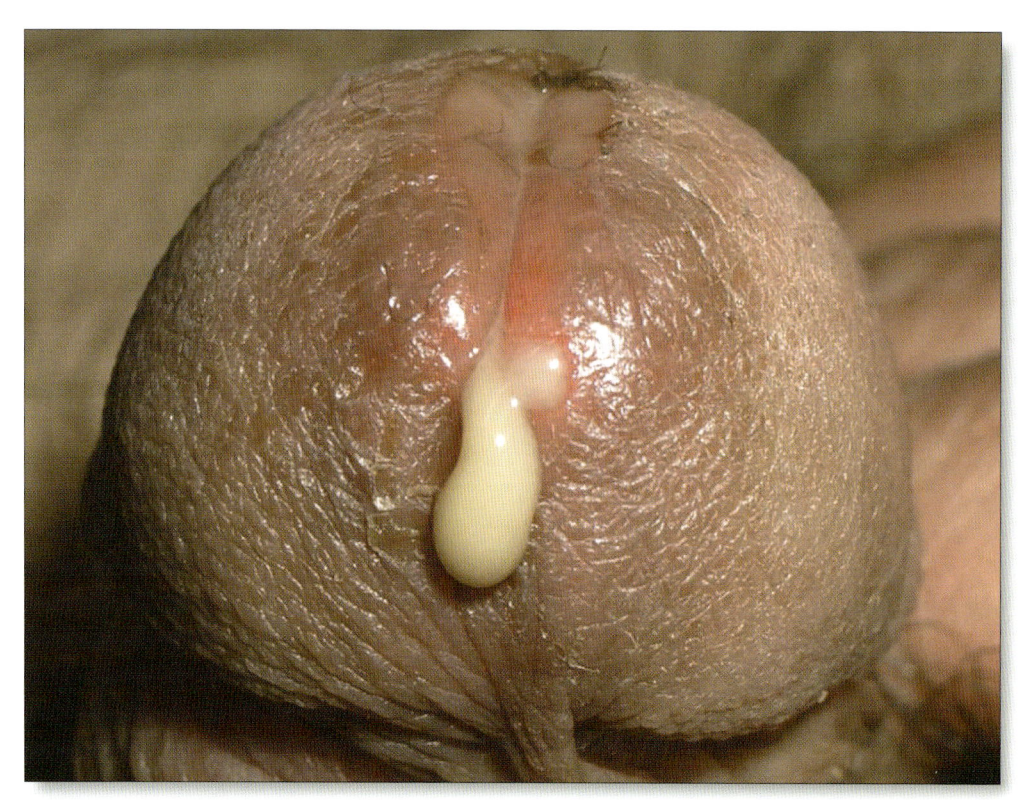

30歳代，男性．淋菌性尿道炎
尿道口から膿性の分泌物を認める．尿道口の周囲が発赤している．典型的な淋菌性尿道炎の症状である．

♠淋菌感染症は，*Neisseria gonorrhoeae*による古典的なSTIのひとつで，男性ではまず急性の尿道炎を起こす．尿道口より黄白色調の膿性の分泌物が出て，強い排尿痛を感じる．菌が上行性に侵入し，前立腺炎や精巣上体炎を生じると不妊症の原因となる．

♥女性では多くは子宮頸管炎を起こし，膿性の帯下が増加する．上行性に播種されると，子宮内膜炎や骨盤内炎症性疾患などを生じるようになり，やはり不妊症の原因となる．また産道感染から新生児結膜炎を生じることもある．男性とは異なり症状が分かりにくいために，報告数では圧倒的に男性のほうが多いが，若い女性の間で淋菌感染症が増加していることに注意が必要である．

♠♥咽頭炎や直腸炎も起こすが，自覚症状がないために検査・発見が遅れがちになる．また，淋菌感染症を疑った場合はクラミジア等，他の感染症も合併していることが多いので，初診時に検査を行うことが重要である．

30歳代,男性.淋菌性尿道炎
膿性分泌物がみられる.

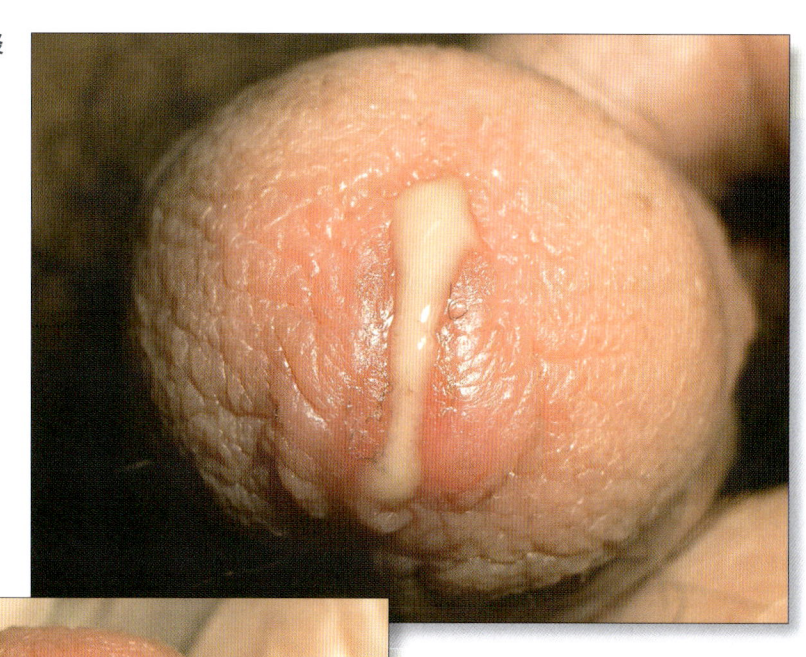

30歳代,男性.淋菌性尿道炎
血膿(血性膿性分泌物)もみられる.

20歳代,男性.淋菌性尿道炎
大量の膿性分泌物がみられる.

性感染症

4. 淋菌感染症　049

Chapter 2 性感染症

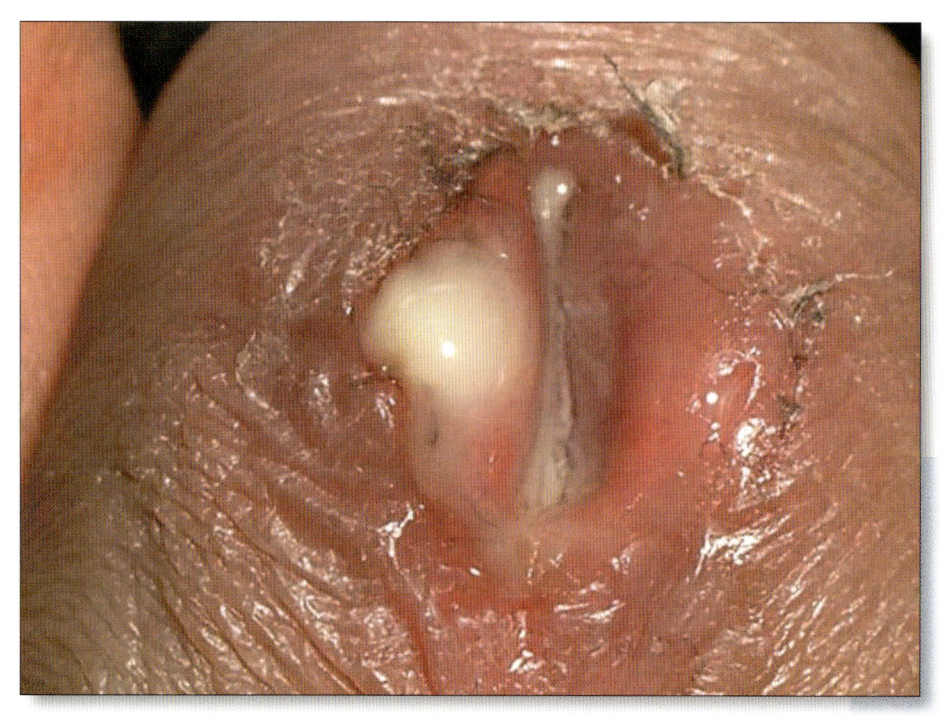

20 歳代，男性．淋菌性側管炎
尿道側管の炎症とともに膿性分泌物を認める．分泌物が粘性のために，下着などの繊維が尿道口に付着する．

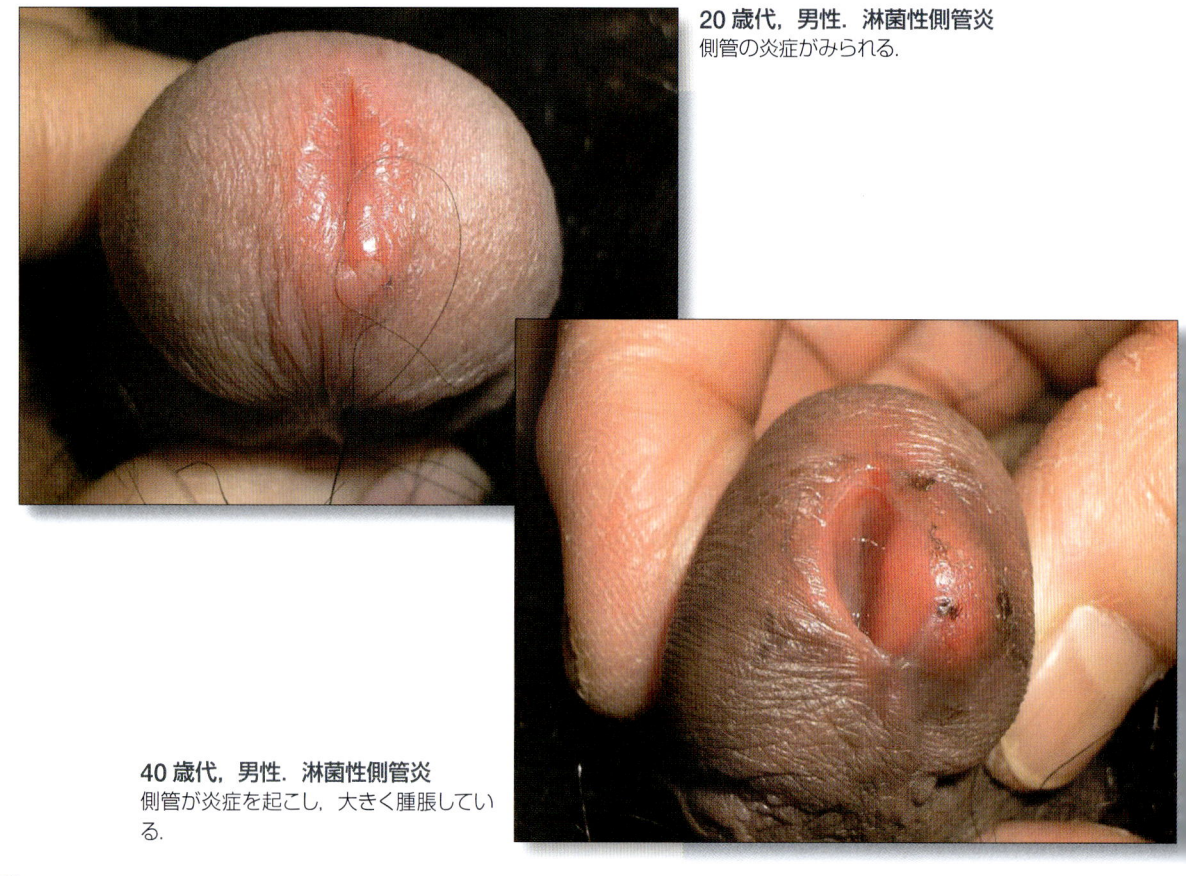

20 歳代，男性．淋菌性側管炎
側管の炎症がみられる．

40 歳代，男性．淋菌性側管炎
側管が炎症を起こし，大きく腫脹している．

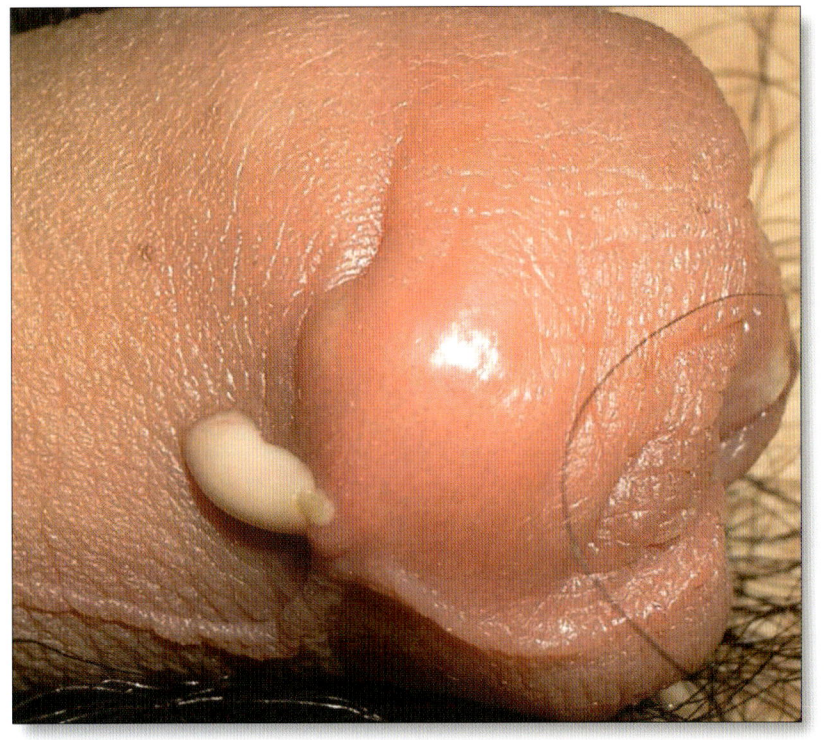

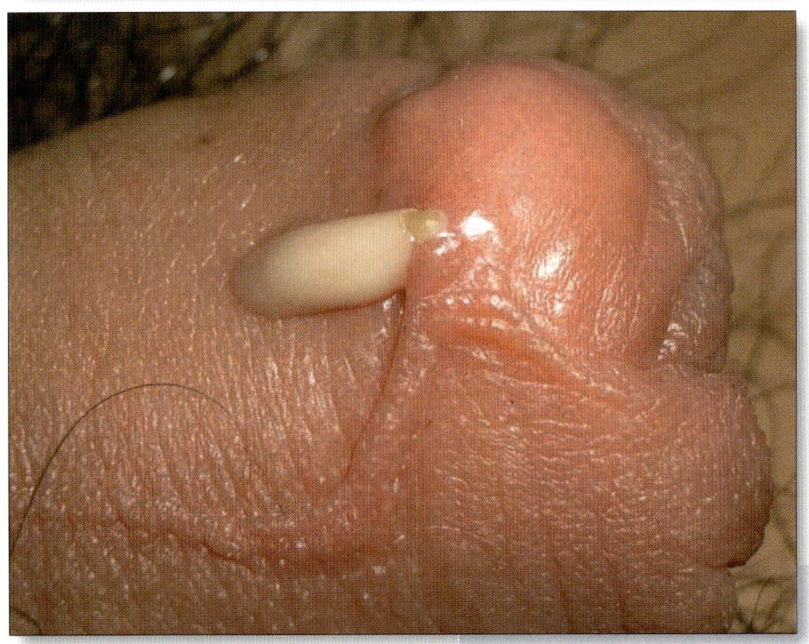

30歳代,男性.淋菌性膿瘍
陰茎縫線に沿って膿瘍がみられる.黄白色の膿が分泌されている.

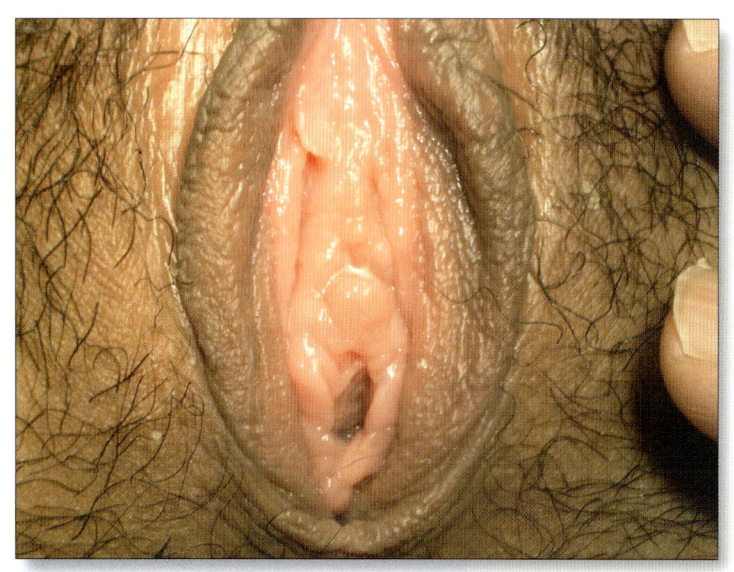

Chapter 2 性感染症

20歳代，女性．淋菌性尿道炎（淋菌性スキーン腺炎）

臨床症状は男性と同様に排尿初期痛が特徴である．腟内に手指を挿入し，尿道壁に沿ってスキーン腺部を圧迫すると膿が排出されてくる．

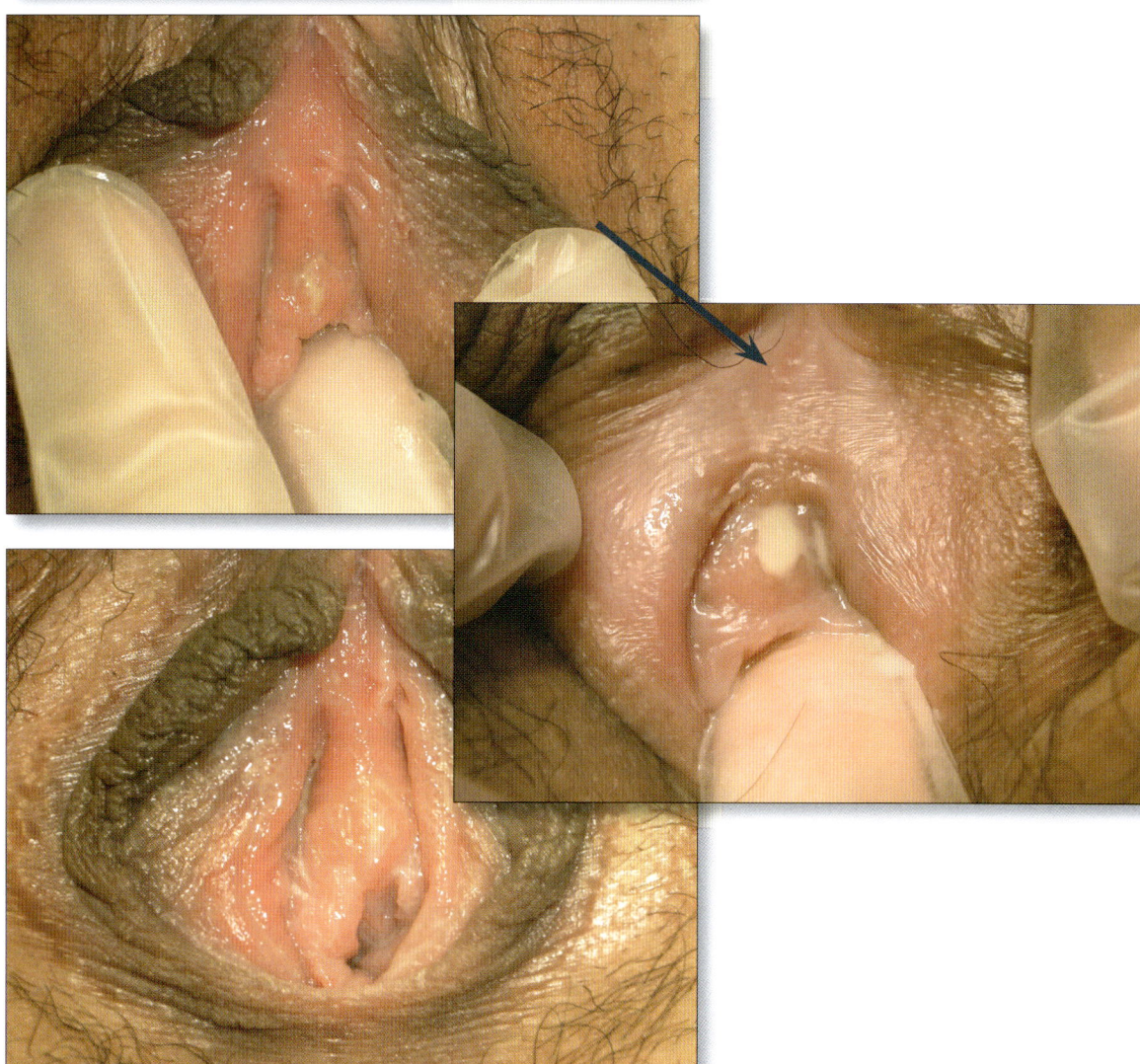

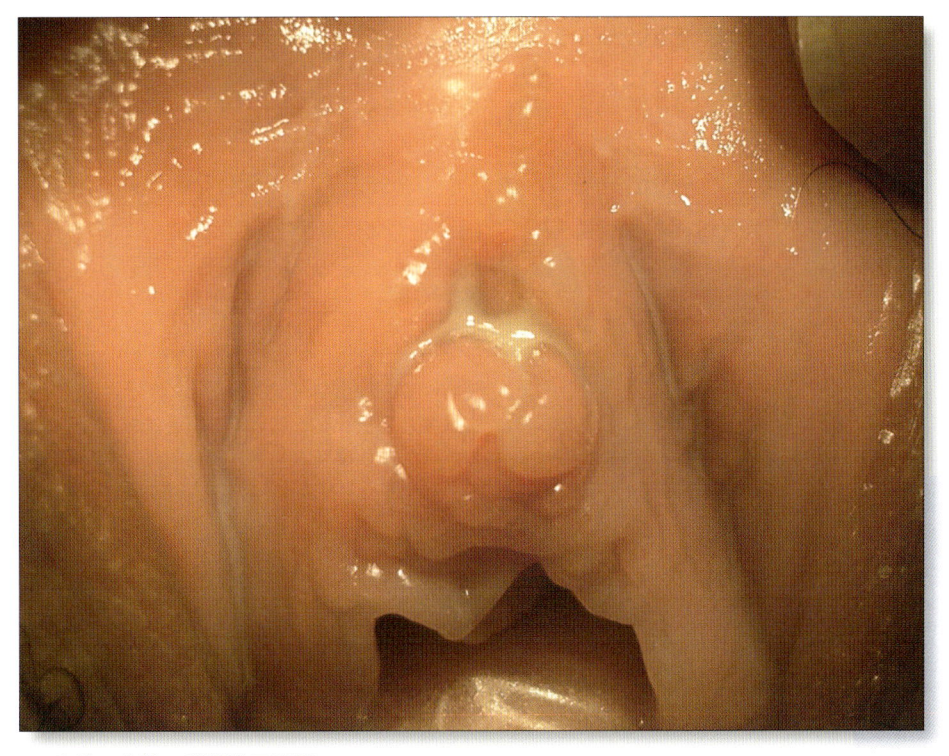

20歳代，女性．淋菌性尿道炎
尿道口から膿性分泌物を認める．排尿初期痛を主訴に来院．

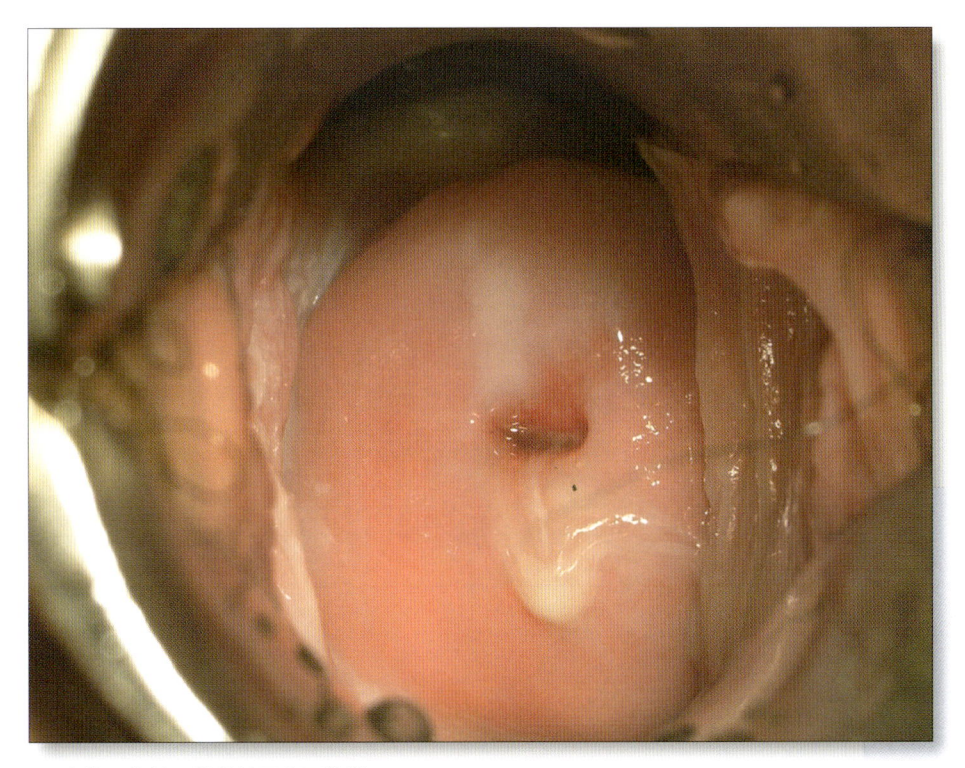

30歳代，女性．淋菌性子宮頸管炎
子宮頸管に炎症がみられる．また膿性分泌物も認められる．

Chapter 2 　性感染症

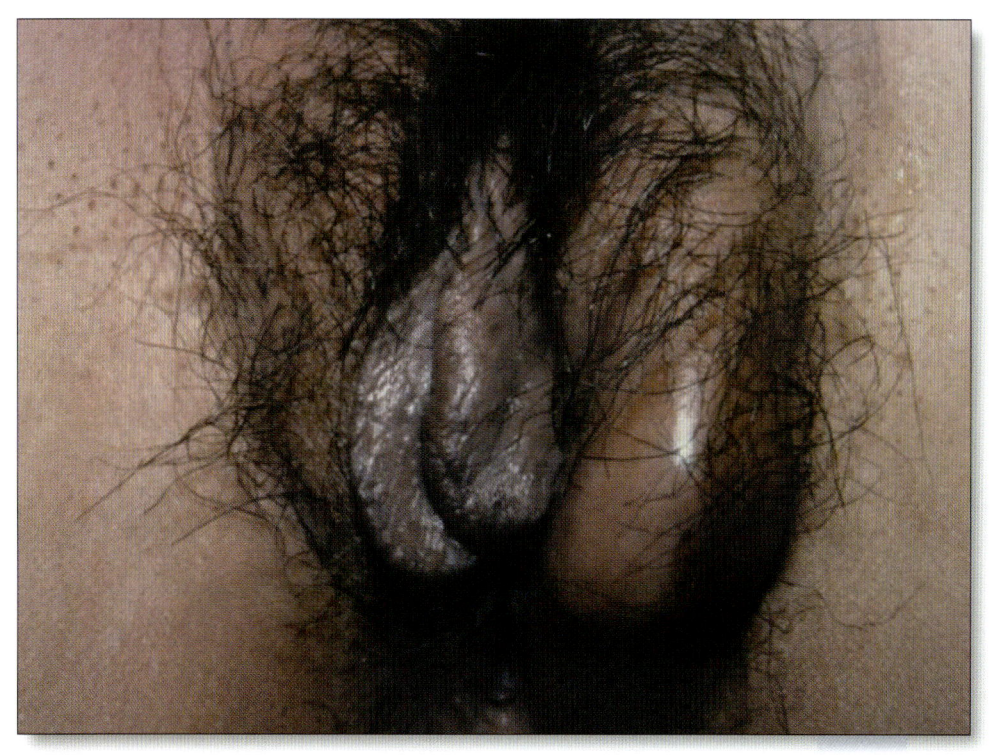

30歳代，女性．淋菌性バルトリン腺炎
淋菌感染によりバルトリン腺部に大きな膿瘍を形成している．

◎口は災いのもと！◎

淋病ってどんな病気なのでしょうか．「淋しい病気」という意味ではありません！ "淋"には"しずく"という意味があります．排尿時に激しい痛みがあり，怖くて尿を"しずく"のようにしか出すことができなくなるため，この病名がついたそうです．

男性では主に尿道，女性では子宮頸管に感染します．また口腔性交の増加により咽頭に感染します．さらに肛門性交により直腸にも感染します．

男性では約95%の人にはっきりとした症状が出ます．症状がはっきり出るから治療につながるわけです．しかし，残念なことに女性では淋菌に感染しても症状が出る人は少なく，無症状のことが多いのです．

最近，口腔性交の日常化により，淋菌が咽頭から検出される人が非常に増えています．とくにそれを専門とする性風俗産業に従事する女性の咽頭には，淋菌がいる可能性が高いと言えます．さらに，咽頭は淋菌に感染していても自覚症状はほとんどありません．

まさに"口は災いのもと"と言われ，「咽頭は性感染症の温床」なのです．

（2007年6月8日院長ブログより）

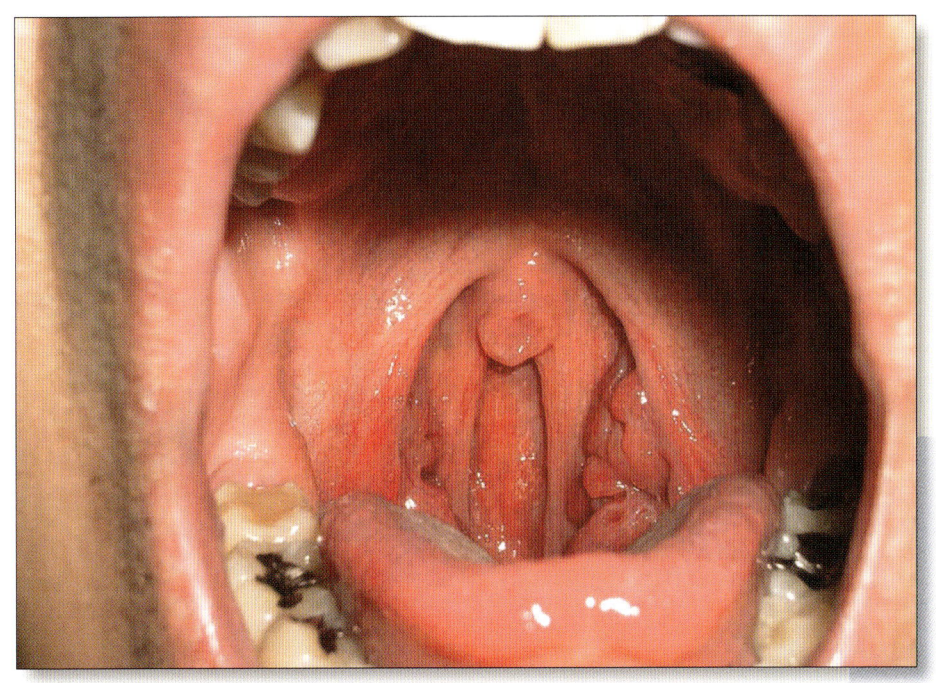

30歳代，男性．淋菌性咽頭炎
性風俗店における口腔性交による感染例．自覚症状はないが，咽頭に軽度発赤を認める．咽頭拭い液（スワブ法）の遺伝子増幅法検査（SDA）にて，淋菌（＋），クラミジア（－）．淋菌性尿道炎にも罹患していた．

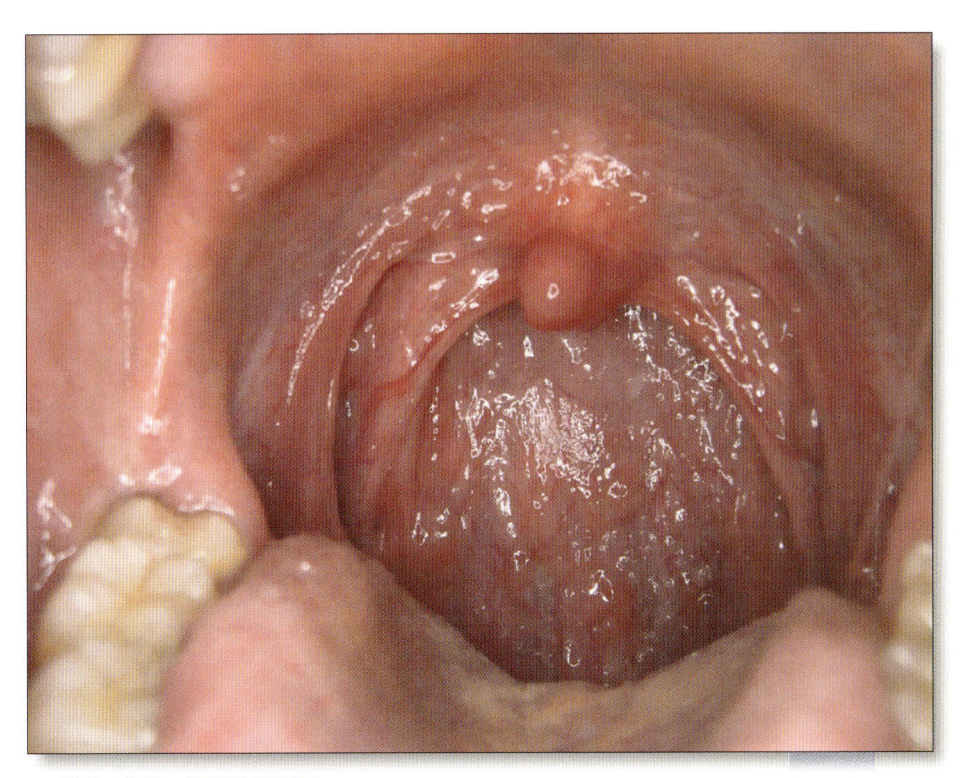

20歳代，男性．淋菌性咽頭炎
咽頭に自覚症状はなく，発赤・扁桃腫脹などもみられない．SDA法にて淋菌（＋），クラミジア（－）．生殖器には淋菌性・クラミジア性尿道炎を認めた．

Chapter 2　性感染症

5　クラミジア感染症
Chlamydial infection

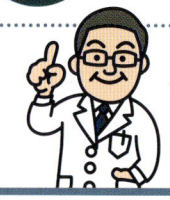

ポイント
淋菌性の感染症とは違い，症状が乏しいのが特徴です．

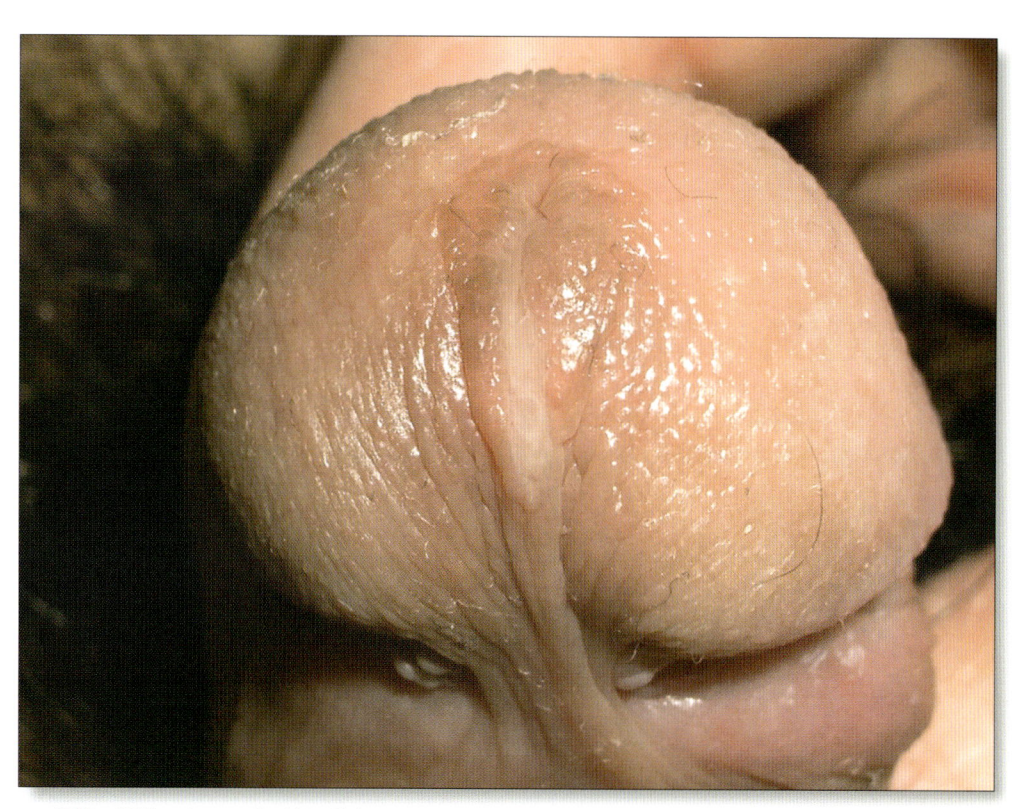

30歳代，男性．クラミジア性尿道炎
淋菌性の尿道炎と異なり，漿液性の分泌物で，排尿痛も少ない．

♠♥クラミジア感染症の原因となる微生物はChlamydia trachomatisであり，男性には尿道炎症状を，女性には子宮頸管炎を起こす．淋菌感染症に比べ排尿痛も少なく，分泌物も漿液性のために見過ごされやすい．無治療で放置されると，男性では精巣上体炎や前立腺炎を，女性では骨盤内炎症性疾患や**卵管性不妊症**，子宮外妊娠の原因ともなるので，早期発見が何より大事である．

♠♥淋菌感染症と同様，咽頭炎や直腸炎の原因ともなり，尿道炎と比べると咽頭炎は治療に時間がかかる．また，中途半端な治療や片方のパートナーの無治療によって，パートナー間のピンポン感染が起こる可能性もあるので，必ず両者の治療を行う．淋菌感染症の合併を疑う場合には，薬剤耐性淋菌の存在が認められているニューキノロン系抗生物質ではなく，他の作用機序を有する抗生物質にするなど，治療薬に注意する必要がある．実際に淋菌感染症の約30％がクラミジア感染症も合併しているとの報告もある．日本性感染症学会の診断・治療ガイドラインによる治療を勧める．

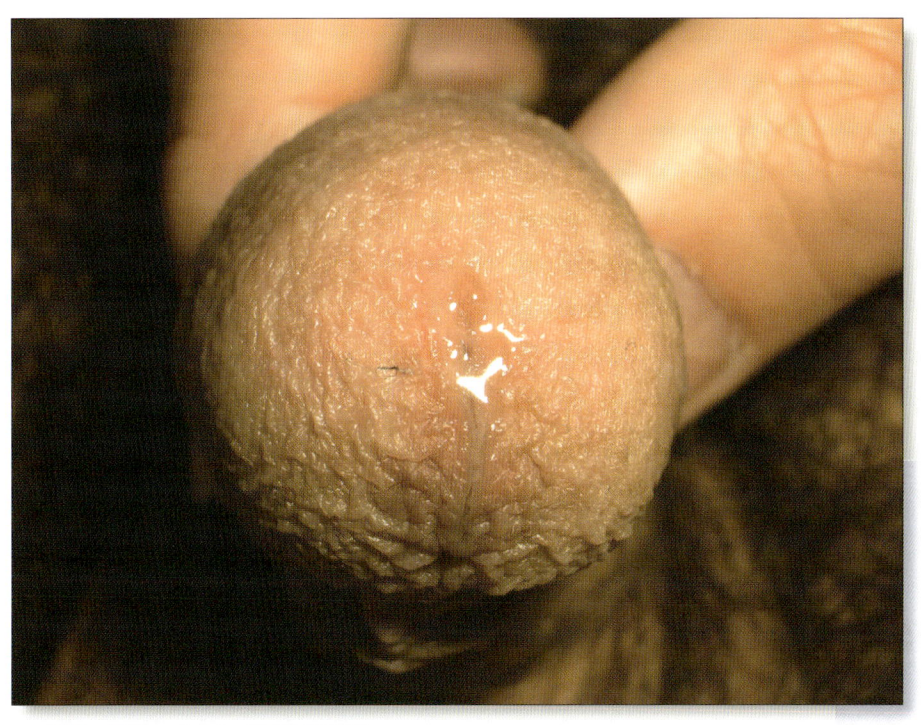

30歳代，男性．クラミジア性尿道炎
漿液性の分泌物が認められる．無症状のため本人も気づかずにいた．

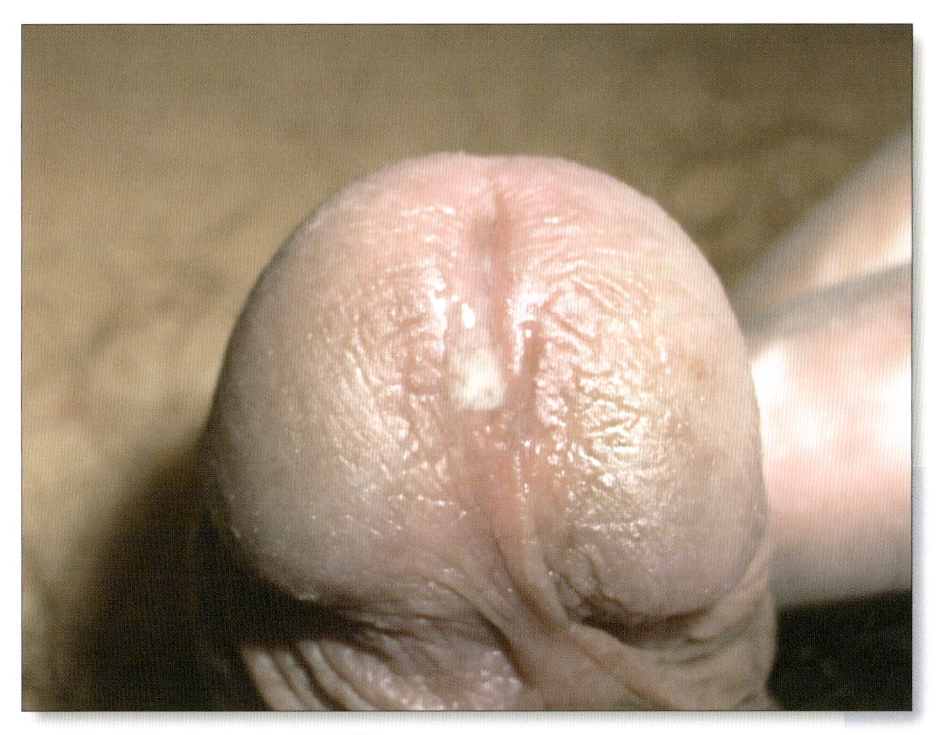

20歳代，男性．クラミジア性尿道炎
漿液性のやや乳白色の分泌物が認められる．

Chapter 2　性感染症

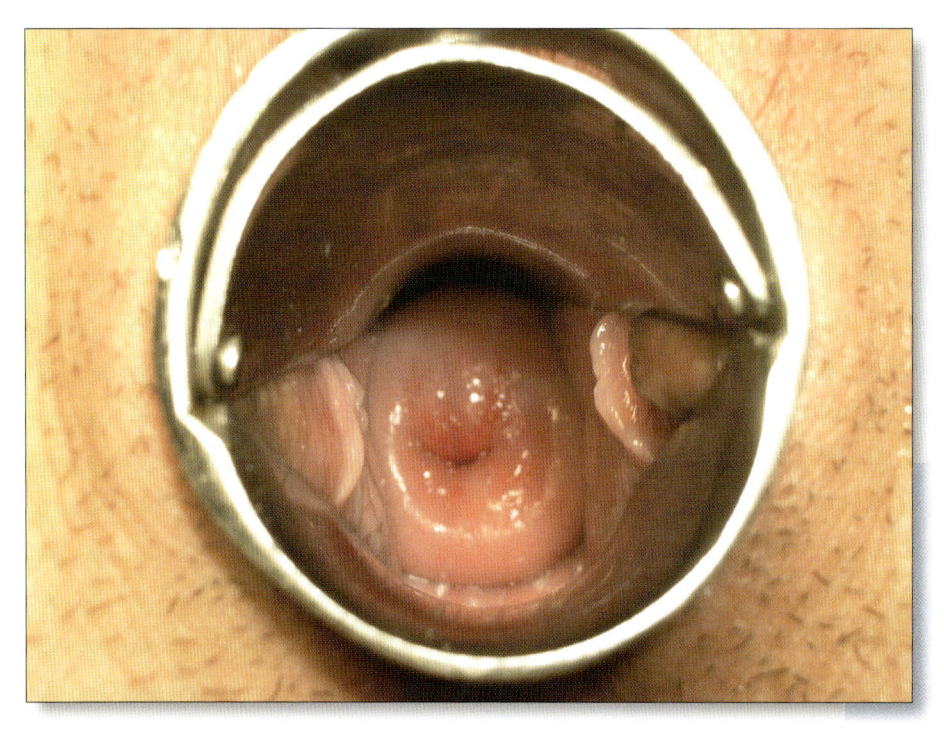

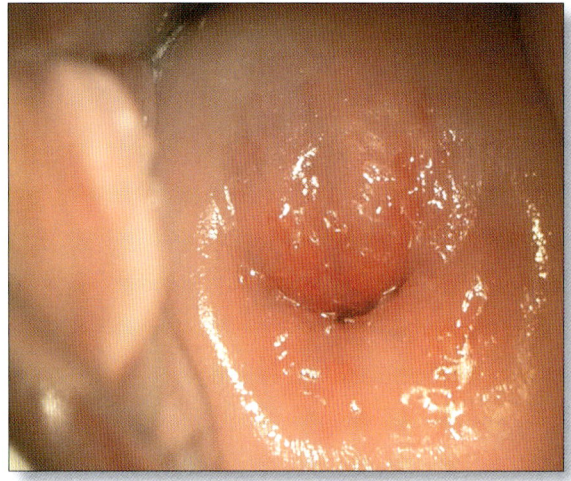

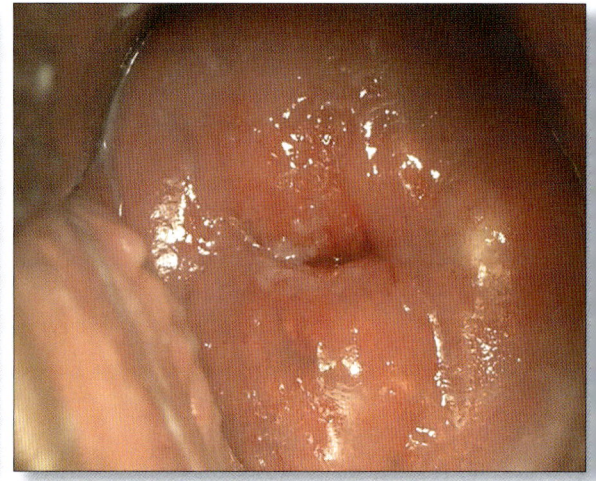

30歳代，女性．クラミジア性子宮頸管炎
子宮頸管の炎症．少量の漿液性分泌物を認める．視診だけでは淋菌性かクラミジア性か，あるいは他の感染症によるのかはわからない．

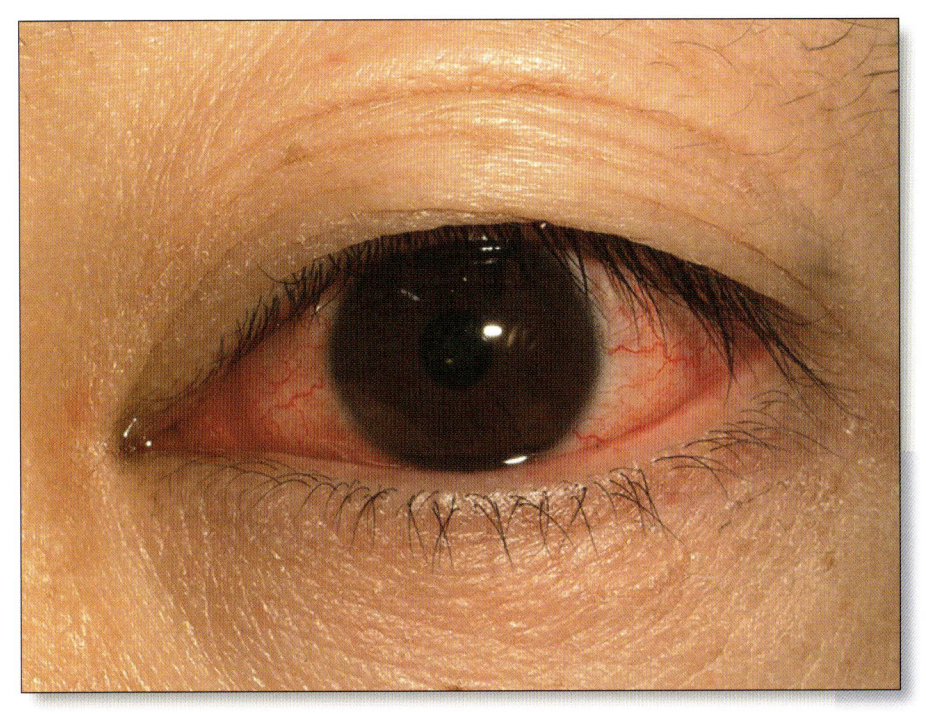

30歳代，男性．クラミジア性結膜炎
病変が下眼瞼の，とくに円蓋部結膜にあり，その部位に融合した大きな充実性の濾胞が認められれば，クラミジア性結膜炎（封入体結膜炎）を疑う．

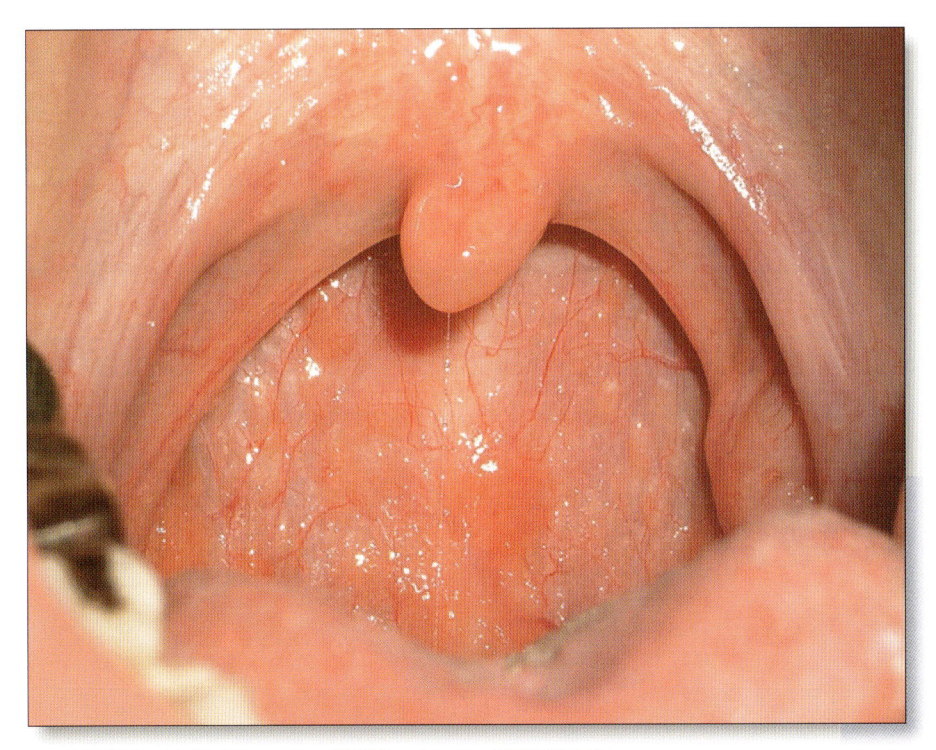

10歳代後半，女性（FCSW）．淋菌性・クラミジア性咽頭炎
淋菌とクラミジアの生殖器・咽頭部のダブル感染例．

5．クラミジア感染症

Chapter 2 性感染症

6 軟性下疳
Chancroid / Soft chancre

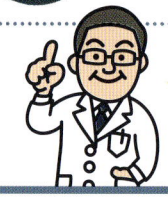

♠ ♥

> **ポイント**
> 近ごろではほとんどみかけなくなりましたが，輸入感染症として重要です．

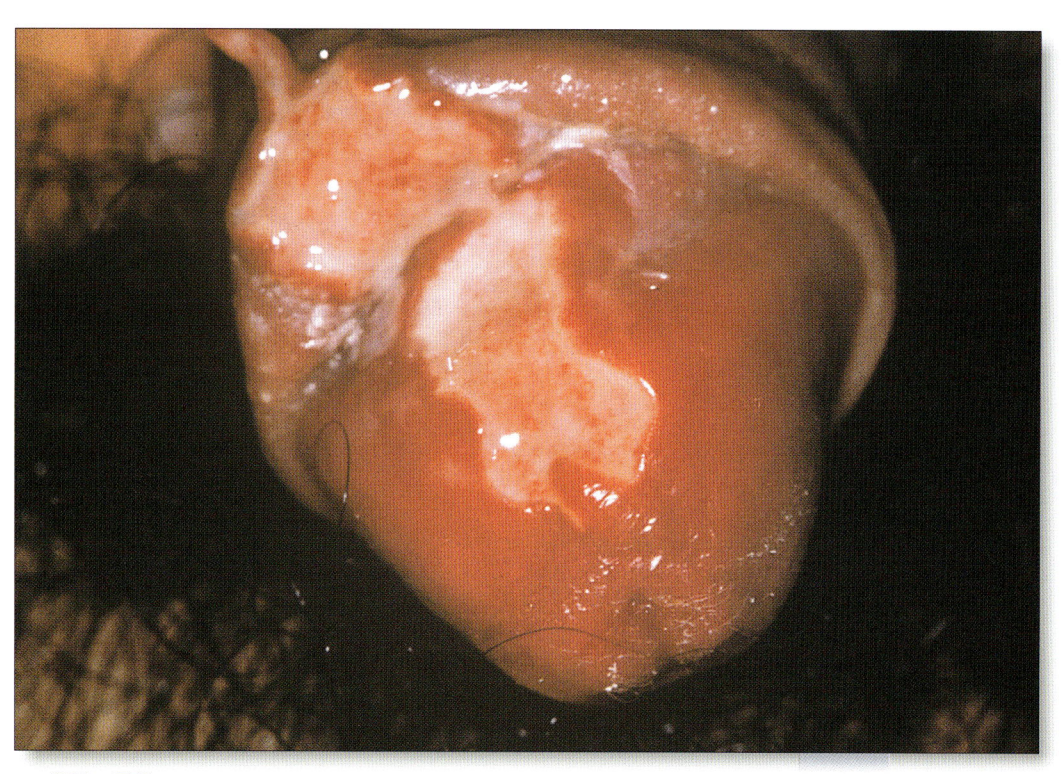

20歳代，男性
東南アジア某国にて感染した．亀頭から包皮にかけて大きな潰瘍がみられる（本症例は東京都南新宿検査・相談室の小島弘敬先生のご厚意による）．

♠♥**軟性下疳**は，*Haemophilus ducreyi* による感染症で，男女の外陰部に無痛性の丘疹，後に膿疱を生じ，自壊して有痛性の潰瘍となる．男性では単発性，女性では多発性に潰瘍が生じることが多い．また，リンパ節の有痛性腫脹も生じる．1950年代は15,000人近くいた患者も現在ではほとんどみることはなく，幻の性感染症とも言われている．ここに掲載した写真のように東南アジアのほかにも，アフリカ南部，中南米などの熱帯地方に多くみられる感染症となっている．海外旅行先で"遊んで"帰ってきた際の"お土産"となるケース（すなわち輸入感染症となっている）が多い．

♠♥外陰部に潰瘍を生じる各種疾患，すなわち梅毒や性器ヘルペスをはじめとするSTIだけでなく，ベーチェット病や薬剤性の潰瘍なども鑑別疾患として考慮する必要がある．軟性下疳菌は培養が困難であり，その証明はむずかしいが，他のSTIに比べて痛みが大きく，特徴的な臨床像から診断できる．

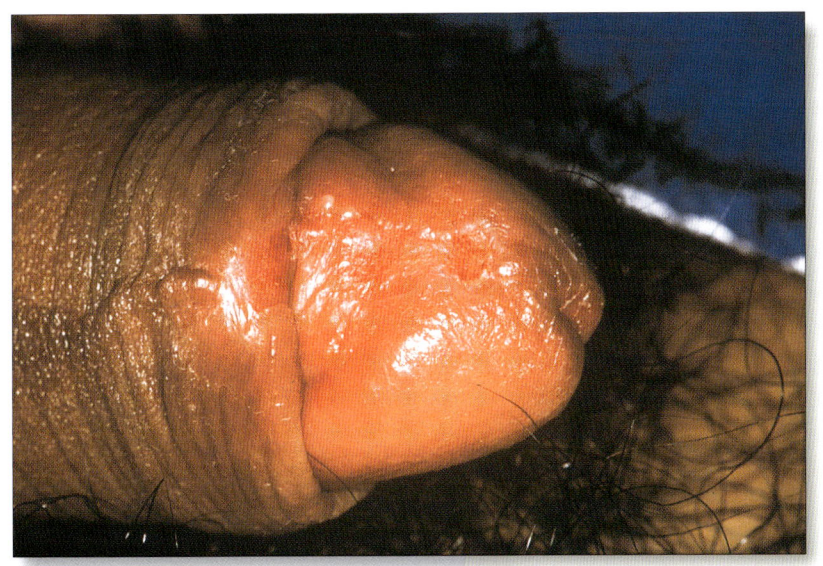

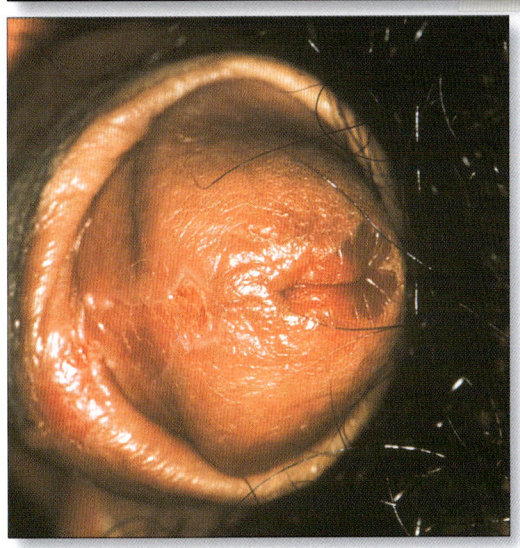

20歳代，男性
ST合剤投与6週間後の臨床像（最近では，ST合剤も耐性菌が増えている）．潰瘍は有効薬剤投与後，比較的早くに治癒するが，リンパ節腫脹はそれにやや遅れる傾向がある（本症例は東京都南新宿検査・相談室の小島弘敬先生のご厚意による）．

◎軟性下疳の特徴◎

- 起炎菌の *Haemophilus ducreyi* は難培養性
- アフリカ南部では性器潰瘍の50％以上を占める
- 潜伏期間は2日～1週間
- 潰瘍底の細胞浸潤が少なく，軟らかい（soft chancre）
- 有痛性潰瘍
- 潰瘍は癒合により不整形，鋸歯状，潜蝕性を呈する
- 陰部潰瘍（genital ulcer disease：GUD）のひとつである
- 幻の性感染症とも言われる
- 刃物でえぐったような潰瘍面
- 激痛を伴うので性交渉は不可能

Chapter 2 性感染症

7 尖圭コンジローマ（男性）
Condyloma acuminatum

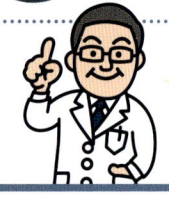

♠

ポイント
性活動の活発な20歳代に増えてきています．

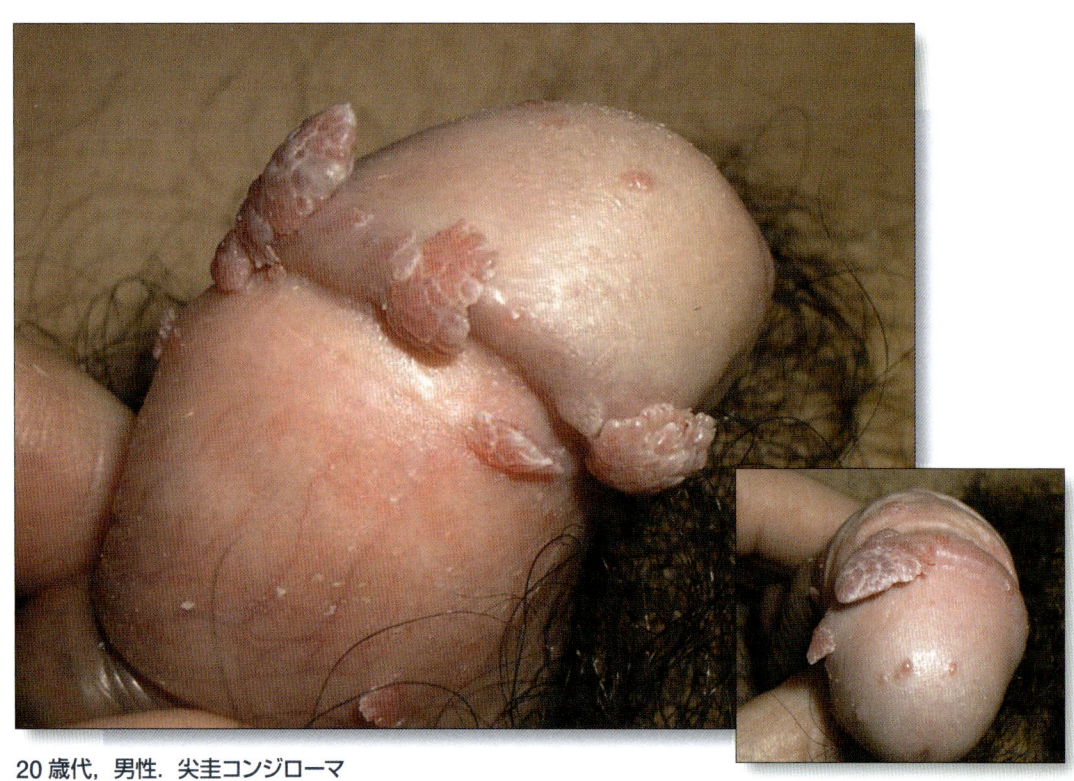

20歳代，男性．尖圭コンジローマ
冠状溝から亀頭部にかけて生じた典型的な尖圭コンジローマ．

♠尖圭コンジローマとは，ヒト乳頭腫ウイルスhuman papillomavirus（HPV）感染による疣贅状病変を起こす疾患で，STIの代表格である．男性では，亀頭，冠状溝，包皮に好発するが，性交の形態から口腔内や肛囲・直腸内，外尿道口に発生することもある．旧来，男性のほうが発生率は高かったが，近ごろではほとんど男女差はなくなってきている．

♠疣贅病変が低度のものでは，真珠様陰茎丘疹症との，疣贅が高度のものではボーエン様丘疹症や扁平コンジローマ（梅毒）などとの鑑別が必要になってくる場合もある．

♠治療は，従来レーザー蒸散や電気焼灼などがメインであったが，2007年末に保険適用となったイミキモドクリーム（5％）の使用も可能となった．侵襲性が従来の治療に比べて低いのは利点だが，尿道や直腸内（女性の場合は腟内も）などには使用できない．また，塗布部位の紅斑やびらん，ぴりぴりとした痛みが発生するなどの問題も残っている．しかし逆に言えば，これらの症状がみられれば薬が効いている，ということを患者にしっかり伝える必要がある．

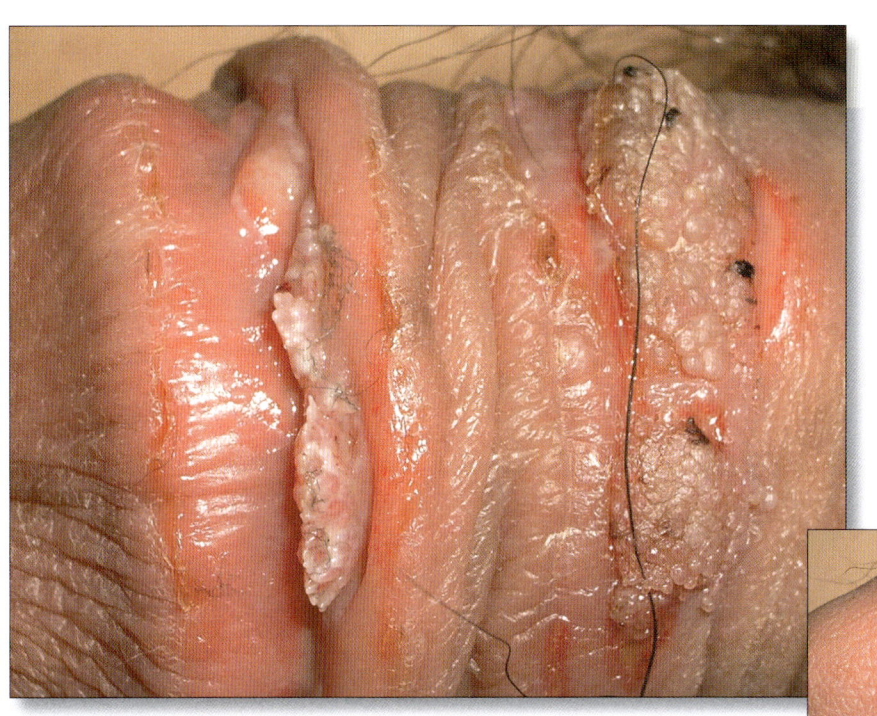

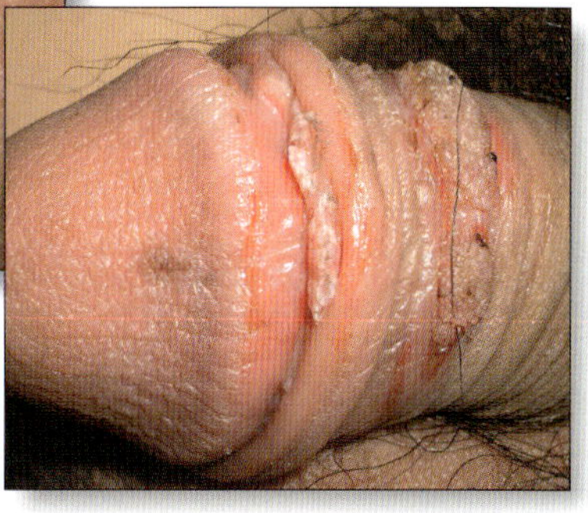

20歳代,男性.尖圭コンジローマ
冠状溝に沿ってみられた尖圭コンジローマ.

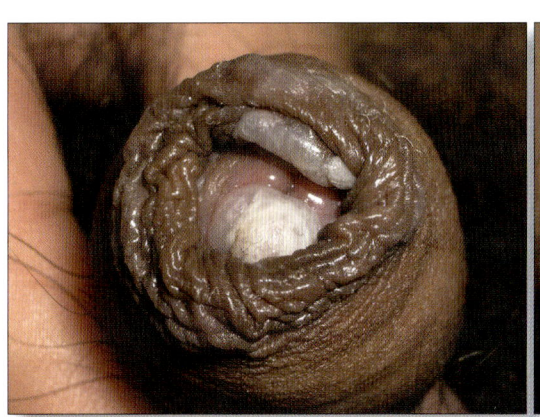

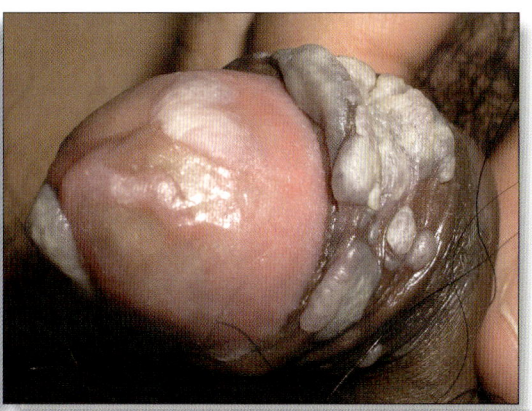

30歳代,男性.尖圭コンジローマ
仮性包茎の包皮内に隠れた尖圭コンジローマの例.包皮を翻転させて確認することが重要.

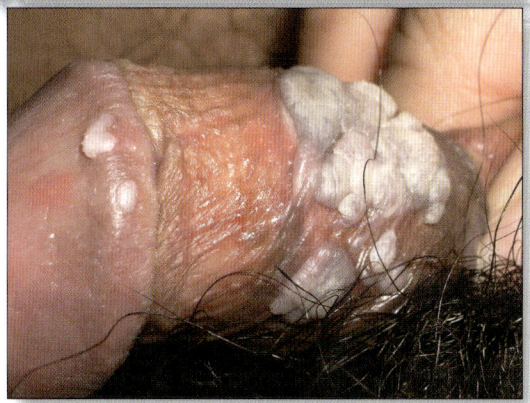

Chapter 2 性感染症

30歳代，男性．尖圭コンジローマ
包皮の尖圭コンジローマ．隆起の度合いはそれほどではないが，典型的な臨床像である．

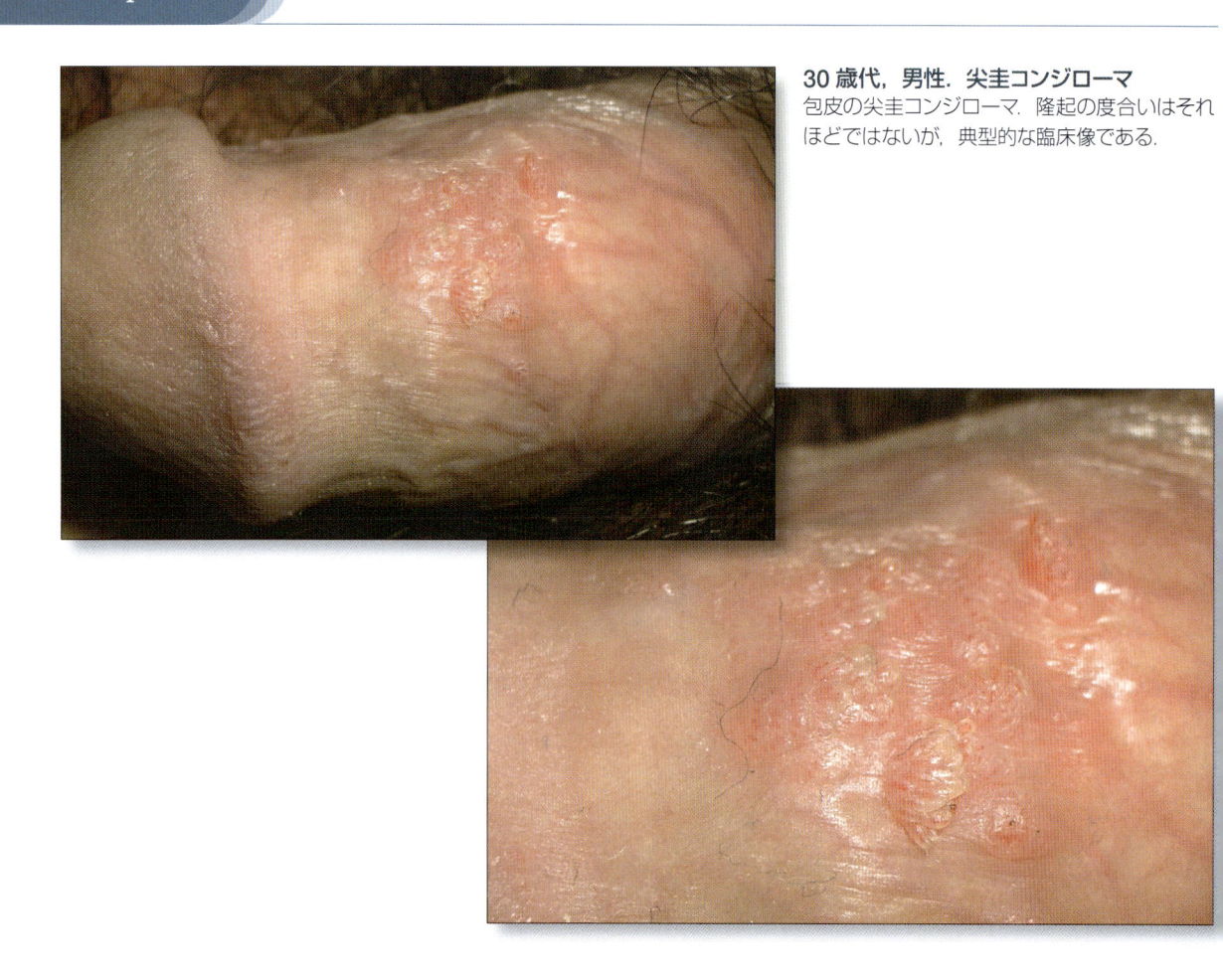

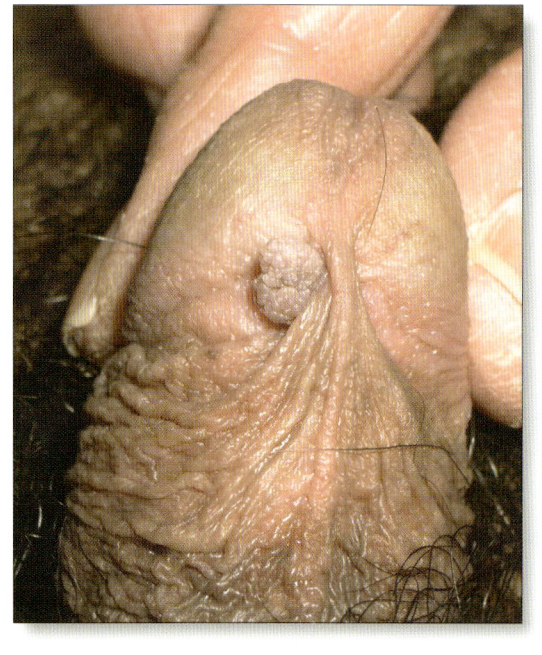

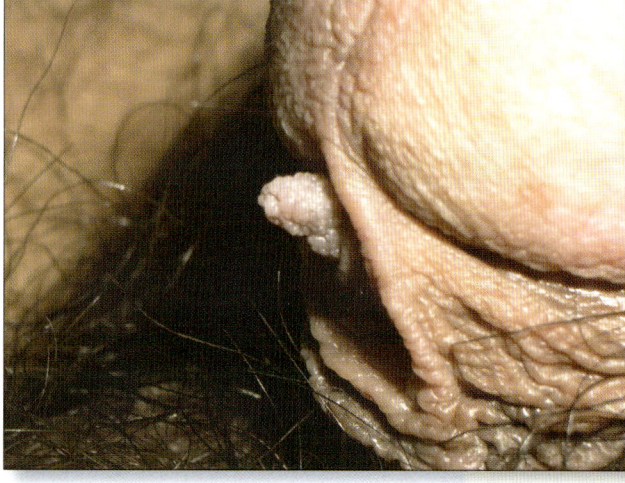

40歳代，男性．尖圭コンジローマ
冠状溝，陰茎縫線のすぐ横にできた尖圭コンジローマである．横からみると立体的に飛び出しているのがわかる．

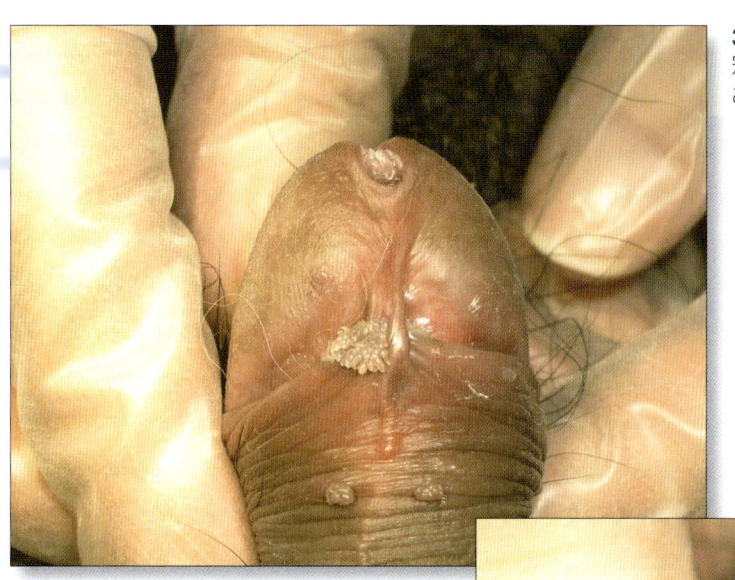

30歳代，男性．尖圭コンジローマ
冠状溝に生じた尖圭コンジローマ．外尿道口にもある（下図）．

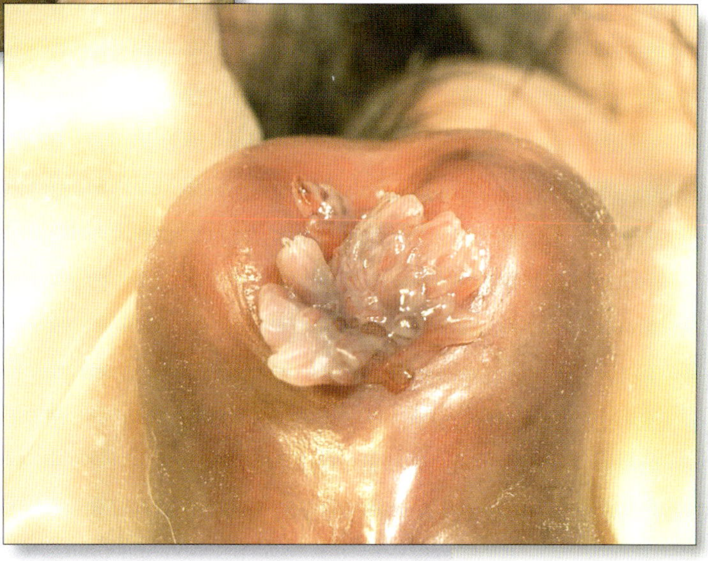

性感染症

20歳代，男性．尖圭コンジローマ
外尿道口に生じた尖圭コンジローマである．この図のように尿道口を開いて診察しないと確認できないこともある．

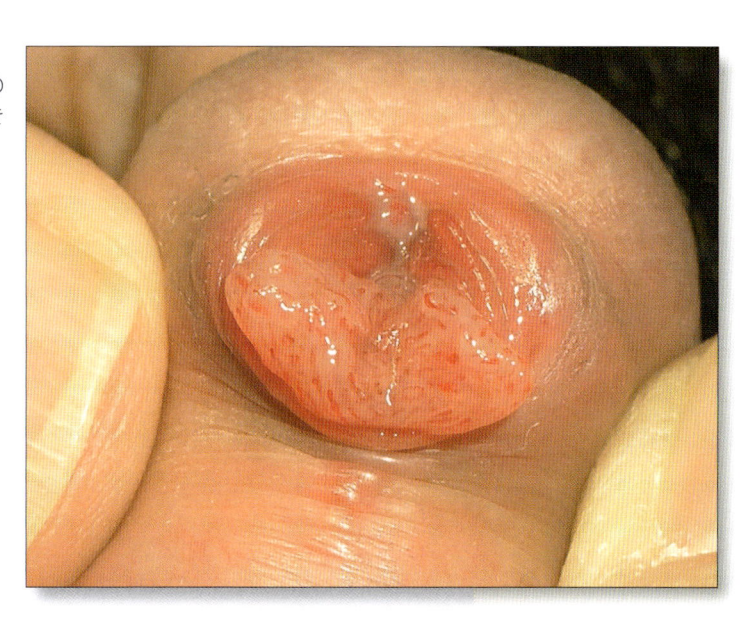

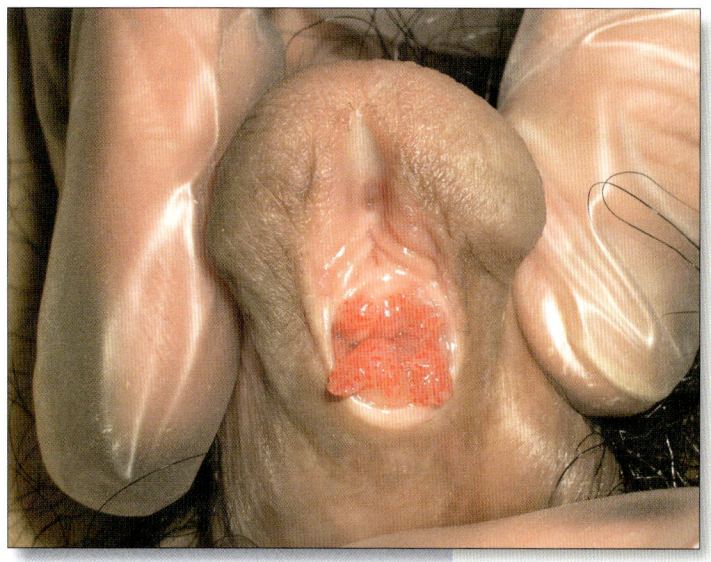

Chapter 2　性感染症

20歳代，男性．尖圭コンジローマ
尿道下裂がある．外尿道口に生じた尖圭コンジローマ．右図は拡大像．明らかな小血管を認める．

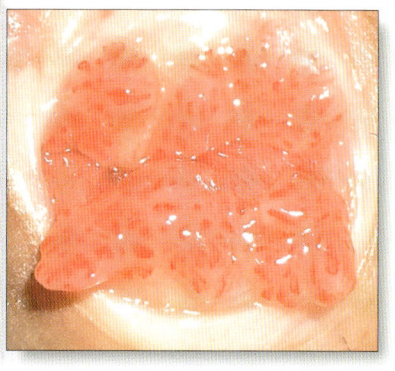

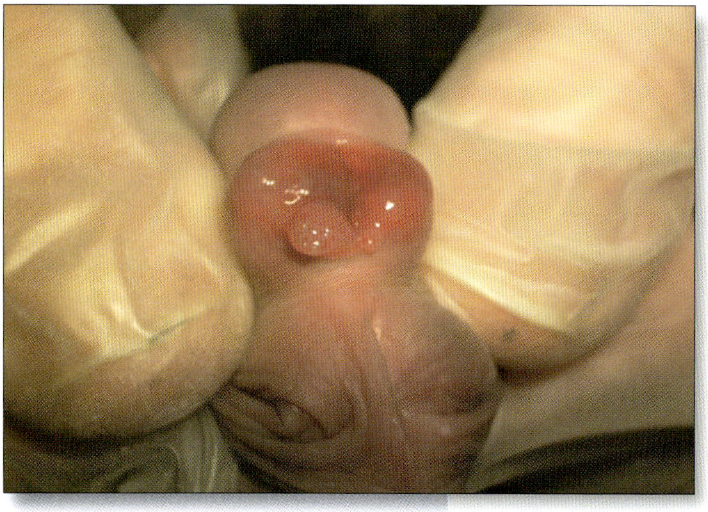

30歳代，男性．尖圭コンジローマ
尿道下裂がある．外尿道口に生じた尖圭コンジローマ．

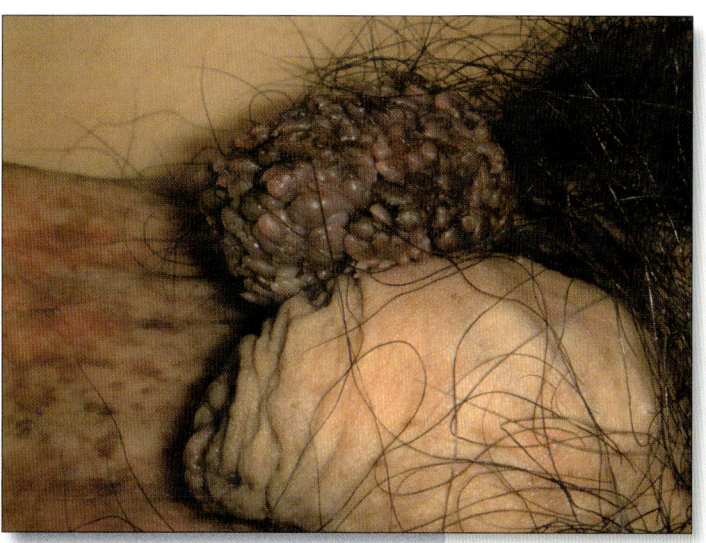

50歳代，男性．尖圭コンジローマ
包皮に限局したカリフラワー状のコンジローマである．

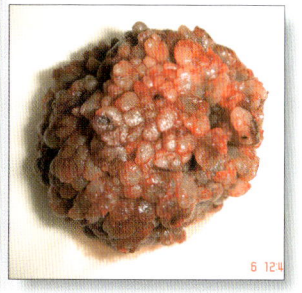

30歳代，男性．尖圭コンジローマ
亀頭部の扁平隆起した病変である．

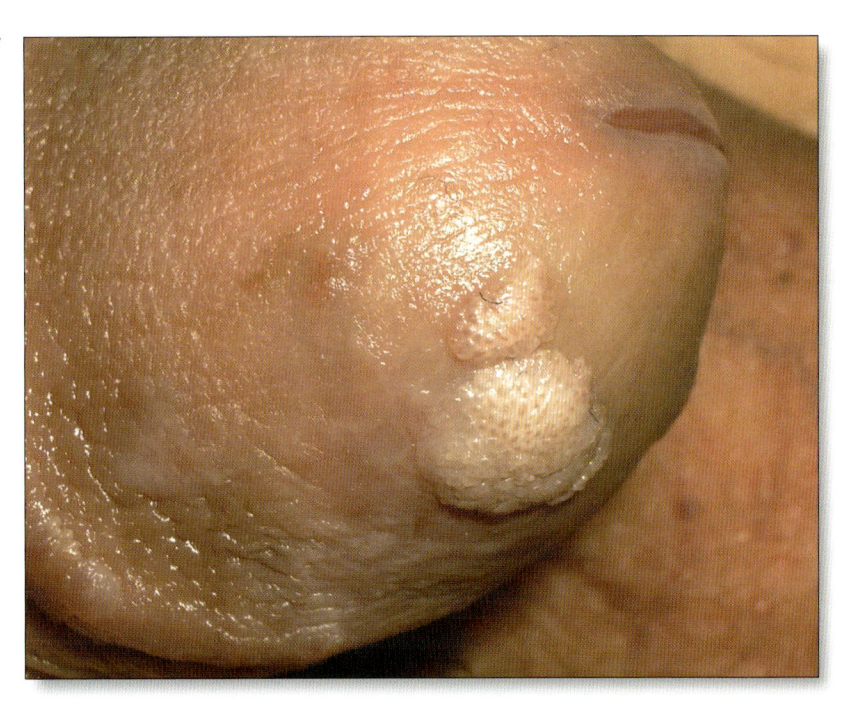

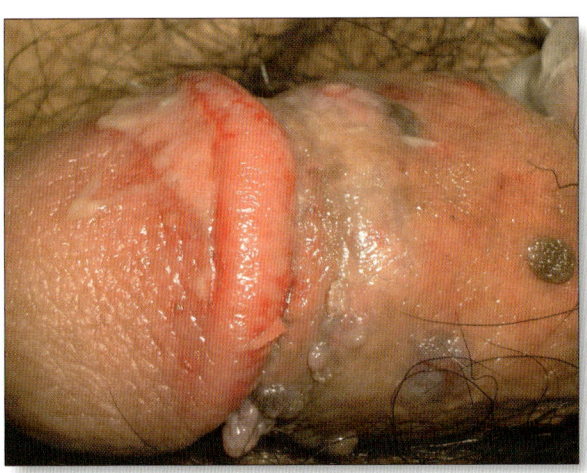

尖圭コンジローマ治療中の副作用
3枚ともイミキモドクリームによる発赤・びらん．これらは治癒過程で必発なので，患者に対してあらかじめよく説明をしておく必要がある．

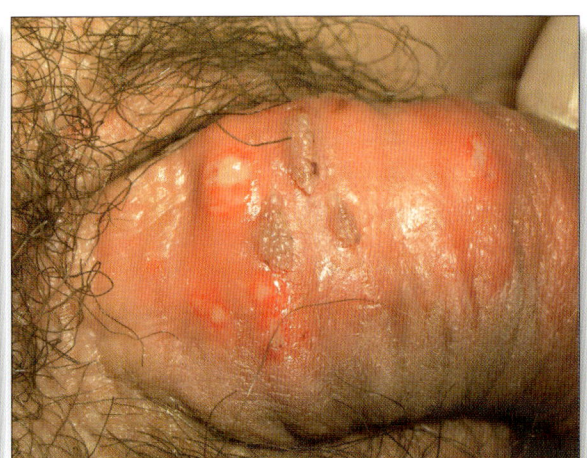

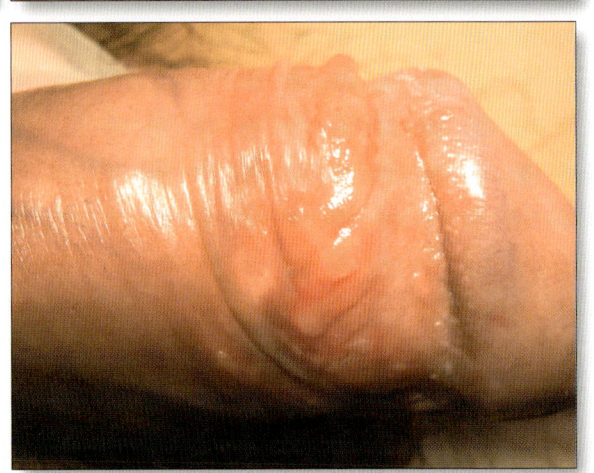

Chapter 2 性感染症

8 尖圭コンジローマ（女性）
Condyloma acuminatum

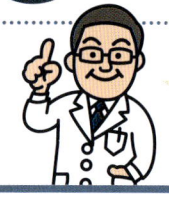

> **ポイント**
> 男性と同様，比較的頻度の高い STI です．特徴的な臨床像から診断は容易．

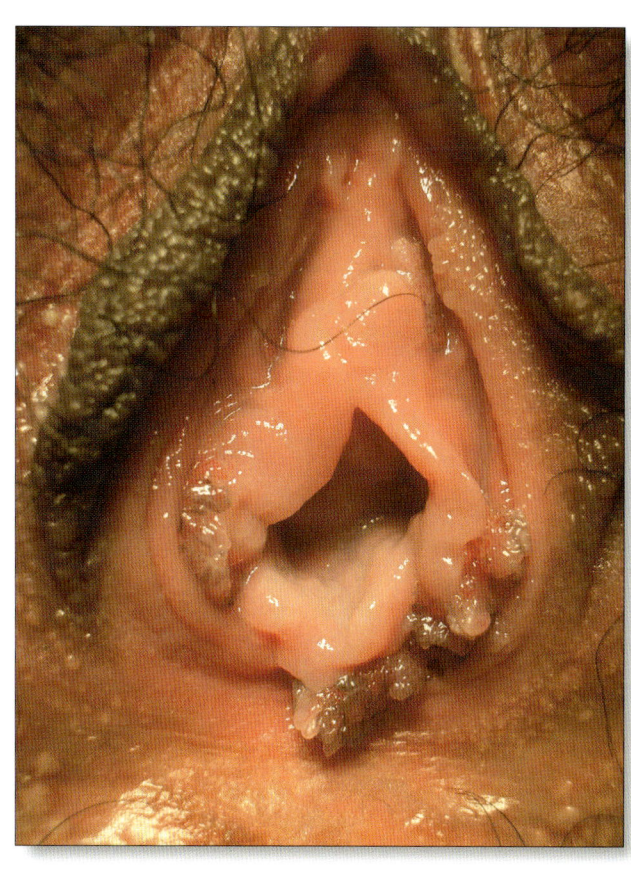

20歳代，女性．尖圭コンジローマ
腟口周囲にみられた尖圭コンジローマ．小陰唇には腟前庭乳頭腫症も認められる．

♥女性における**尖圭コンジローマ**の好発部位は，大陰唇から小陰唇にかけての外陰部であるが，腟内，子宮頸部にもみられる．また，男性の尖圭コンジローマと同様に，口腔内・肛囲などにも発生することがある．口腔内病変は FCSW だけでなく一般女性でもみられることがあるので，診察時の先入観は禁物である．また，ボーエン様丘疹症（外陰上皮内腫瘍）や腟前庭乳頭腫症との鑑別が必要な例があるのも，男性の場合と同じである．一部の女性例では，子宮頸管上皮や腟上皮に異形成を起こすことも知られているので，産婦人科との協力体制も重要である．

♥治療は男性の場合と同様であるが，再発予防のためにも，パートナーも含めた啓発・治療が必要である．とくに細胞診でも異常を確認できない無症候性の HPV 感染もあるので，好発年代である若年者への教育の重要性は今後ますます高まっていくだろう．

♥本邦でも子宮頸癌，子宮頸部の異形成予防として，HPV ワクチンの投与が始まっている．しかし，性経験のないうちに接種しなければならないことや，費用負担の面でまだ問題は多い．

30歳代，女性．尖圭コンジローマ
会陰部にみられた尖圭コンジローマ．

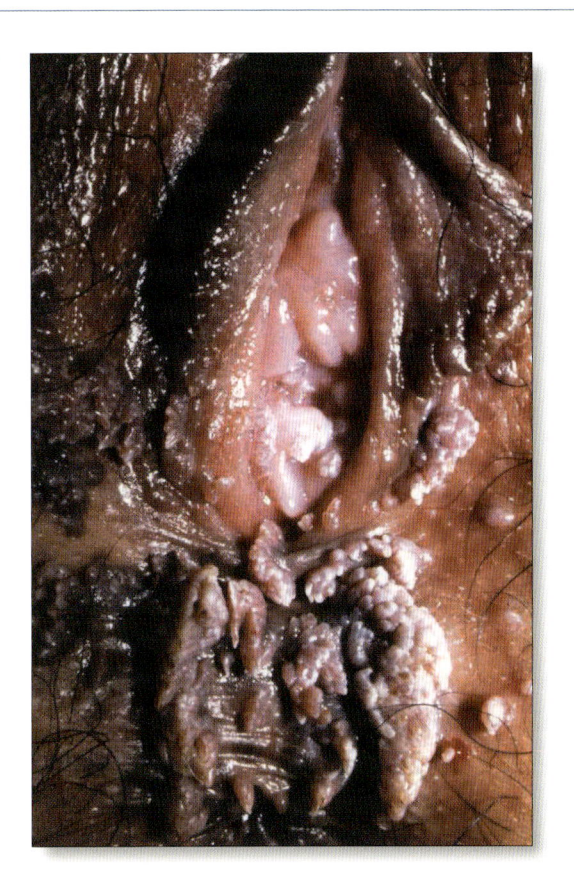

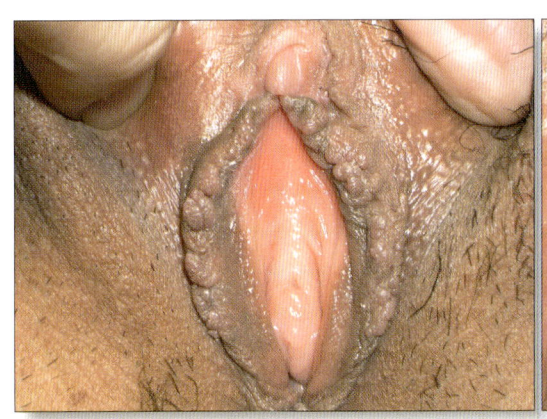

30歳代，女性．尖圭コンジローマ
陰唇部に全周性にみられる尖圭コンジローマ．

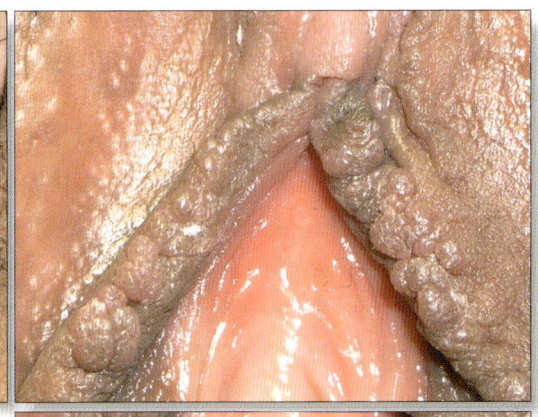

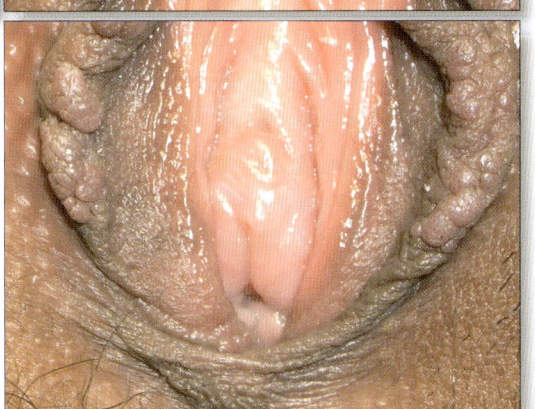

性感染症

8．尖圭コンジローマ（女性）

Chapter 2 性感染症

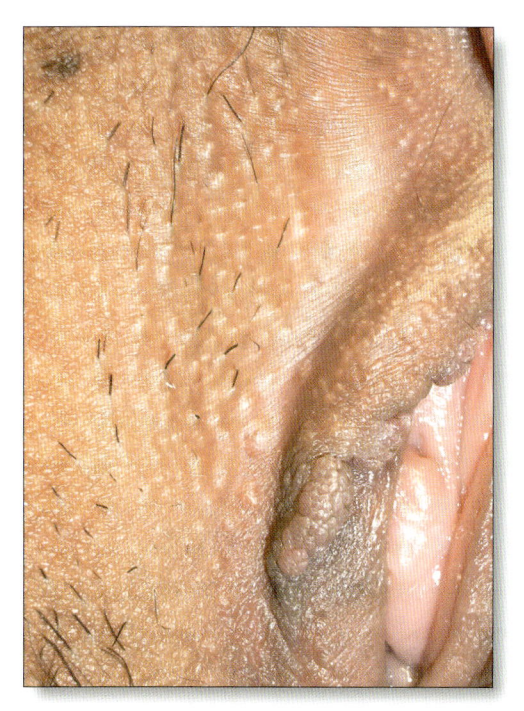

20 歳代，女性．尖圭コンジローマ
大陰唇の尖圭コンジローマ．剃毛部にはフォアダイス状態もみられる．

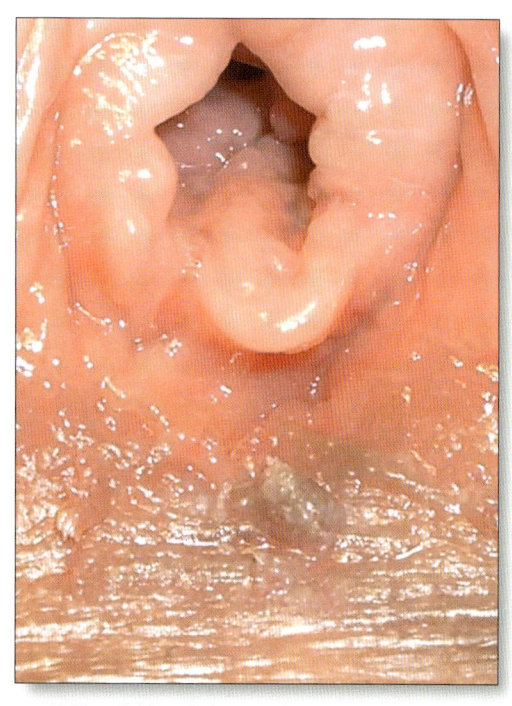

20 歳代，女性．尖圭コンジローマ
腟前庭部の尖圭コンジローマ．

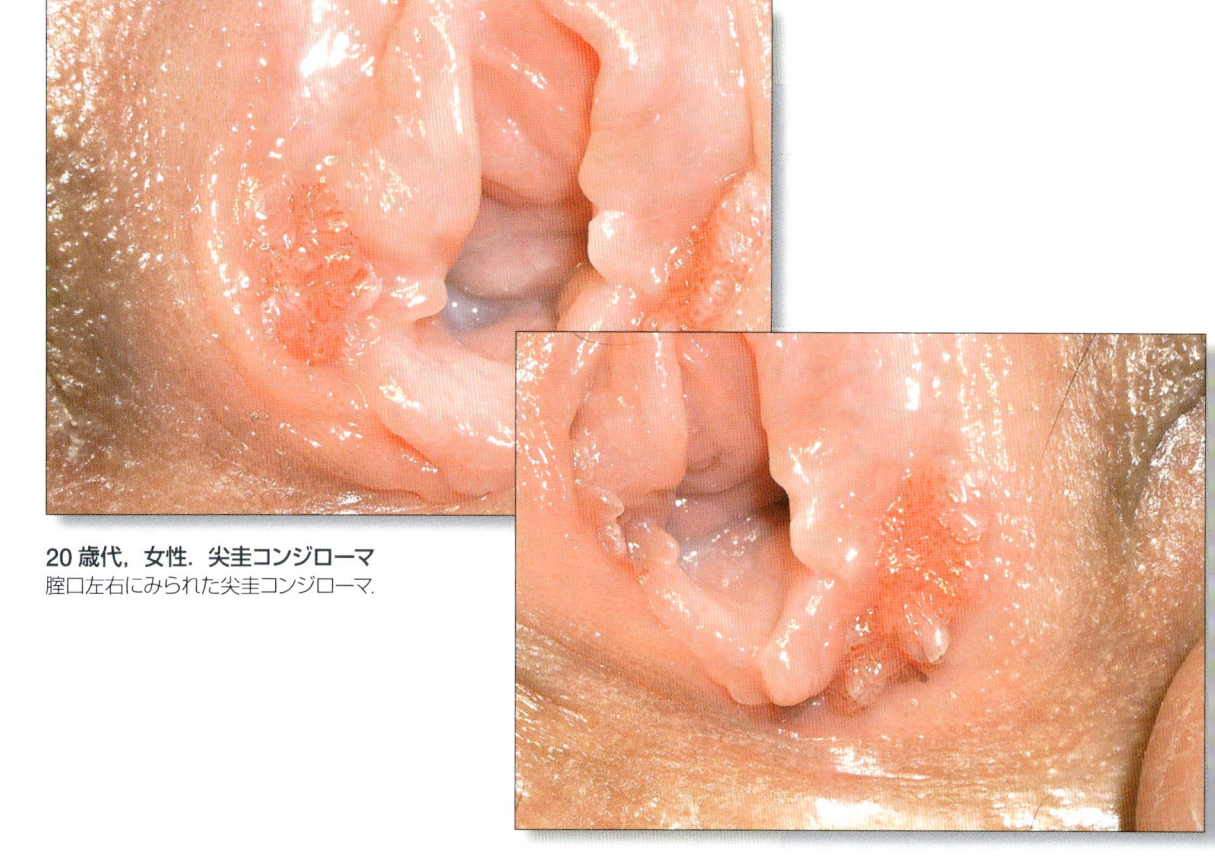

20 歳代，女性．尖圭コンジローマ
腟口左右にみられた尖圭コンジローマ．

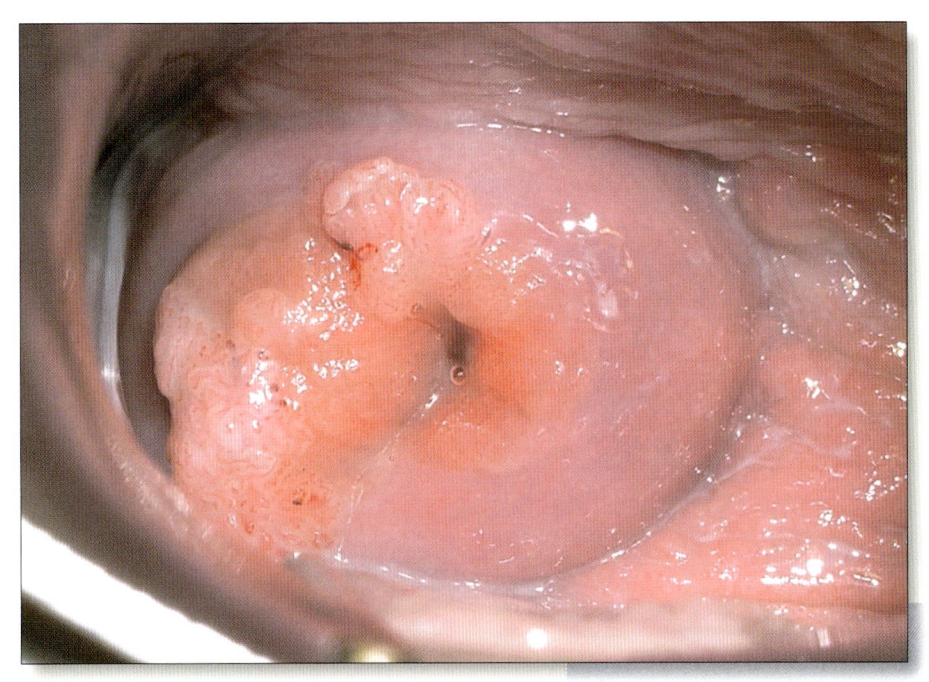

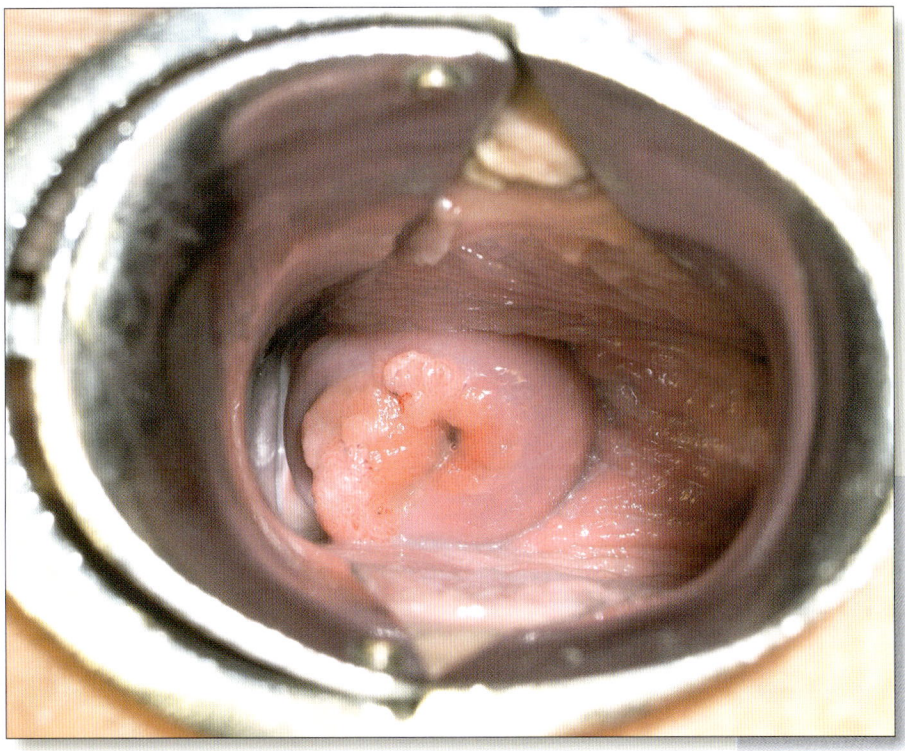

30歳代，女性．尖圭コンジローマ
子宮内に発症した尖圭コンジローマ．このように腟鏡で確認しないとわからない場合もあるので注意が必要である．

Chapter 2　性感染症

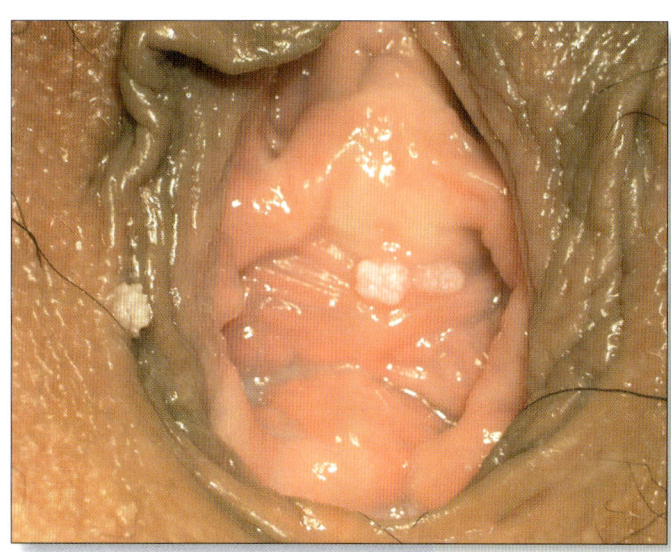

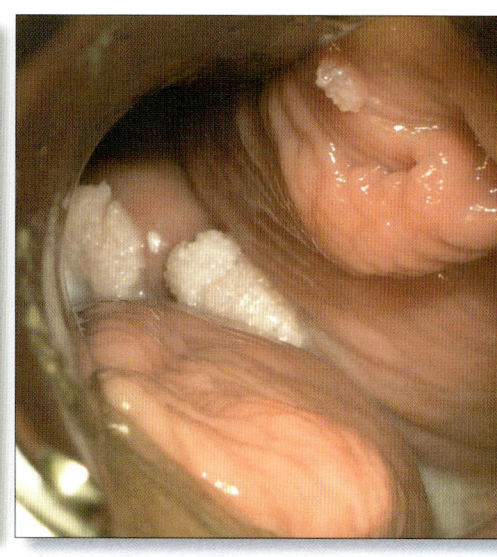

20 歳代，女性．尖圭コンジローマ
小陰唇と腟前庭に生じた尖圭コンジローマ．腟壁にも存在している可能性があるので，腟鏡での診察も忘れずに．

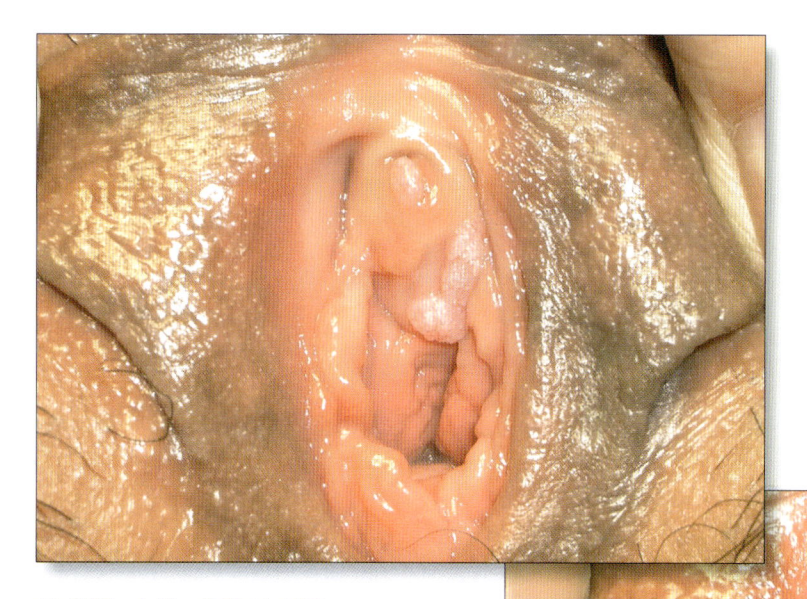

20 歳代，女性．尖圭コンジローマ
腟壁と外尿道口に生じた尖圭コンジローマ．炭酸ガスレーザーにて焼灼．

10歳代, 女性. 尖圭コンジローマ
会陰部に生じた尖圭コンジローマ.

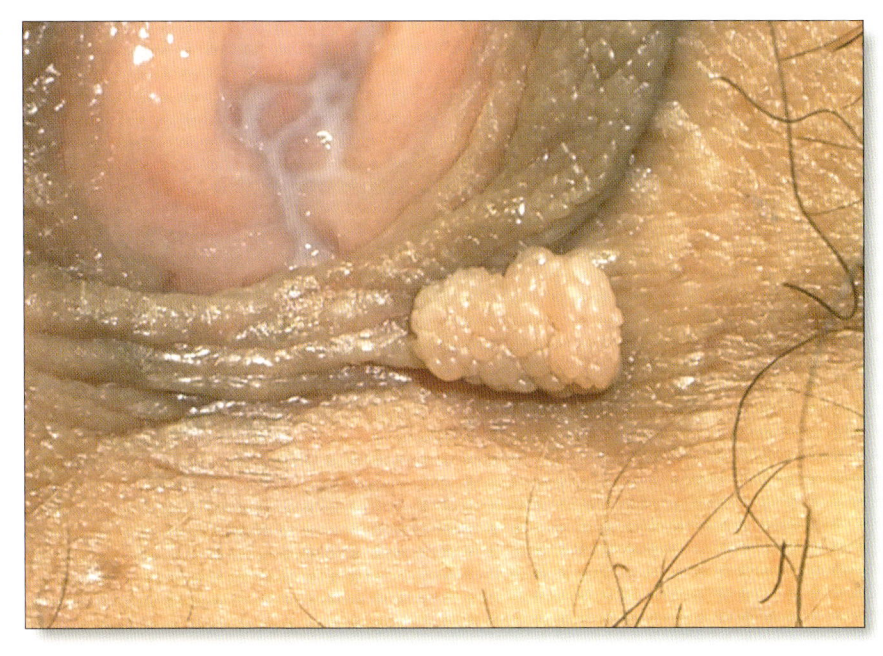

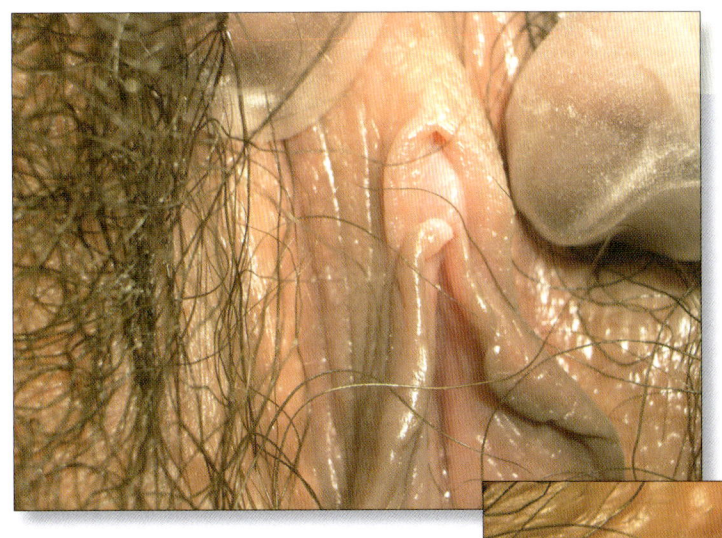

30歳代, 女性. 尖圭コンジローマ
陰核付近に生じた尖圭コンジローマ.

20歳代, 女性. 尖圭コンジローマ
陰核付近に生じた尖圭コンジローマ.

性感染症

9 尖圭コンジローマ（肛囲）
Condyloma acuminatum

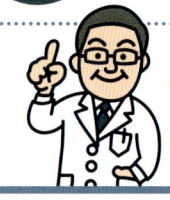

ポイント
肛門の周囲の病変も忘れずに注意して診てみましょう！

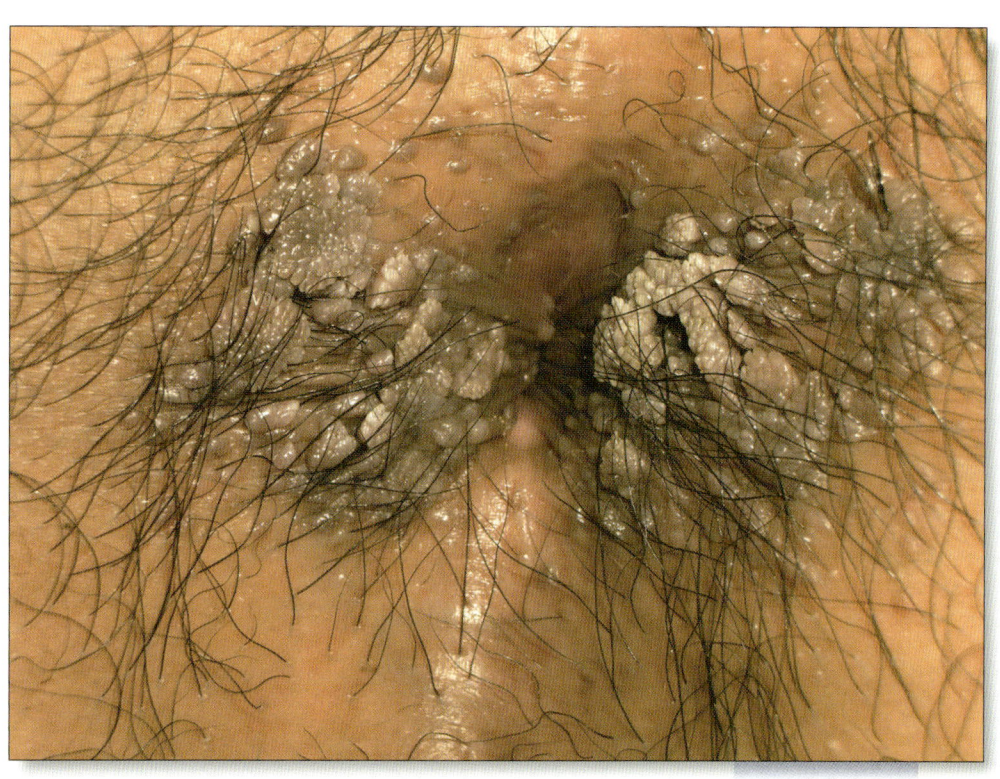

40歳代，男性
男性同性愛者（MSM）の肛門の左右にみられた尖圭コンジローマ．MSMの場合には直腸内にも注意する．

♠♥尖圭コンジローマは肛囲にもよくみられる．また，あまり多くはないが口腔内，口唇部，大腿部などにみられることがある．肛囲に生じるコンジローマも最初は径2～3mm程度の小さな乳頭状・鶏冠状の形を呈するが，次第に増数し，肛門周囲を取り囲むほどになることがある．また，下着と擦れて出血することもある．

♠♥瘙痒感や疼痛を伴うことがあり，病変が比較的軽度の場合，肛門瘙痒症と見誤らないことも大切である．

♠肛囲の尖圭コンジローマは肛門性交を行う男性同性愛者（MSM）に多くみられる．肛囲の尖圭コンジローマを有する男性患者の診察時には，プライバシーに十分な配慮をしつつ，カミングアウトしやすい環境をつくることも重要である．また可能な限りパートナーにも受診してもらう．

♠♥肛囲の尖圭コンジローマ患者におけるHIVや梅毒の合併率は高いため，同時に他のSTI検査も行うよう勧める．

♠♥治療は外陰部の尖圭コンジローマと同様である．イミキモドクリームは肛門周囲には使用できるが，直腸内には使用できない．

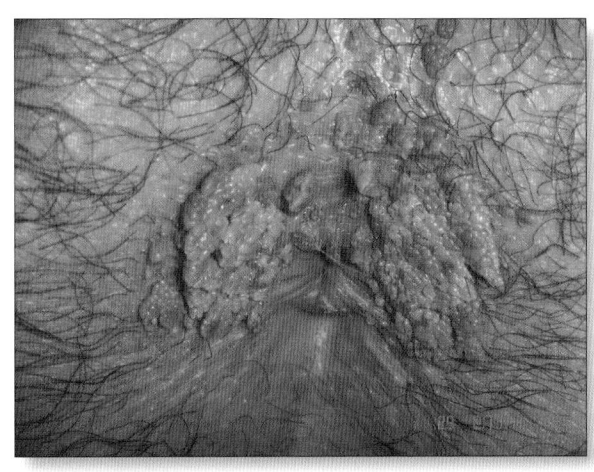

20歳代，男性
肛囲を埋め尽くす尖圭コンジローマ．一部出血がみられる．

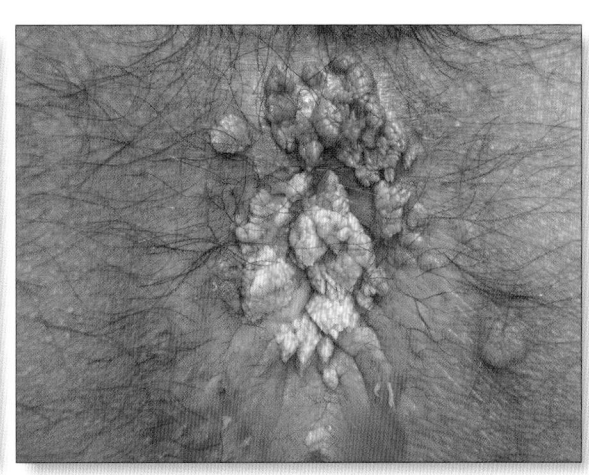

20歳代，男性
肛囲を埋め尽くす尖圭コンジローマ．

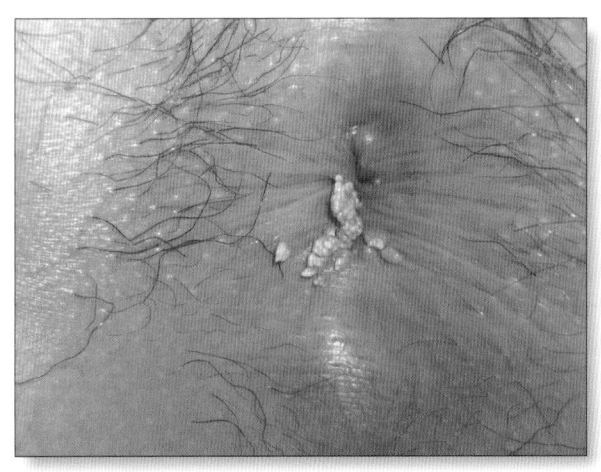

20歳代，男性
肛囲の尖圭コンジローマ．この程度では気づかないこともある．

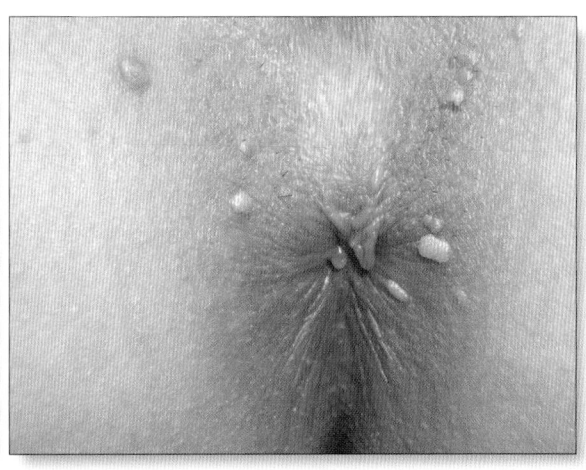

30歳代，女性
会陰部から肛囲にかけて散在する尖圭コンジローマ．

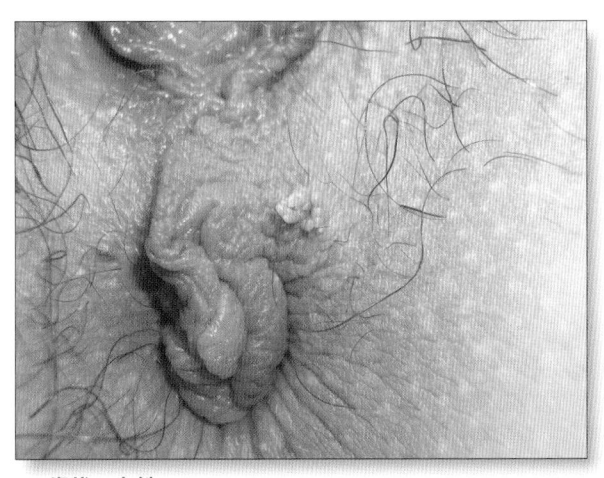

30歳代，女性
肛門の左上にみられる乳頭状を呈した尖圭コンジローマ．

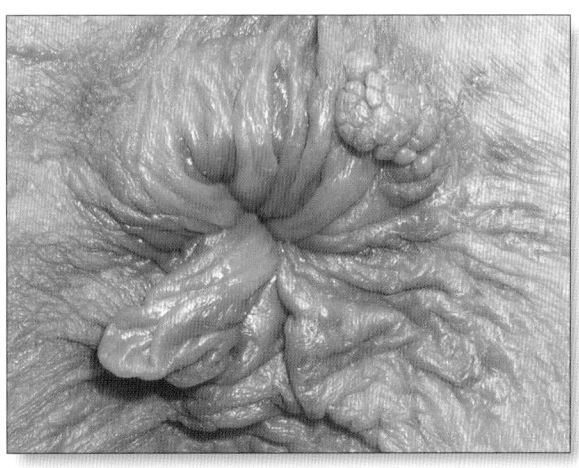

30歳代，女性
肛門皺襞に溶け込んで，ぱっとみえない可能性もあるので注意．

9. 尖圭コンジローマ（肛囲） **075**

Chapter 2 性感染症

10 性器ヘルペス（男性／初感染）
Genital herpes

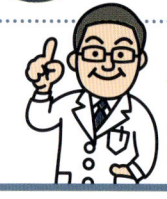

> **ポイント**
> 外陰部のびらんや潰瘍を診たら，まずヘルペスを疑うこと．

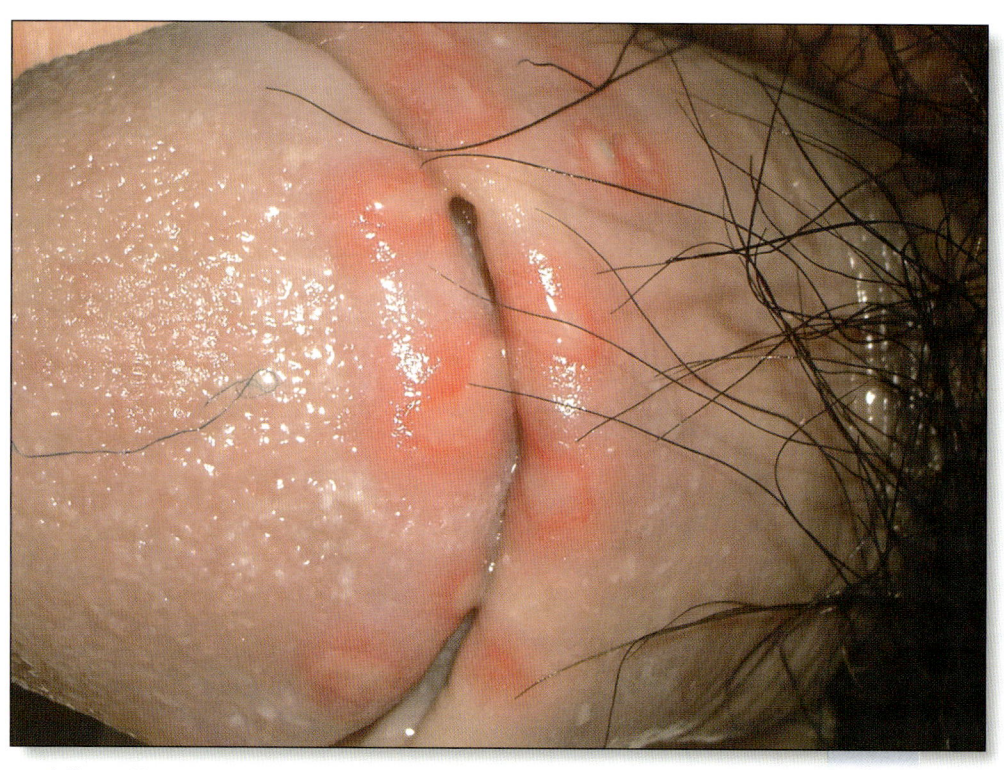

20歳代，男性
初診の6日前に性風俗店を利用している．2日前より痛み・痒み・発熱．冠状溝・包皮内板にびらんがある．また鼠径リンパ節の有痛性腫脹を伴う．

♠ 男性の**性器ヘルペス初感染**の感染パターンは多彩である．初診時に水疱形成をみることはあまり多くなく，多くはびらんや潰瘍の状態で受診する．好発部位は包皮や冠状溝である．疼痛や痒み，発熱を訴えることが多い．発熱がある場合は，内科を受診後に来院するケースがある．また，他の性感染症との併発例が多いことも特徴的である．また，鼠径リンパ節の有痛性腫脹を認める．近年は，口腔性交（オーラルセックス）が原因となる症例が増加している．単純ヘルペスウイルス（HSV）には1型と2型があるが，口腔性交による初感染では，1型（HSV-1）による感染であることが多い．

♠ 問診で性行為の時期や口腔性交の有無などを聞く必要がある．また病変が包皮内に隠れていることがあるので，診察時は注意が必要である．

♠ 治療はアシクロビルやバラシクロビルをはじめとする抗ウイルス薬を内服投与する．歩行困難な例や重症例では点滴にて投与する．

20歳代，男性
初診の5日前に出張型性風俗店（デリバリーヘルス）を利用している．2日前より陰茎の疼痛を認め，37.8℃の発熱．冠状溝や包皮内板にびらんがある．鼠径リンパ節の有痛性腫脹もあった．

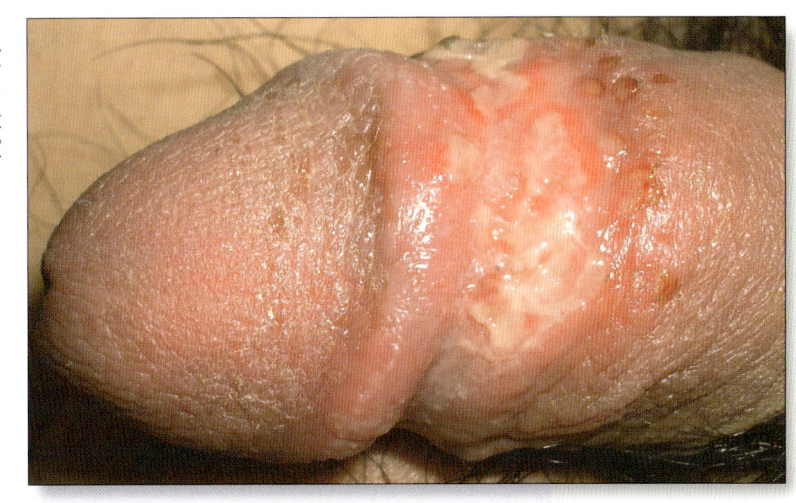

20歳代，男性
初診の1週間前に性風俗店を利用．2日前より痛みと痒み．亀頭・冠状溝・包皮内板にびらんを認める．

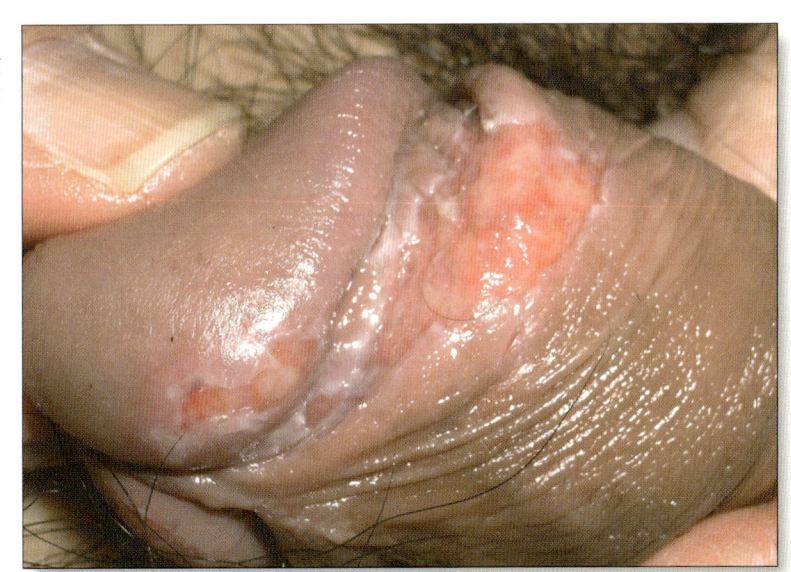

50歳代，男性
初診の10日ほど前に異性パートナーとの性交渉あり．3日後より外陰部の痛みと水疱に気づいた．冠状溝，包皮内板に多数のびらんと潰瘍を認めた．発熱37.3℃．鼠径部リンパ節の有痛性腫脹あり．

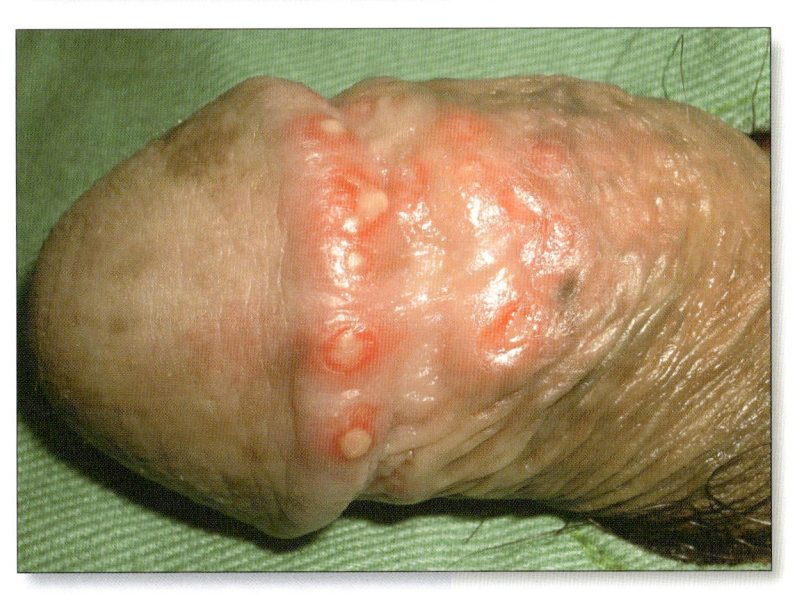

性感染症

10. 性器ヘルペス（男性／初感染）

Chapter 2　性感染症

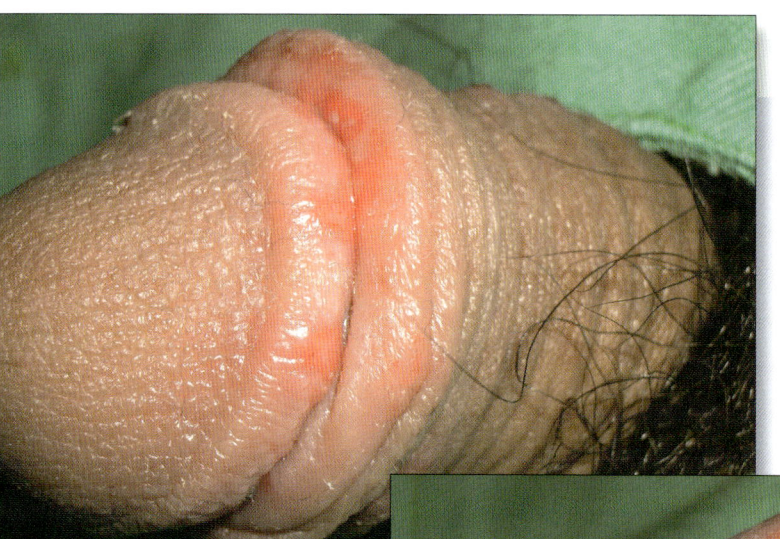

20 歳代，男性
初診の1週間前に性風俗店（ピンクサロン）にて FCSW からオーラルセックスを受けた．その3日後より陰部の痛みを感じるようになった．包皮をめくると（下図），冠状溝・包皮内板の全周にわたってびらんを多数認める．このように病変が包皮内に隠れていることがあるので，視診には十分注意したい．

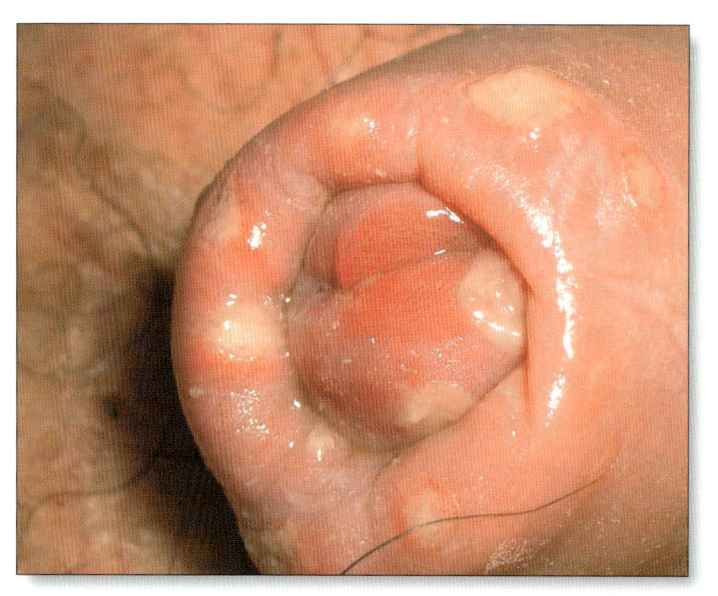

20 歳代，男性
初診の5日前に性風俗店（ソープランド）を利用していた．2日前より排尿初期痛・排膿・陰茎の痛みを感じるようになった．亀頭・包皮には左右対称性に多数のびらんを認める．淋菌性尿道炎も併発していた．

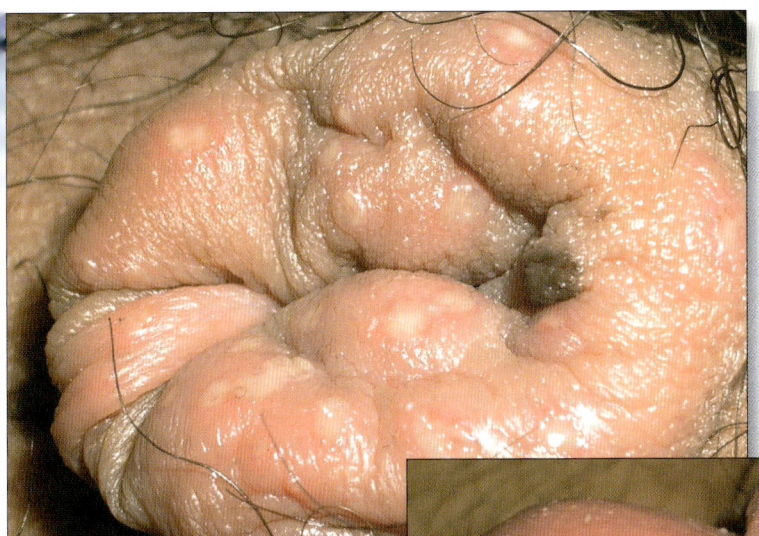

30歳代，男性
初診の5日前に性風俗店（ピンクサロン）にてオーラルセックスを受けた．2日前より陰部が腫れて痛くなり，排尿痛とともに下半身の違和感を感じるようになった．包皮左右対称性に浅い潰瘍・びらんを認める．外尿道口より排膿していた．包皮をめくると（下図），びらんを多数確認できた．尿検査の結果，淋菌・クラミジアの両方にも陽性を示し，オーラルセックスによる性感染症のトリプルパンチであった．

性感染症

30歳代，男性
初診の10日前に女性パートナーと性交渉あり．2日前より陰部の痒み，シコリに気づいた．骨盤が重く，腰がつる感じがするという．包皮内板に多数のびらんと潰瘍を認める．発熱や鼠径リンパ節の有痛性腫脹はなかった．バラシクロビル服用2日後には骨盤の重たい感じは消失した．梅毒血清反応は陰性．

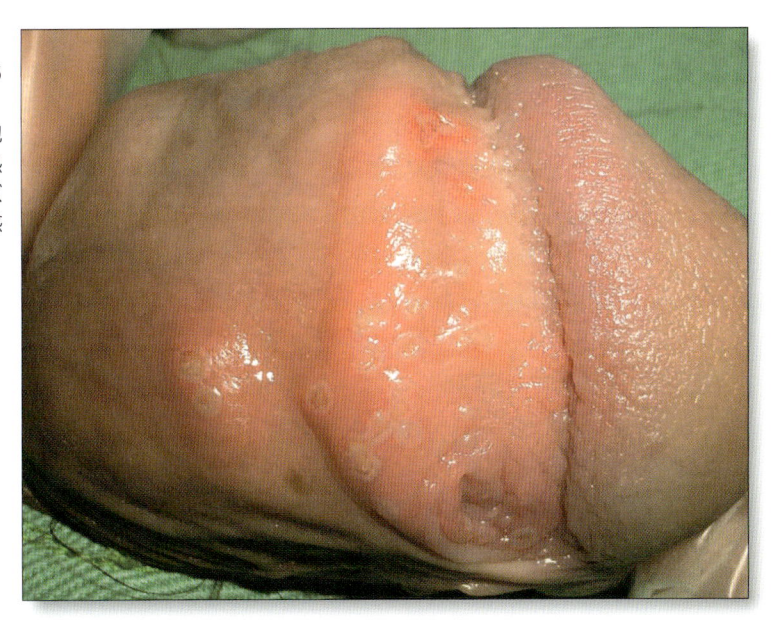

10. 性器ヘルペス（男性／初感染）

Chapter 2　性感染症

11　性器ヘルペス（女性／初感染）
Genital herpes

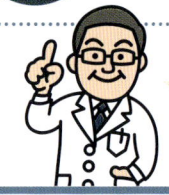

> **ポイント**
> 外陰部の突然の強い疼痛を診た場合には，性器ヘルペスを疑う．

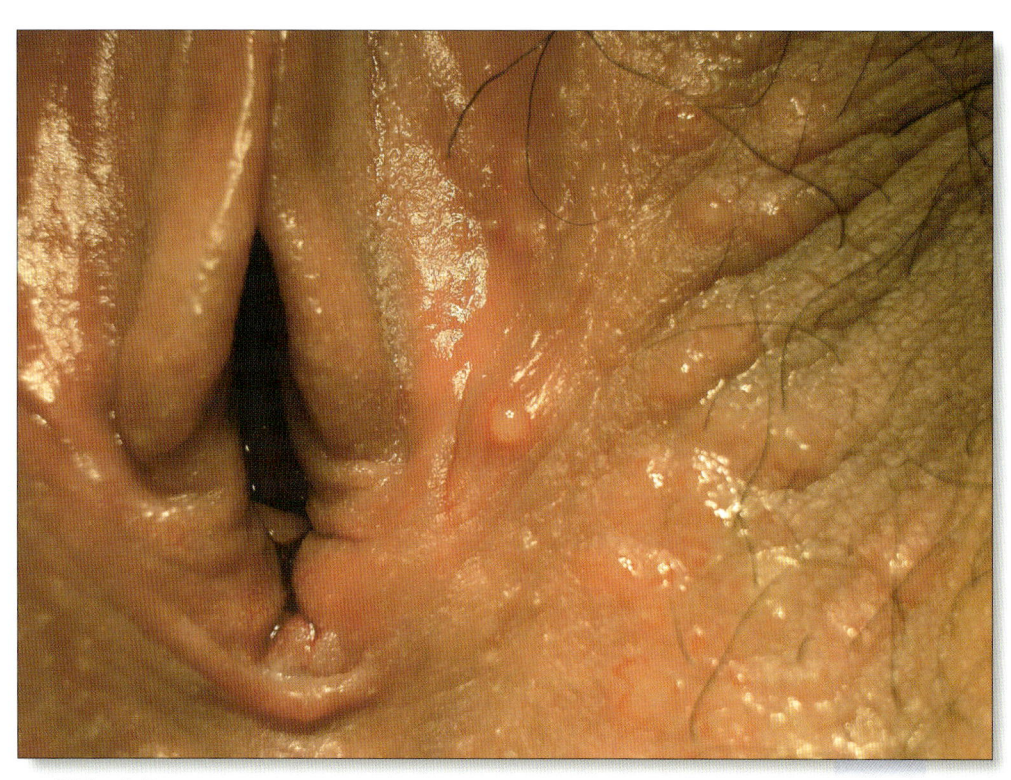

20歳代，女性
初診3日前に男性パートナーと性交渉あり．痛みと痒みを主訴に来院．発熱と膀胱炎症状がある．大陰唇に多数の水疱を認める．鼠径リンパ節の有痛性腫脹あり．

♥女性の**性器ヘルペス初感染**の特徴として，男性に比べて臨床症状が激しいことがあげられる．大陰唇と小陰唇を中心に水疱，浅い潰瘍，びらんを多数認める．個疹が大きく，神経の走行には一致しない．病変が左右対称性にみられ（kissing ulcerと呼ばれる），激しい痛み・痒み・発熱を認める．前かがみになるなど，歩行困難を伴うこともある．鼠径リンパ節の有痛性腫脹がある．排尿障害など，膀胱症状が激しい場合には急性膀胱炎として治療されてしまうケースも多い．

♥鑑別すべき疾患は，外陰部に潰瘍が出現するすべての疾患（梅毒による下疳や，STI以外の細菌や真菌による感染症など）が対象となるが，典型的な臨床像を呈する場合には，診断は容易である．

♥男性の性器ヘルペスと同様，小さな症状の場合は視診で見逃す可能性があるので注意をする．とくに陰唇や陰核包皮をめくり，隠れた病変がないか，しっかり診察することが重要である．また，かつて性器ヘルペスに感染した既往があるかどうかも聴取しておく必要がある．

30歳代，女性（FCSW）
仕事は毎日忙しいという．痛み・痒み・発熱・激しい膀胱症状・歩行障害にて来院．小陰唇と腟前庭に左右対称性にびらん・潰瘍を多数認める．鼠径リンパ節の有痛性腫脹あり．

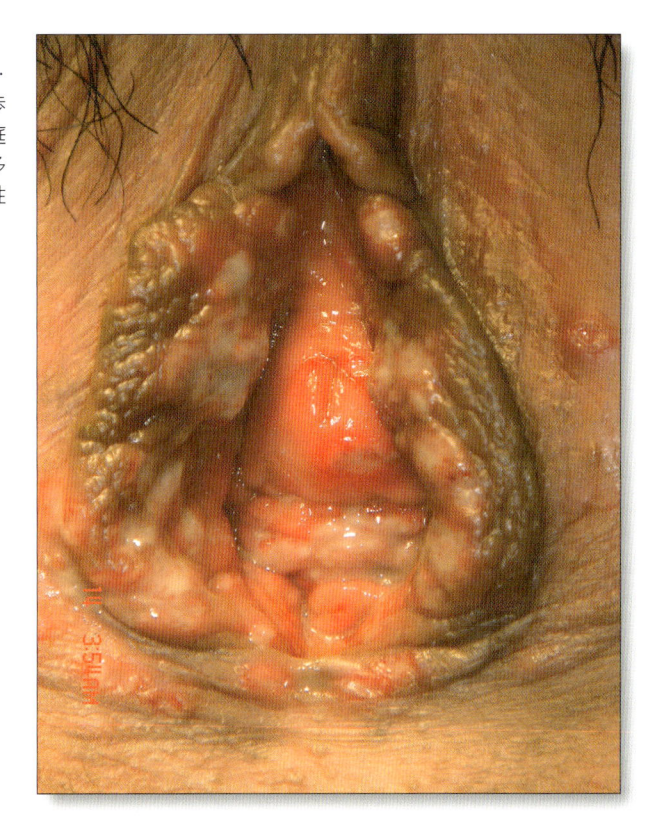

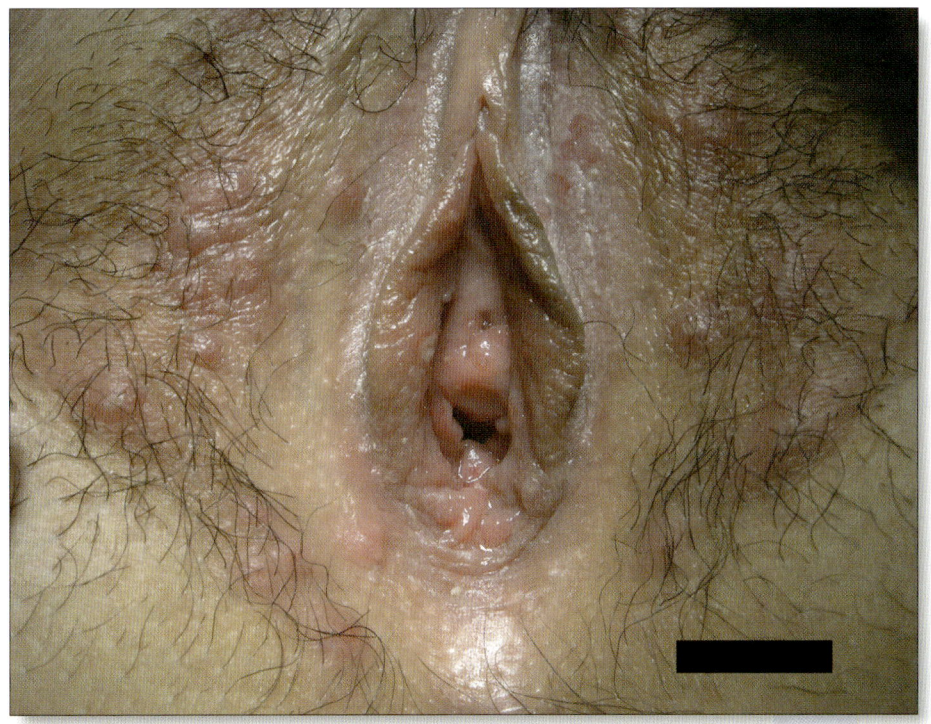

20歳代，女性（FCSW）
痒みと痛み，発熱とともに全身倦怠感があり，膀胱炎症状を伴っていた．大陰唇・小陰唇に左右対称性のびらん・潰瘍を多数認める．

Chapter 2 性感染症

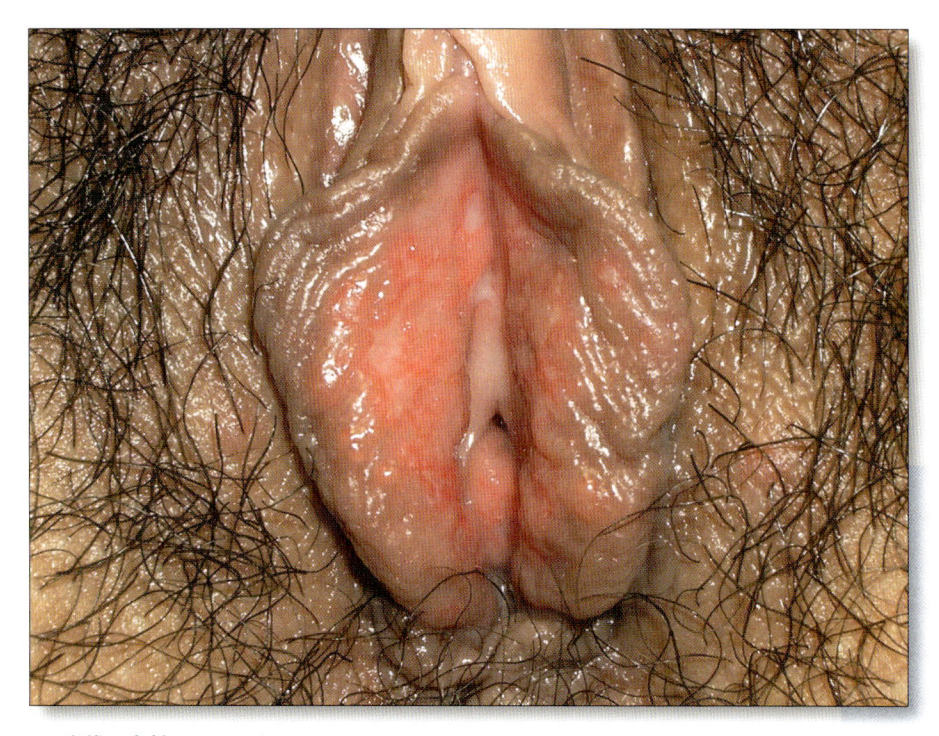

20歳代，女性．フリーター
5日前に男性パートナーと性交渉あり．痛み・痒み・発熱があり，激しい膀胱症状と歩行障害を伴っていた．左右対称性に小陰唇に多数のびらん面を認める．

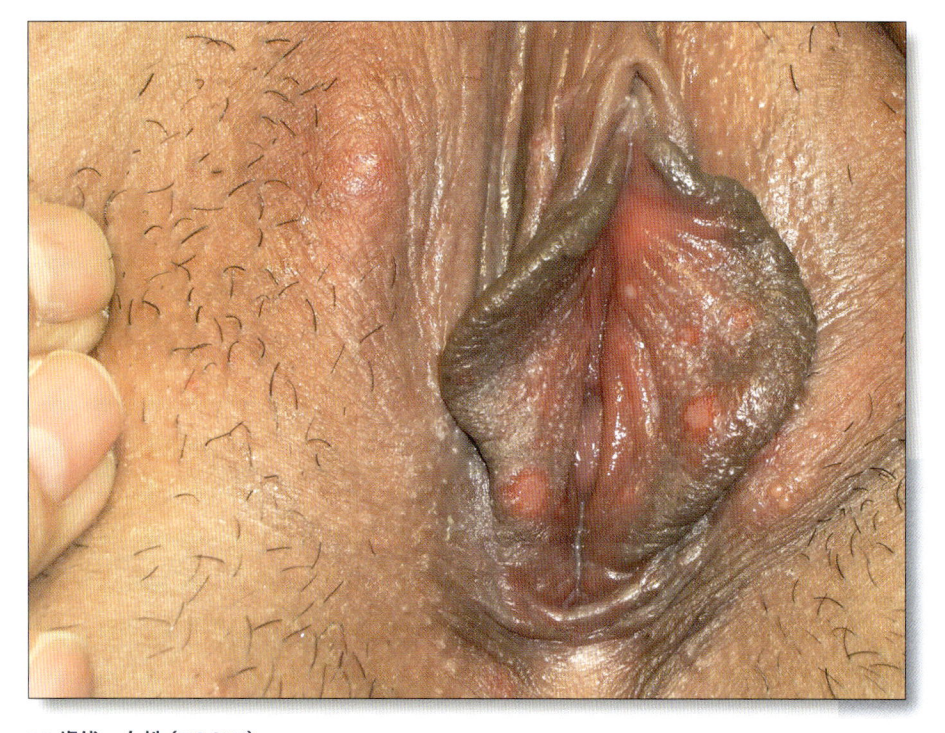

20歳代，女性（FCSW）
5日前から排尿痛があり，37.2℃の発熱．救急病院にて急性膀胱炎としてレボフロキサシンを投与されたが改善しないため来院．小陰唇・腟前庭に左右対称性のびらん・潰瘍を認める．

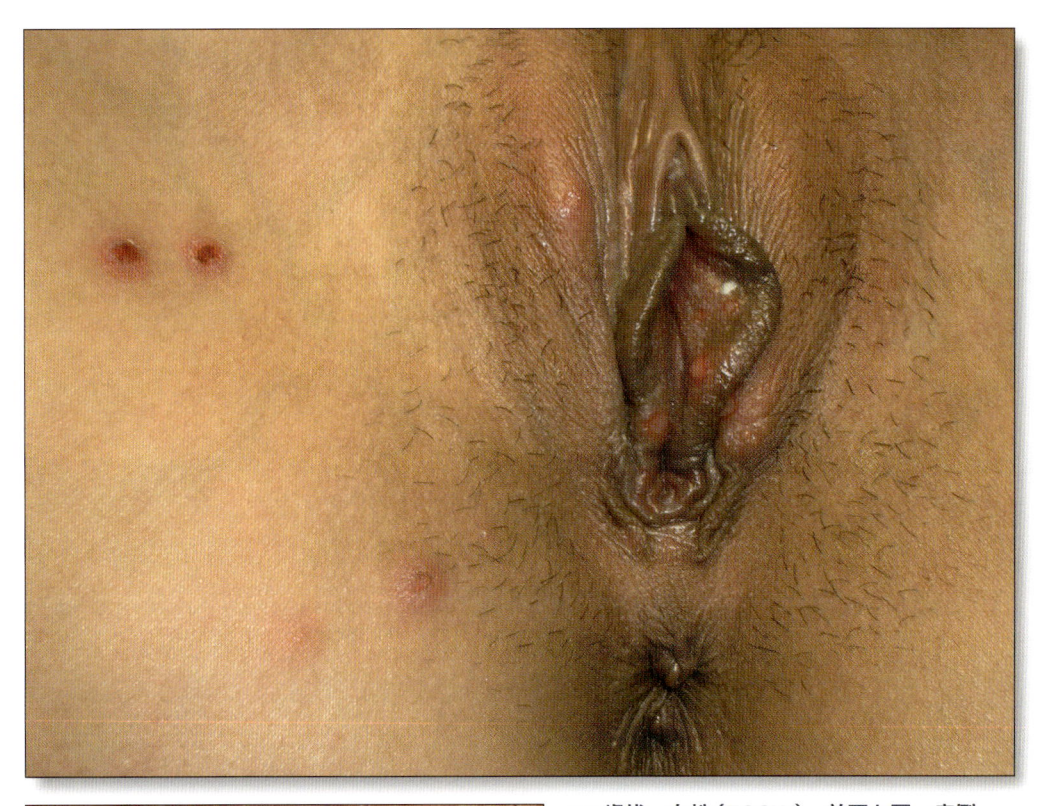

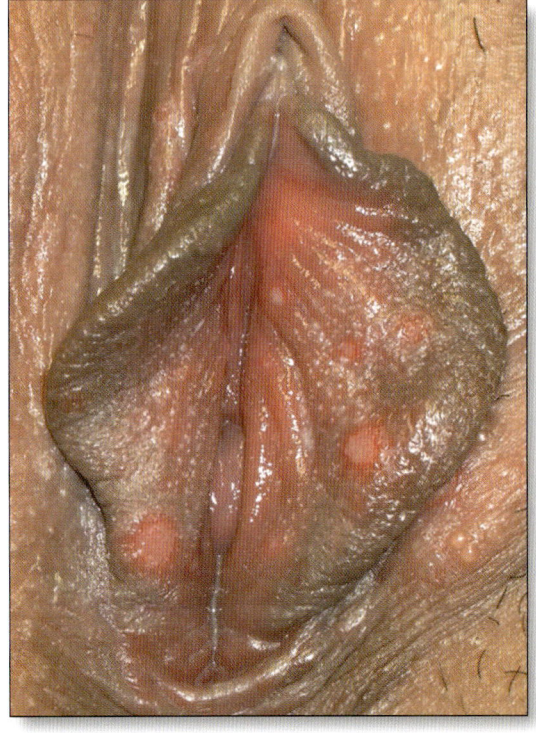

20歳代,女性(FCSW).前図と同一症例
左右の小陰唇にヘルペス性の潰瘍がみられる.また右鼠径部にも散在性の発疹がみられる.

11. 性器ヘルペス(女性/初感染)

Chapter 2　性感染症

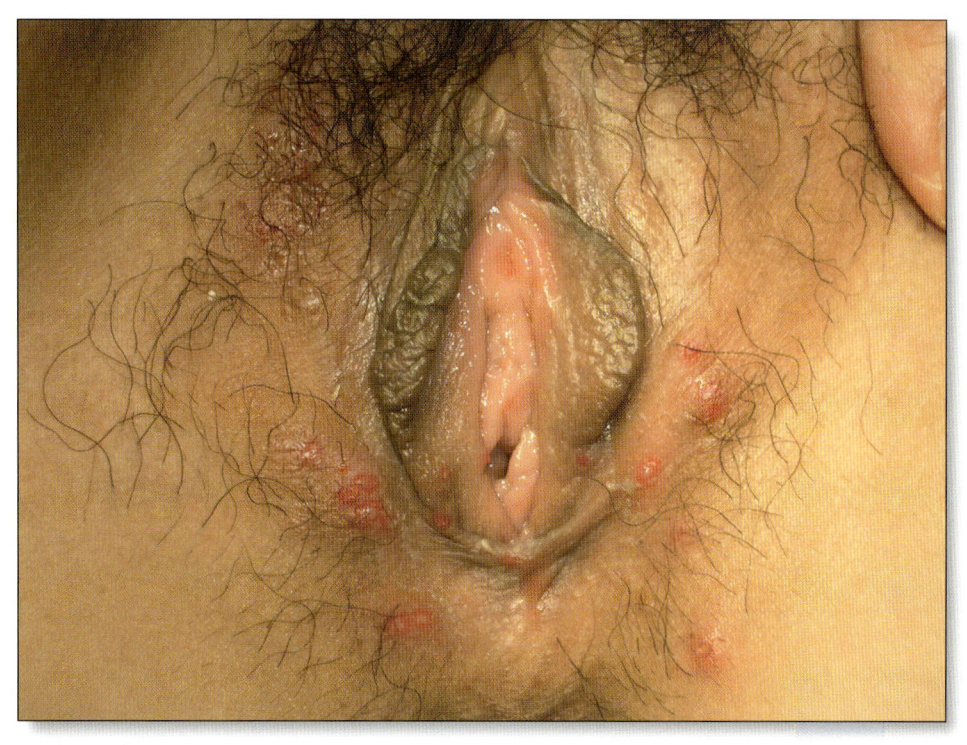

20歳代，女性
大陰唇から会陰部にかけて病変がみられる．

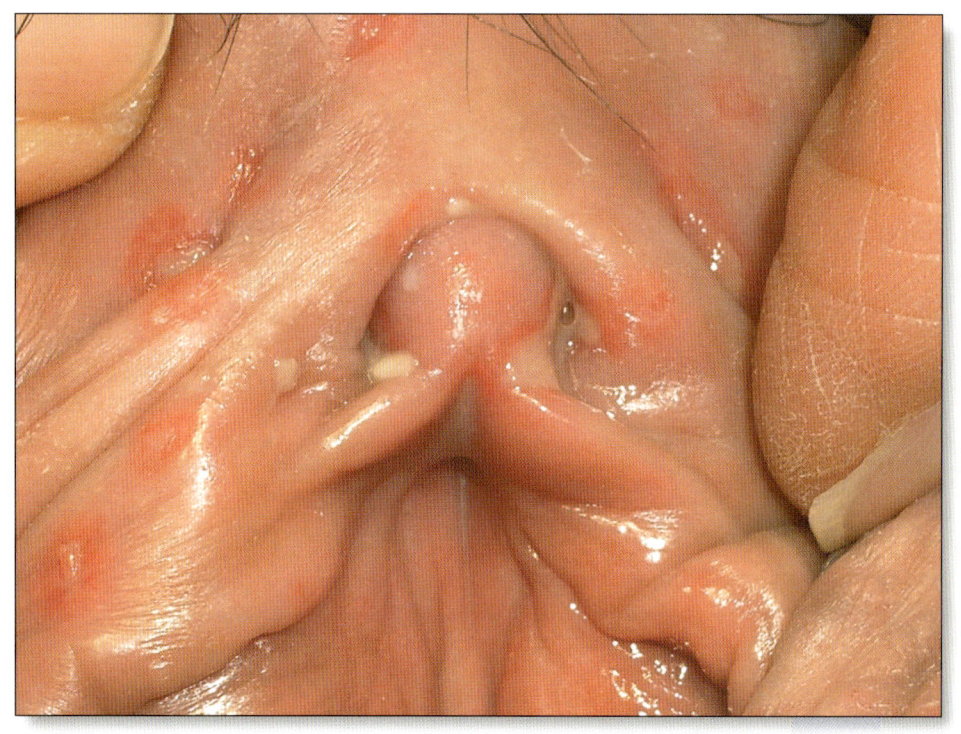

20歳代，女性
陰核包皮にも病変は出現する．

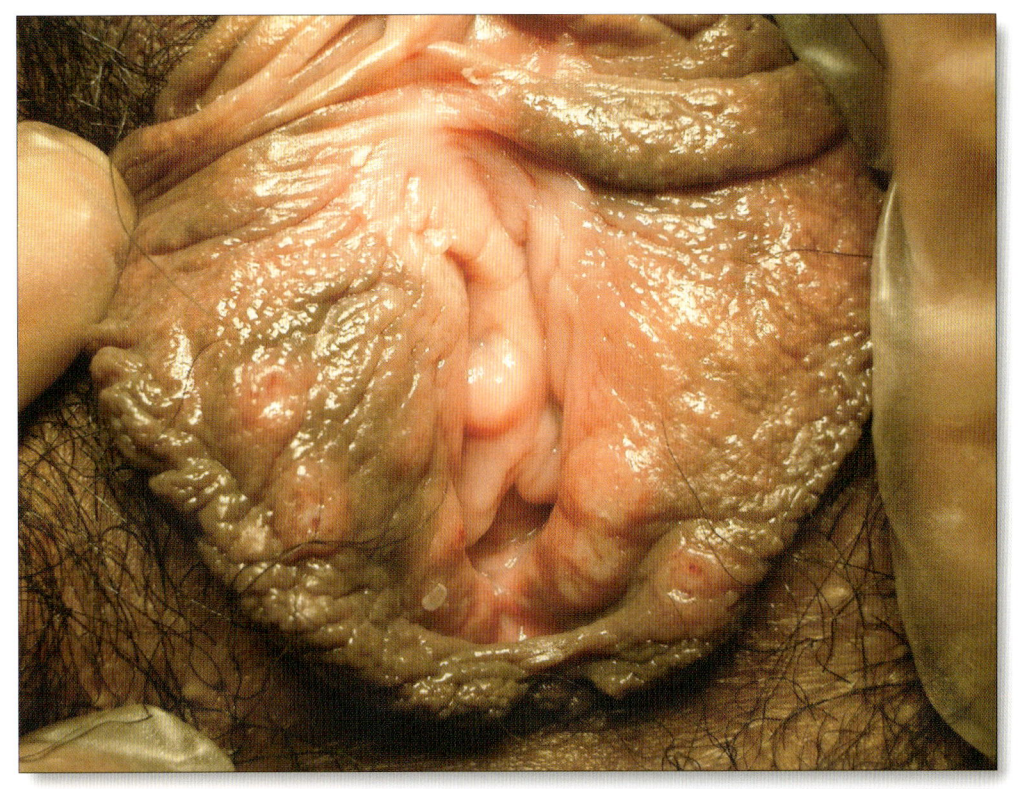

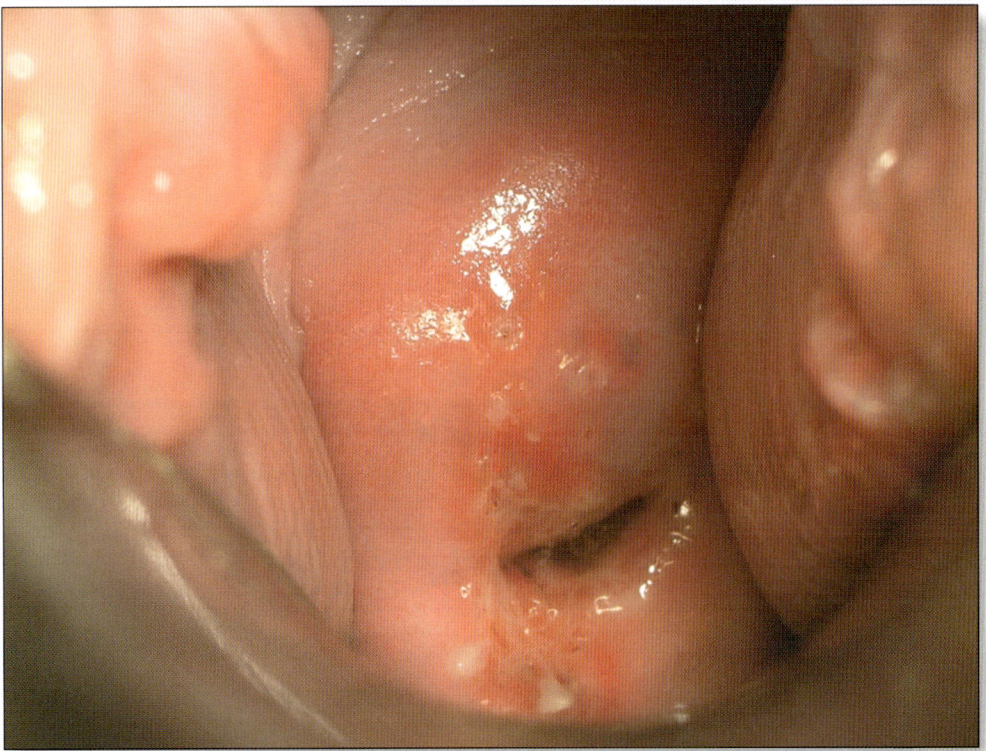

30歳代，女性．子宮頸部の HSV 感染
初診の4日前に性交渉あり．2日後に痛みと37℃台の発熱，膀胱症状．小陰唇に左右対称性のびらんを認める（上図）．また，両側鼠径リンパ節有痛性腫脹あり．子宮頸部にも多数のびらんを認めた（下図）．

Chapter 2　性感染症

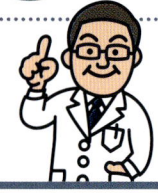

12 性器ヘルペス（男性／再発）
Genital herpes

ポイント
症状は初感染よりも軽度で小水疱がみられることが多い．

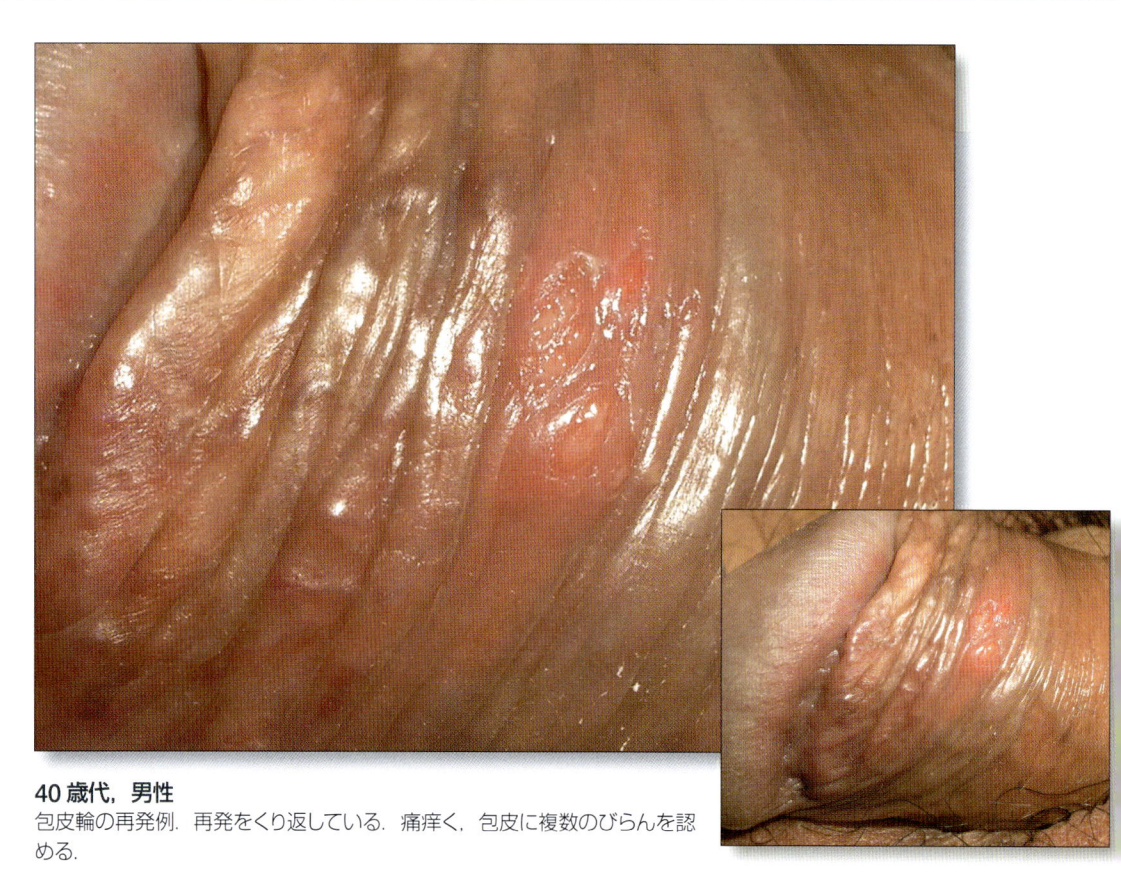

40歳代，男性
包皮輪の再発例．再発をくり返している．痛痒く，包皮に複数のびらんを認める．

♠ 男性の性器ヘルペスの再発例は，主にHSV-2によって起こることが多い．初感染例よりも疼痛などの症状は軽度であるが，度重なる再発は患者のQOLを低下させる原因となる．臨床的には，ここに示した図のように，びらんや小水疱を生じることが多く，既往歴や再発のエピソード聴取によって臨床診断は可能である．

♠ 再発の誘因として，患者の免疫状態の低下（風邪やストレス）などによるヘルペスウイルスの再活性化などが言われているが，その機序については，まだまだ不明な点も多い．

♠ 再発例では患者のQOLの低下が何よりも問題である．症状が出現したら，なるべく早めに抗ウイルス薬の内服を開始することが重要である．ちょっとした違和感（前兆）があった時点で，患者の判断により抗ウイルス薬の内服を開始する方法もある（patient initiated treatment）が，厳密には保険適応外である．また，2006年からは，くり返し再発する症例に対して，症状がないときでもバラシクロビル500mgを毎日継続して投与を行う**再発抑制療法**が保険適応となっている．

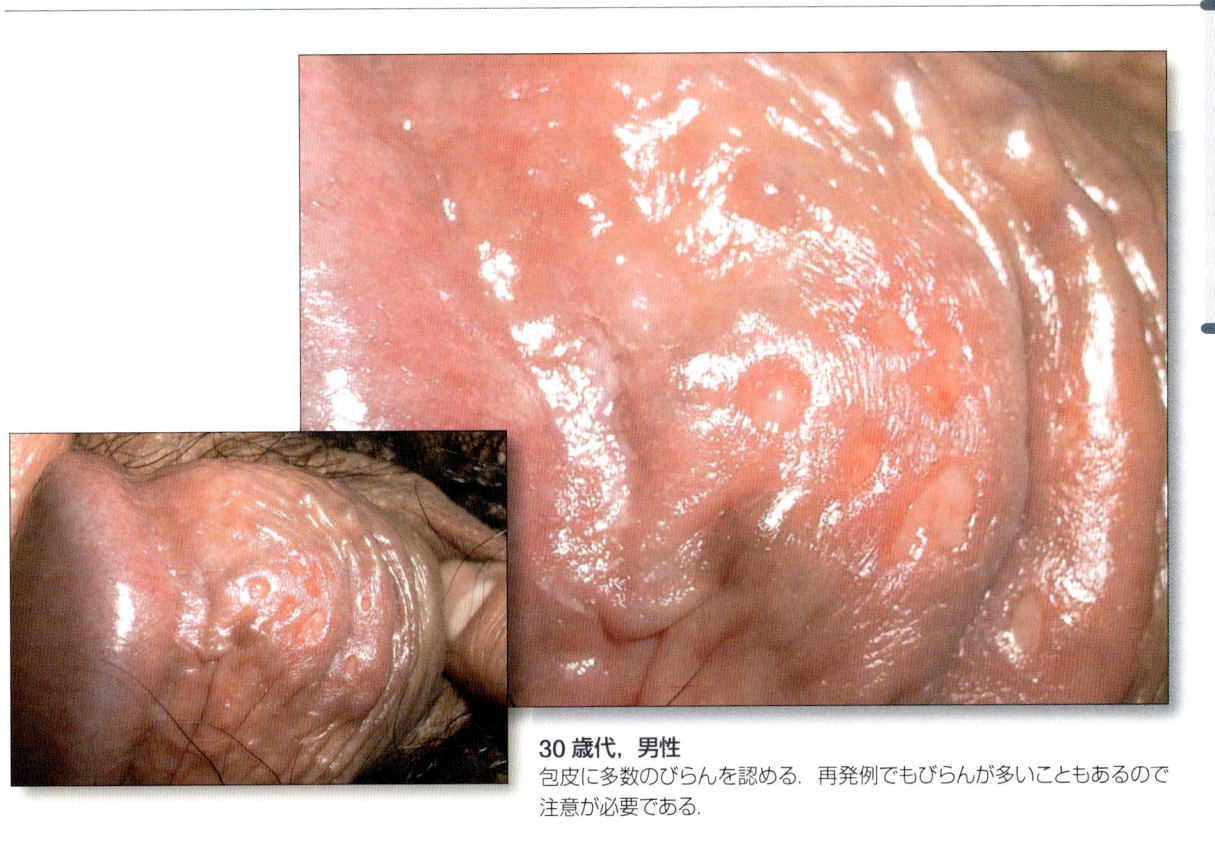

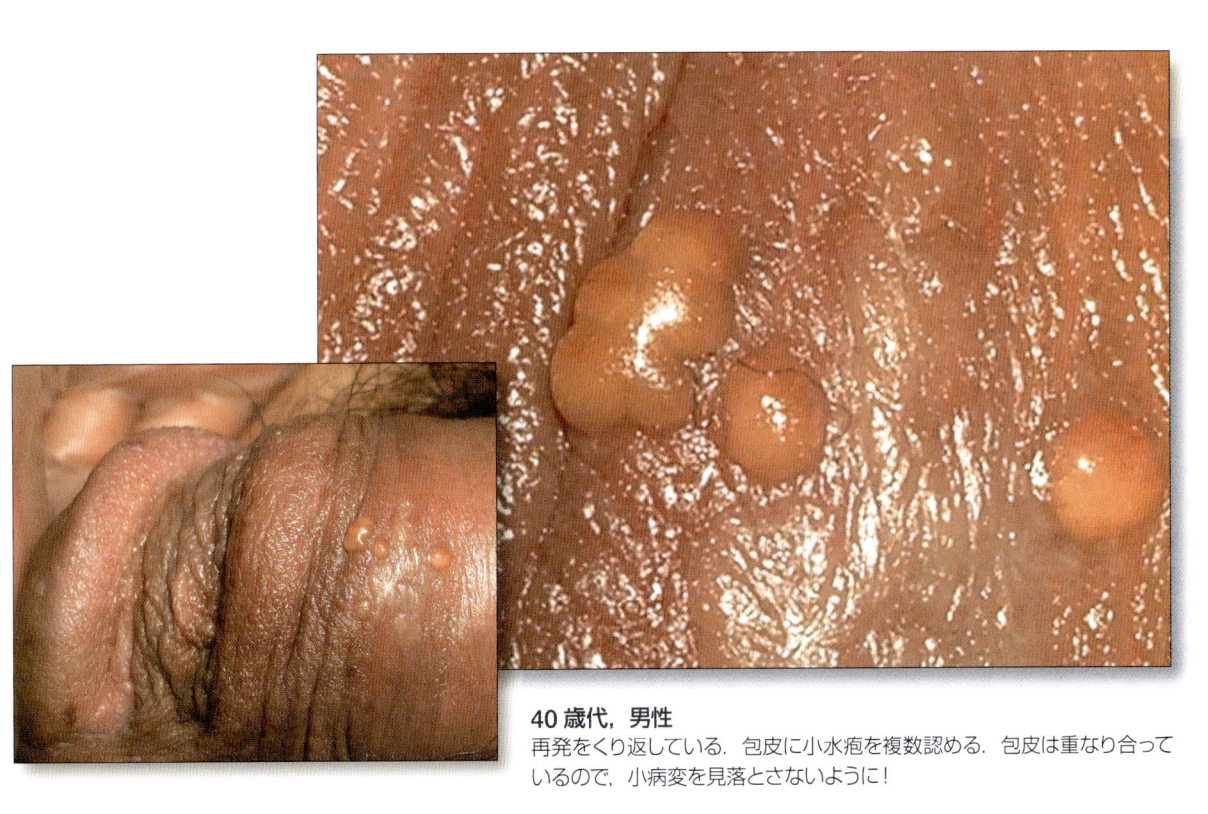

30歳代,男性
包皮に多数のびらんを認める.再発例でもびらんが多いこともあるので注意が必要である.

40歳代,男性
再発をくり返している.包皮に小水疱を複数認める.包皮は重なり合っているので,小病変を見落とさないように!

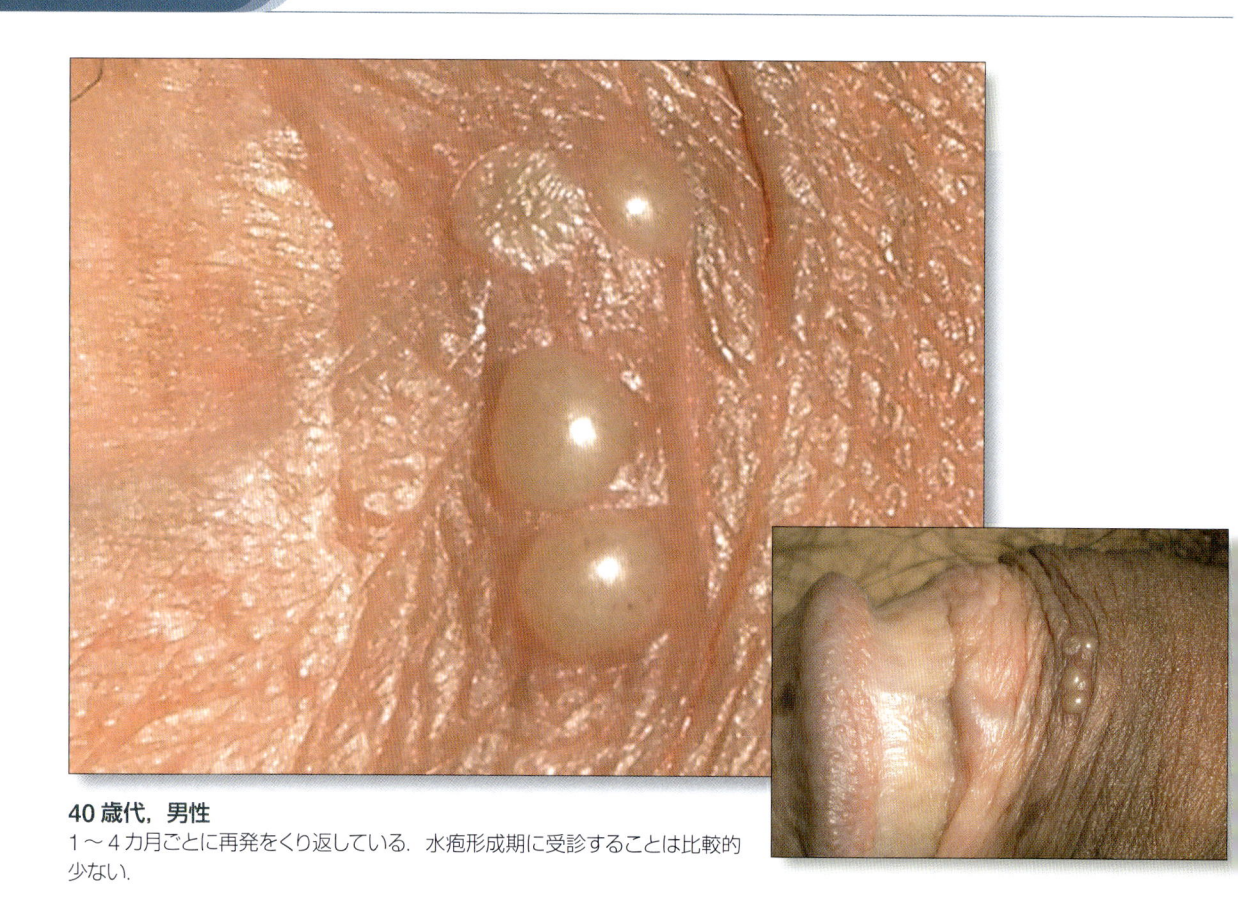

Chapter 2　性感染症

40 歳代, 男性
1〜4カ月ごとに再発をくり返している. 水疱形成期に受診することは比較的少ない.

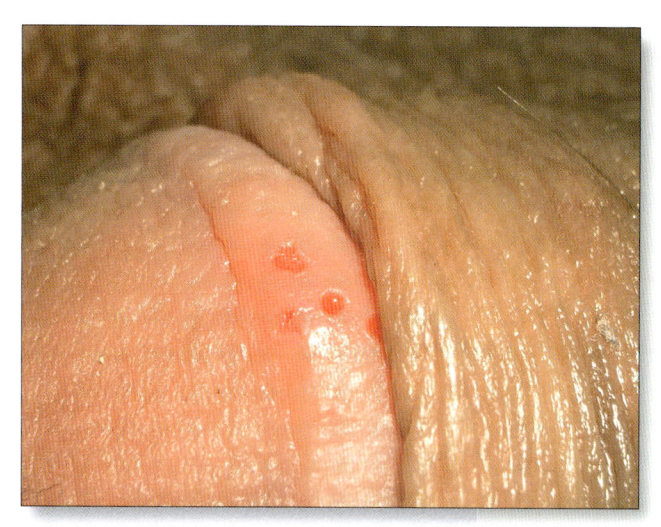

30 歳代, 男性
再発をくり返している. 来院3日前に前兆として下肢のだるさを認識した. 2日前に水疱が破れた. 亀頭に浅いびらん・潰瘍を認める.

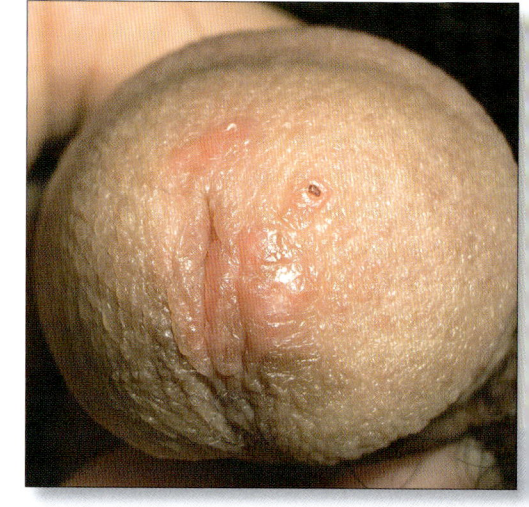

20 歳代, 男性
再発をくり返している. 痛みと痒みを伴う. 亀頭・尿道口周辺にびらん・痂皮を認める.

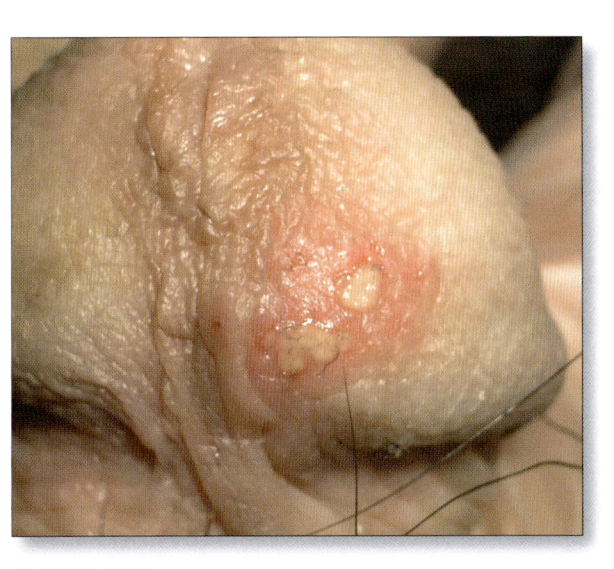

性感染症

30 歳代, 男性
年に3〜4回の再発をくり返している. 痒みと違和感を伴う. 亀頭に癒合したびらん面を認める.

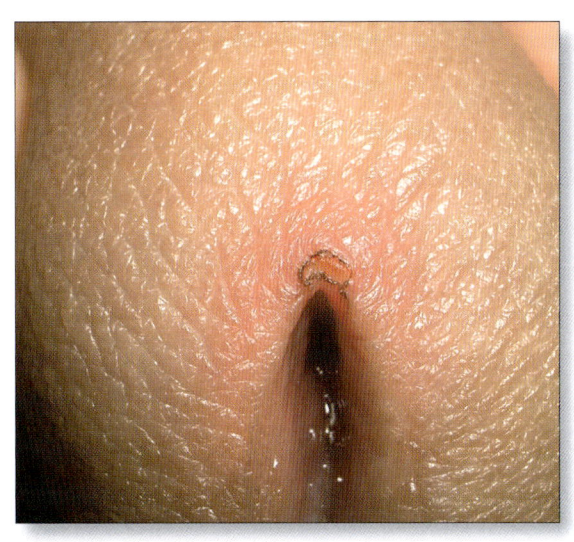

20 歳代, 男性
再発をくり返している. 痛みと痒みを主訴に来院. 尿道口周辺に水疱が破けた後のびらん面を認める.

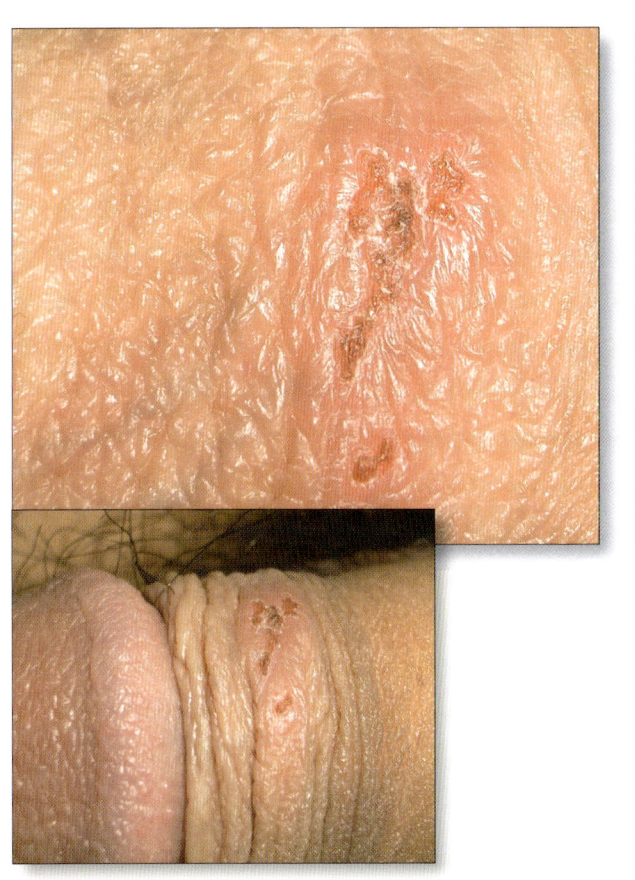

30 歳代, 男性
再発をくり返している. 包皮に複数の痂皮を形成している.

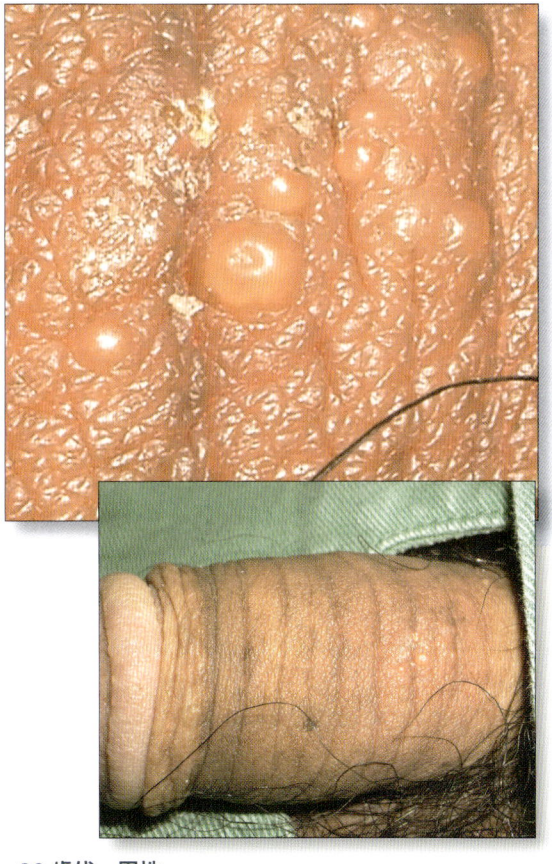

30 歳代, 男性
再発をくり返している. 4日前に女性パートナーと性交渉あり. 痛み・痒みで来院. 包皮に臍窩を有する水疱多数あり.

12. 性器ヘルペス（男性／再発）

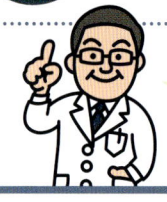

13 性器ヘルペス（女性／再発）
Genital herpes

ポイント
初感染にくらべて比較的軽症ですが，QOL の低下にどう対処するかが問題です．

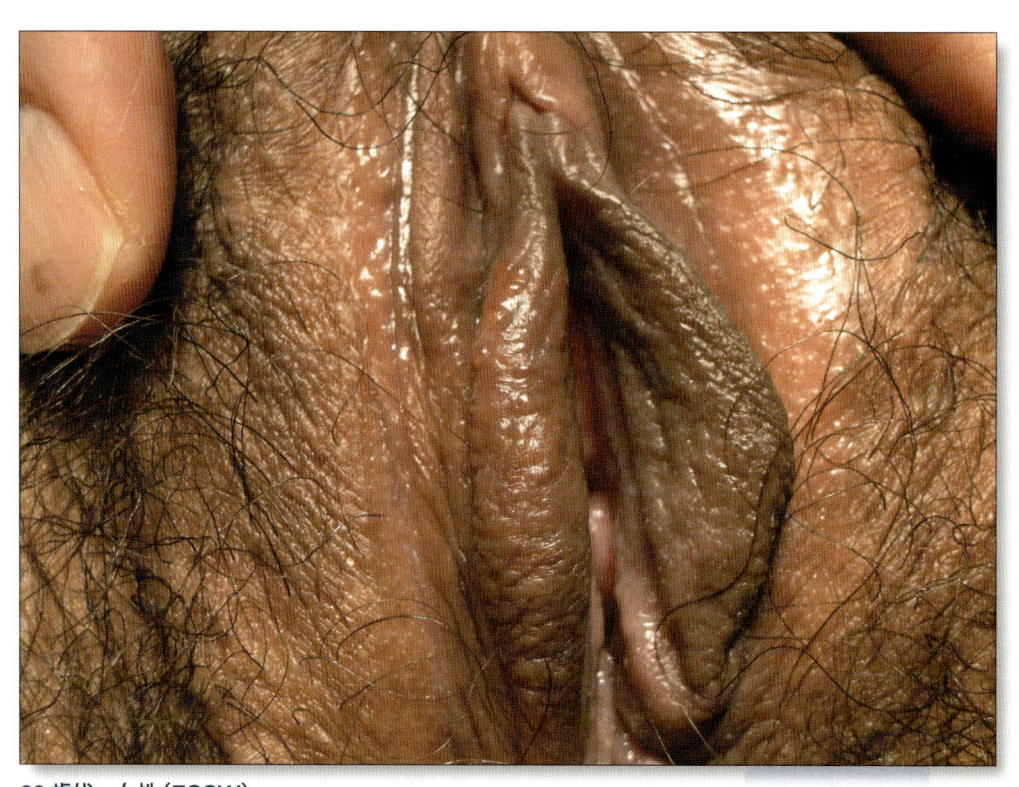

20 歳代，女性（FCSW）
尖圭コンジローマの治療中に再発した例．痛みと痒みで来院．小陰唇に複数の水疱形成を認める．このように水疱形成期に受診することは比較的少ない．

♥女性の性器ヘルペスの再発例も，男性の再発例と同じく小水疱やびらんが特徴で，出現前には何らかの違和感を感じる傾向がある．誘因はやはりストレスや月経（ホルモンが関与か？）などが言われているが，不明な点も多い．再発時には患者 QOL の低下が問題である．

♥アシクロビルやバラシクロビルに催奇形性はないとされているが，妊娠時には念のために内服投与を避ける．また，分娩時に新生児ヘルペスを発症する可能性は初感染ほど高くはないが，産道からの垂直感染を避けるためにも帝王切開で娩出させる必要がある．

♥再発の予防のためには，男性と同じく再発抑制療法が有用である．ただし妊娠中の再発抑制療法は安全性が確保されているとは言えないので，中止する．またパートナーの男性に性器ヘルペスまたは口唇ヘルペスの症状がある場合には，性交渉を避ける必要があるが，無症候性にウイルスが排泄されていることもあるため，実際には感染が避けられないこともある．

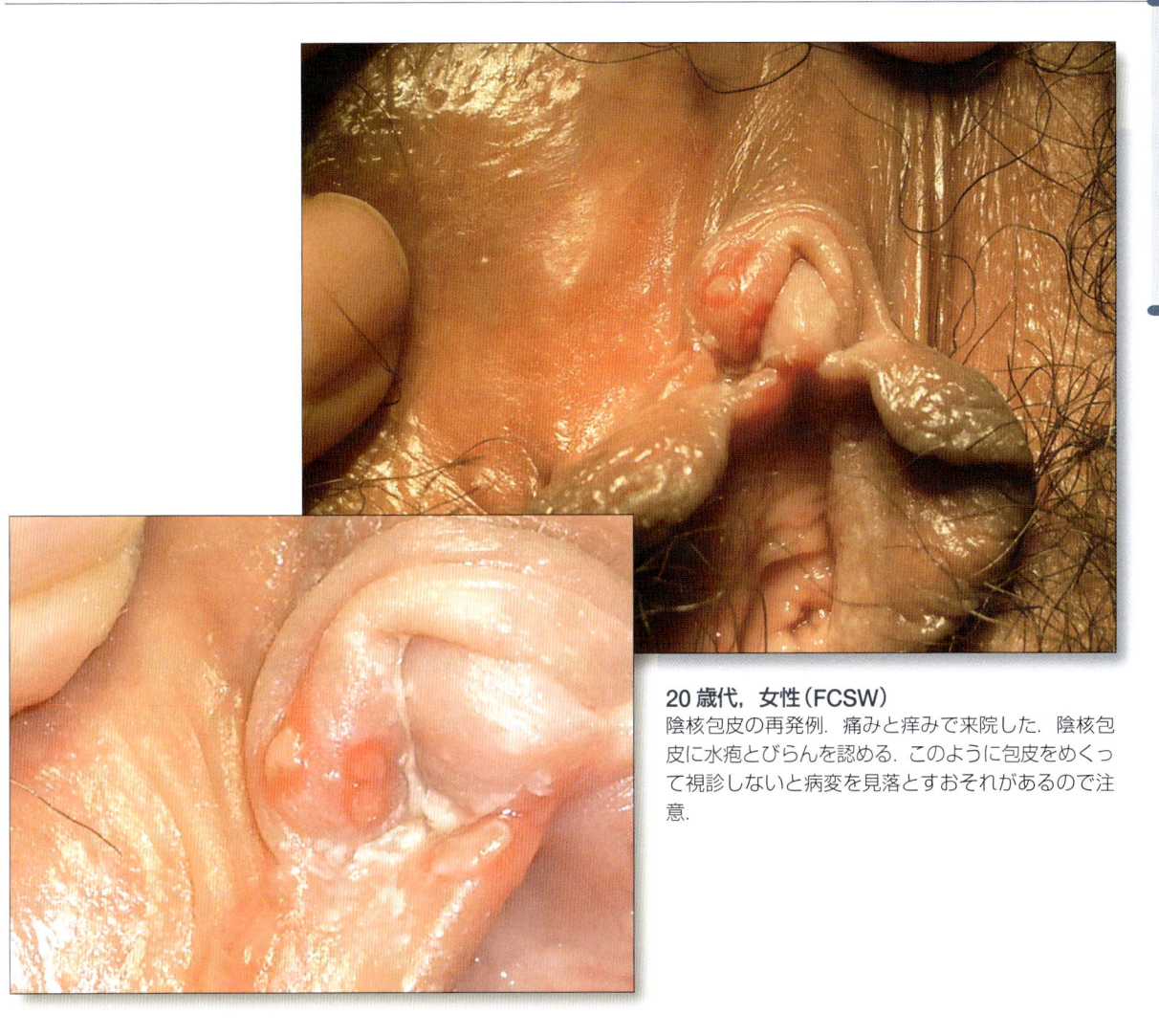

20 歳代，女性（FCSW）
陰核包皮の再発例．痛みと痒みで来院した．陰核包皮に水疱とびらんを認める．このように包皮をめくって視診しないと病変を見落とすおそれがあるので注意．

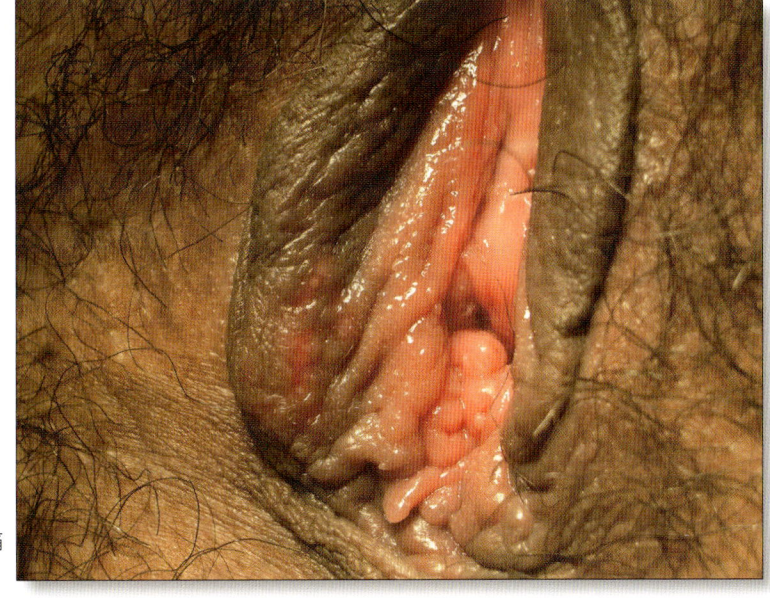

20 歳代，女性（FCSW）
再発をくり返している．来院の前日より疼痛があった．小陰唇内側にびらんを認める．

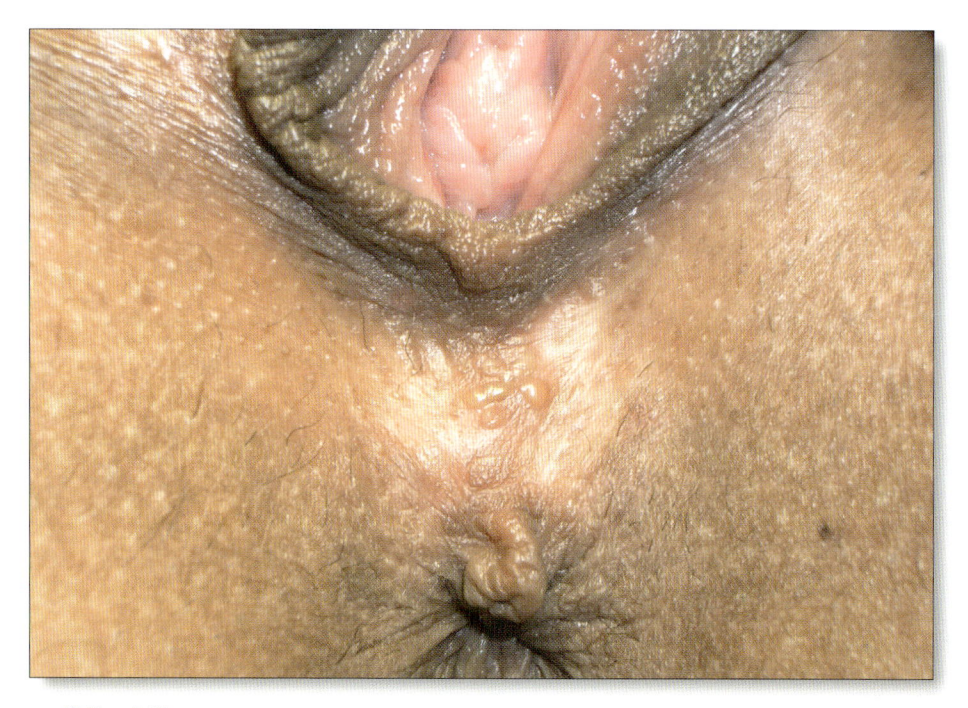

Chapter 2　性感染症

20 歳代，女性
再発をくり返している．痛みと痒みで来院．会陰部に複数の水疱形成を認める．

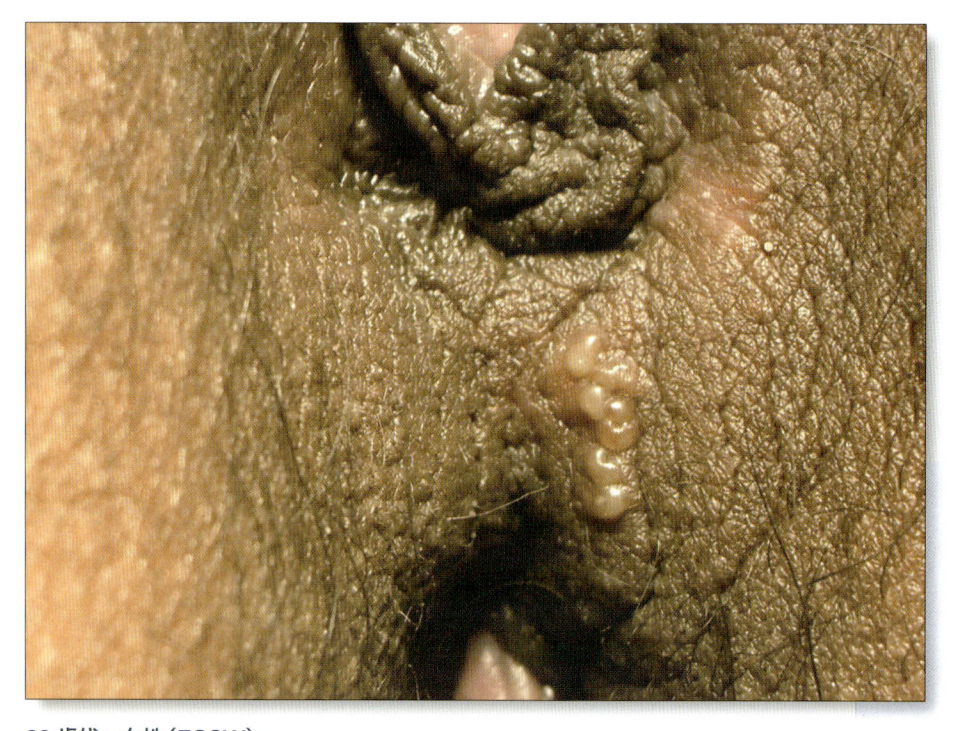

20 歳代，女性（FCSW）
再発をくり返している．痛みと痒みで来院．会陰部の左に，縦に並んだ複数の水疱を認める．蛍光抗体直接法でHSV-2陽性であった．患者のヘルペス歴を知らないと帯状疱疹との鑑別がむずかしくなる．

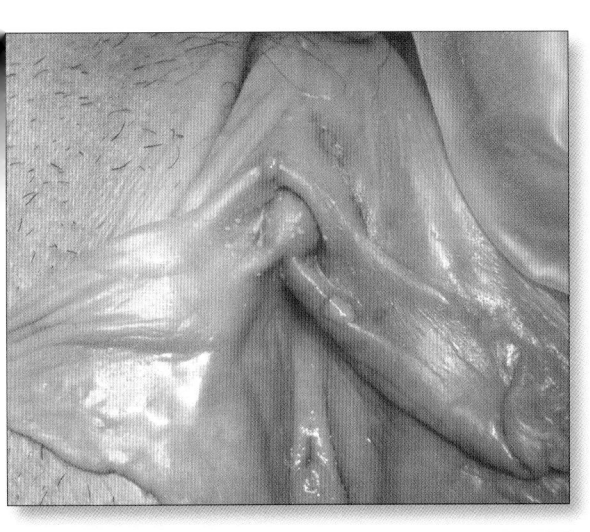

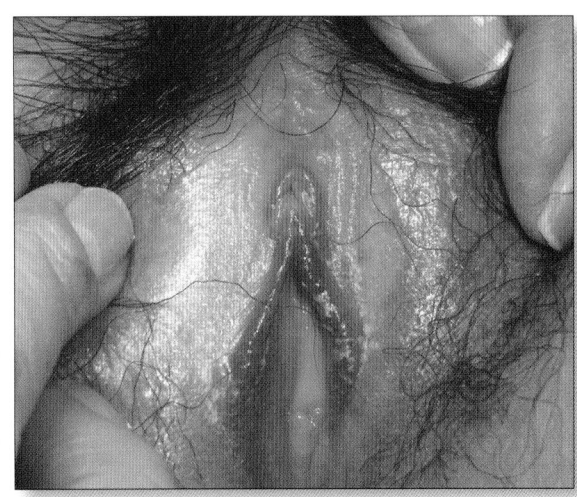

20〜30歳代，女性（それぞれ別の症例）
陰核包皮から小陰唇にかけて水疱がみられる．

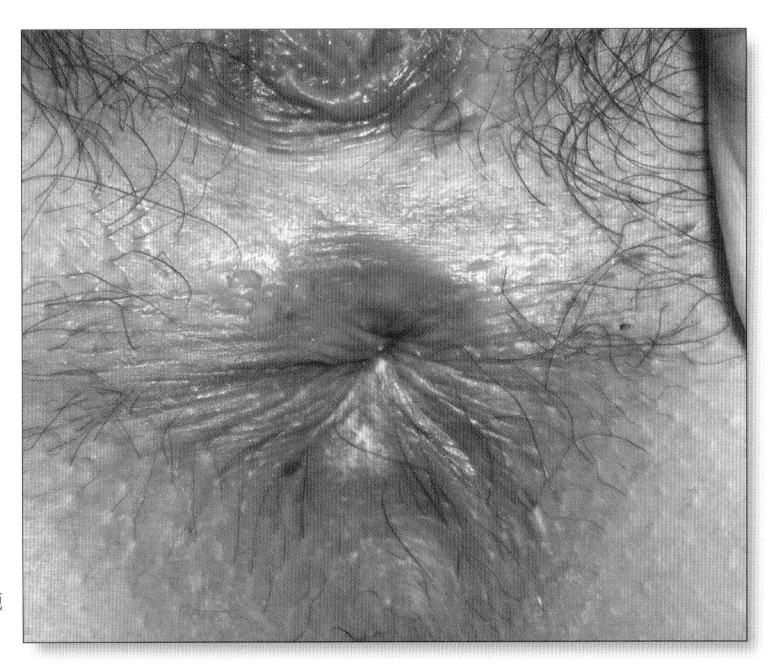

20歳代，女性
陰唇小帯と肛囲に水疱とびらんを認める．

Chapter 2　性感染症

14　性器外ヘルペス
Extragenital herpes

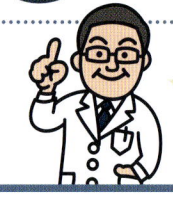

ポイント
臀部や口唇，乳房などにあらわれる水疱には要注意です．

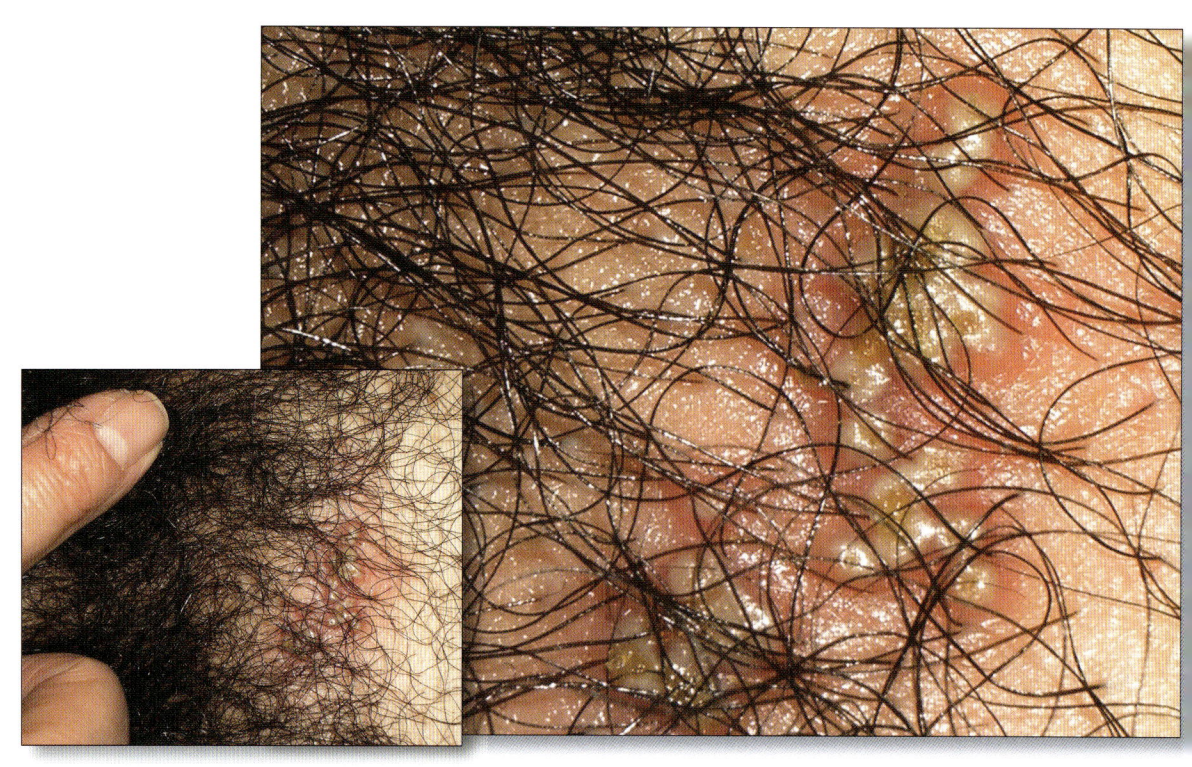

40歳代，男性．恥丘部のヘルペス
再発をくり返している．恥丘部に小膿疱が集簇・配列し，周囲に発赤を認める．所属リンパ節の腫脹はなかった．再発例でないと，帯状疱疹との鑑別はむずかしい．また，陰毛内の小病変は見落としやすいので，かき分けて皮膚をしっかりと診ることが重要である．

♠♥ ヘルペス（再発性のもの）は口腔性交などがある場合には，とくに口唇・乳房・肛囲などの性器外にも出現する．咽頭にもみられることがあるが，視診では判断がつかないことが多い．また，ここにあげた図のように恥丘部や臀部などにもみられる．つまり，体の一部分（外陰部でも口唇でもどこでもかまわない）にヘルペスをみた場合には，他にも同様の症状が出ていないかどうか十分な視診が必要である．

♠♥ 性器以外の場所に，水疱症状を呈した患者が外来を初診した場合には，常にヘルペスを鑑別疾患として念頭に置きたい．典型的なヘルペスの症状でもないかぎり，疑うことはむずかしいからである．そこから性器ヘルペスの発見につながることもある．このような場合には，たとえ避妊具を用いた性交をしていても，性器以外の部位からの感染リスクは避けられない．

♠♥ 次々ページの図に示すように，唾液内にウイルスが排泄され続けることによって，口唇や乳房に症状が出現する．

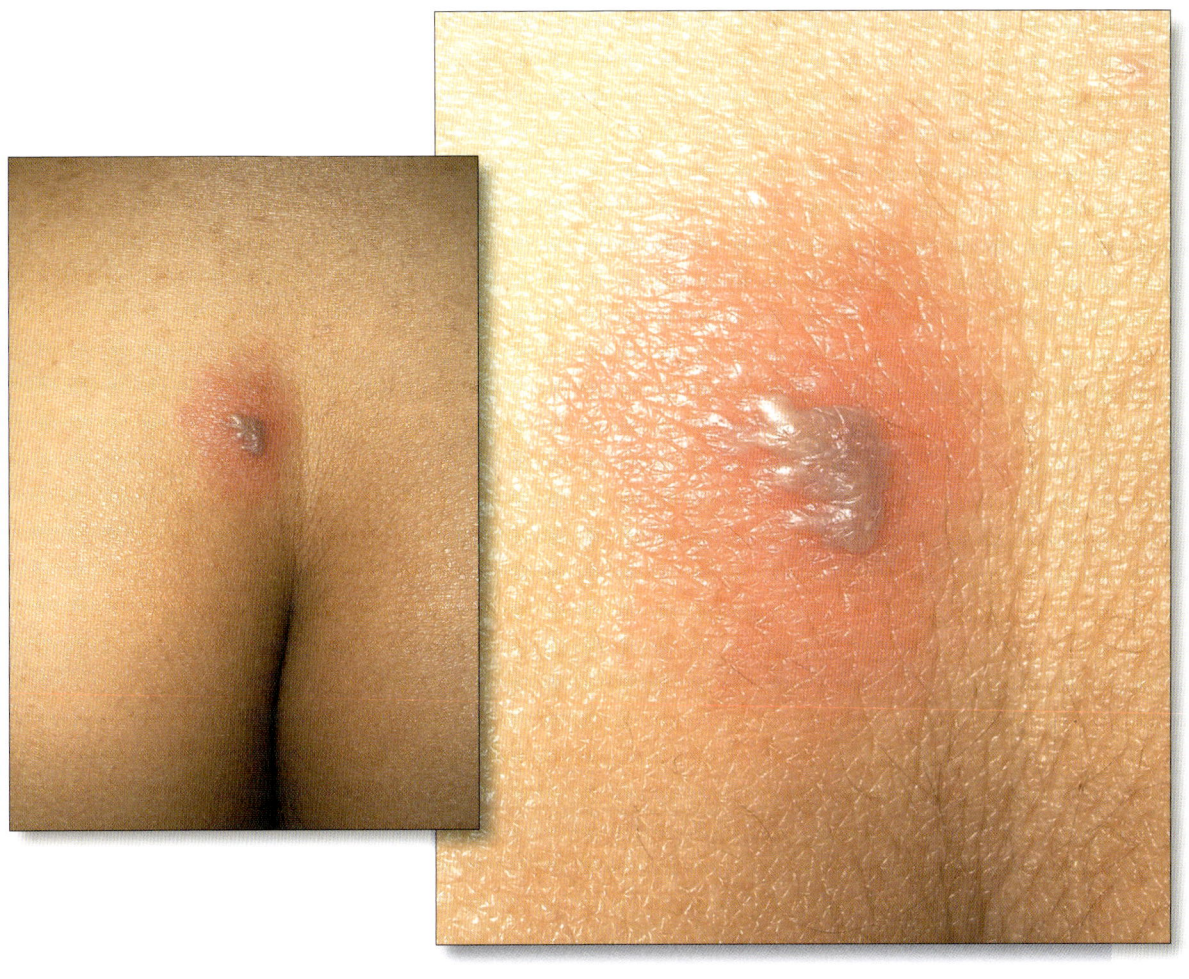

20歳代，女性．臀部のヘルペス
再発をくり返している．左臀部に水疱を認め，周囲が発赤し水疱の癒合がみられる．性器の診察にとらわれていると，臀部の症状を見逃すおそれがあるので注意したい．

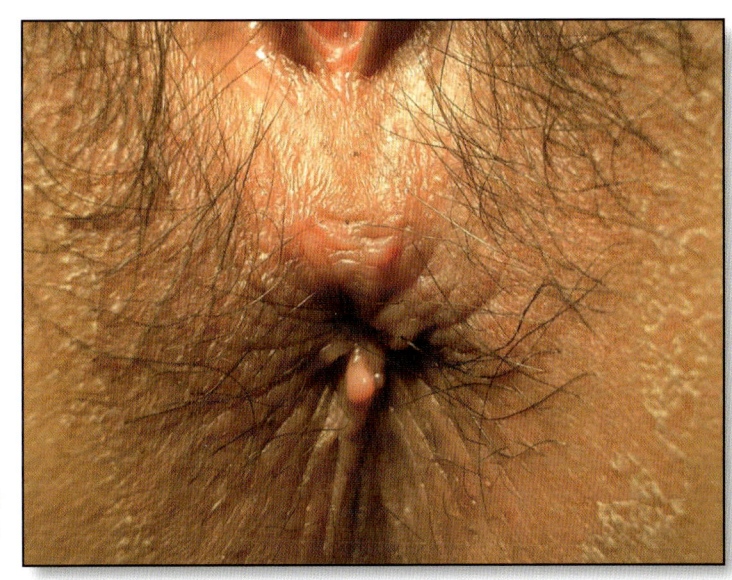

20歳代，女性．肛囲のヘルペス
再発をくり返している．痛みと痒みで来院．肛門周囲に浅い潰瘍を認める．肛門周囲は皺が多いので伸展しつつ視診したい．

14. 性器外ヘルペス

Chapter 2　性感染症

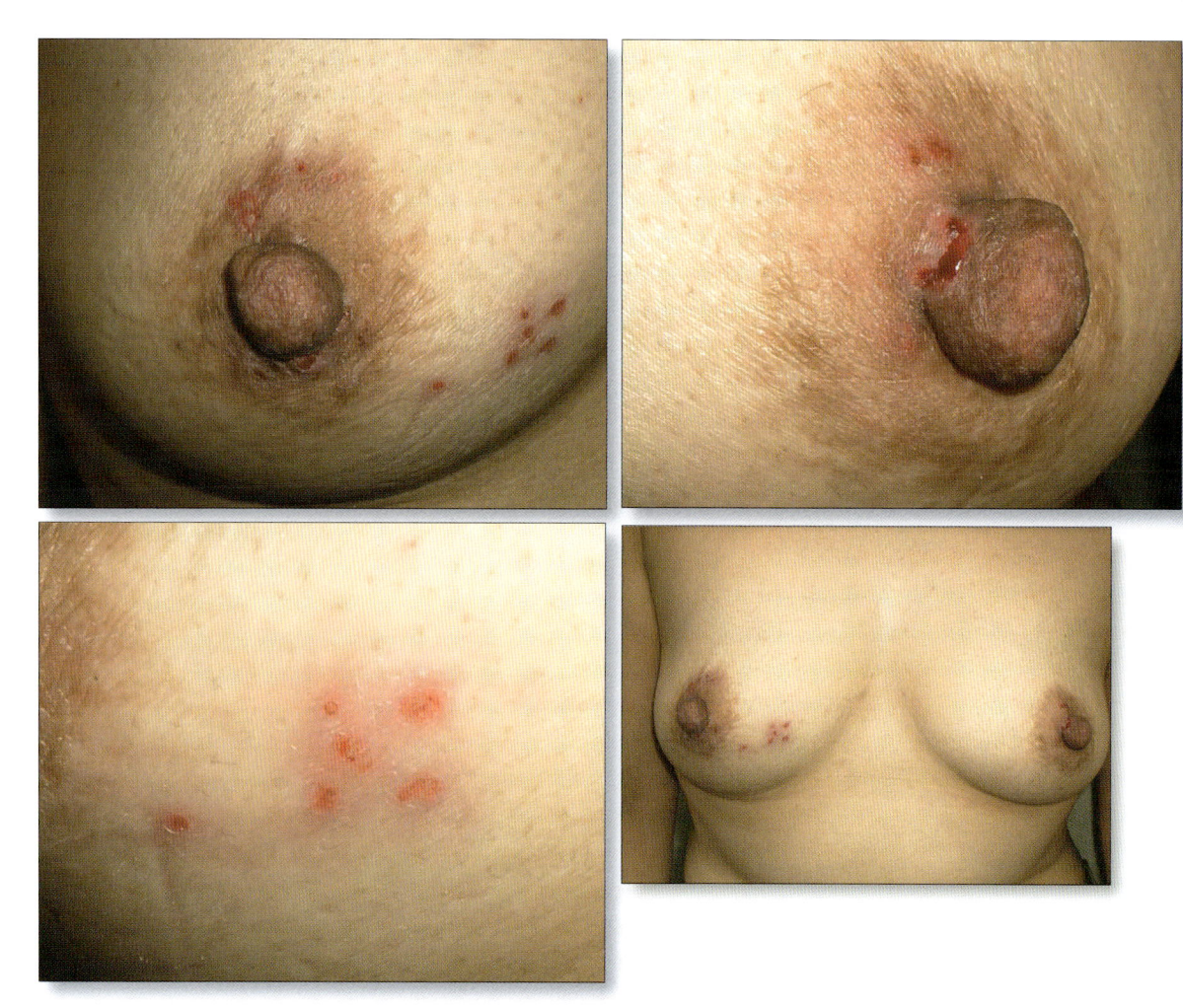

20 歳代，女性（FCSW）．乳房の単純ヘルペス
両側乳房に多数のびらんを認める．乳頭から乳輪にかけてびらんが多発し，疼痛を伴う．男性の口唇ヘルペスまたは唾液から感染することが多い．また，HSV-1 が分離され，初感染のことが多いのも特徴である．

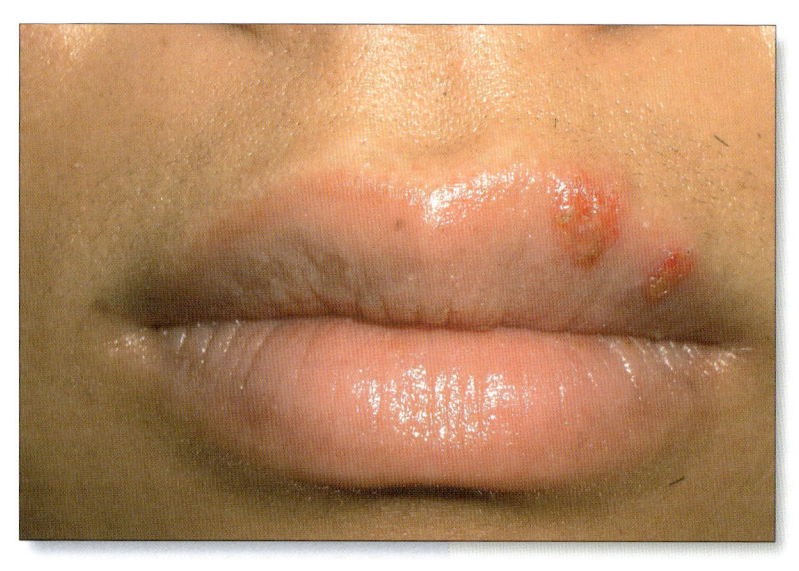

20 歳代，男性．口唇ヘルペス
上口唇の数カ所に水疱を認める．

20歳代，女性．口唇ヘルペス
上口唇の中心に水疱がみられる．

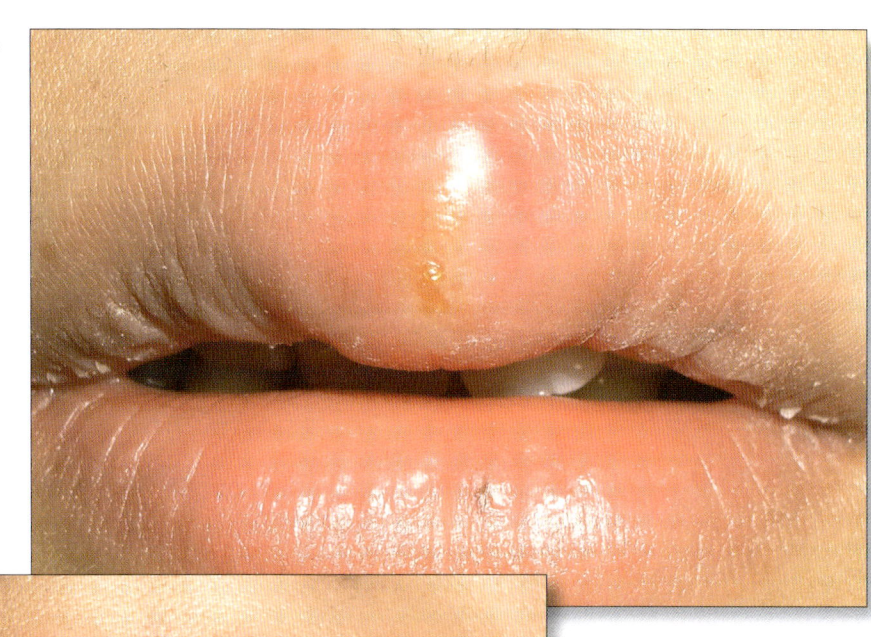

30歳代，女性．口唇ヘルペス
上口唇に小水疱が集簇している．

20歳代，女性．口唇ヘルペス（再発型）
下口唇にびらんを認める．単純ヘルペスウイルス1型陽性．唾液中にも排泄されている．

性感染症

14. 性器外ヘルペス　097

Chapter 2 性感染症

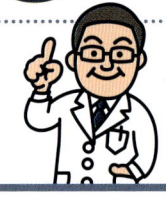

15 伝染性軟属腫
Molluscum contagiosum

♠ ♥

ポイント
みずいぼは，小児だけではなく成人にもSTIに関連してあらわれます．

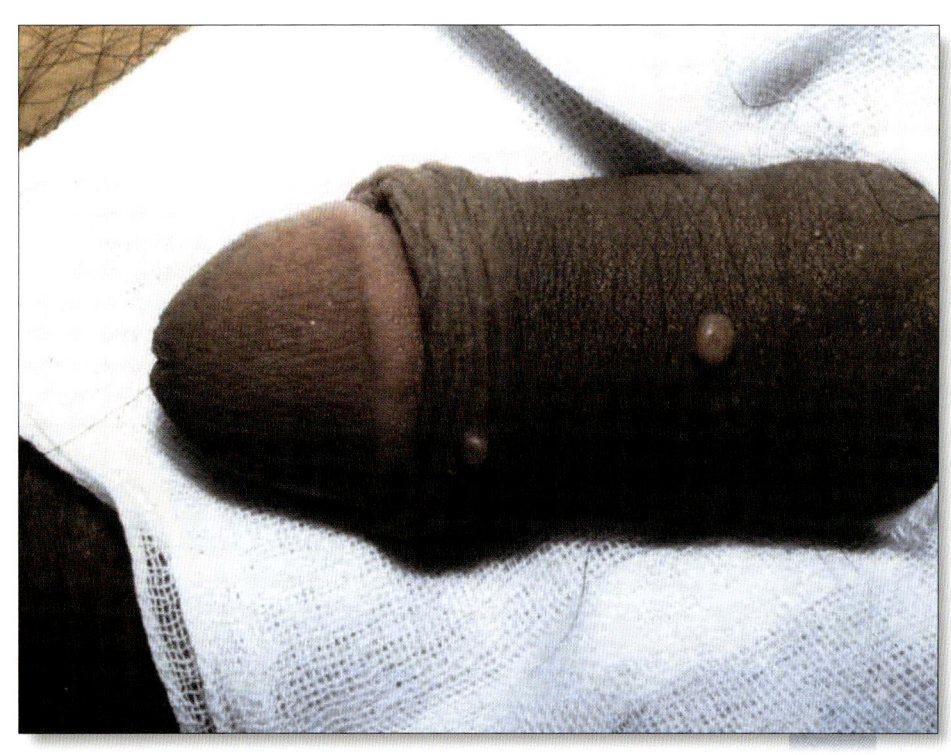

30歳代，男性
陰茎包皮に2つの「みずいぼ」がみられる．

♠♥**伝染性軟属腫**は，ポックスウイルス科の伝染性軟属腫ウイルス（molluscum contagiosum virus）による感染症である．小児でよくみる「みずいぼ」（プールなどで肌から肌へ接触感染するケースが多い）であるが，成人では性行為によっても感染する．「いぼ」が破れるとウイルスが撒布され，次第に増数する傾向にある．

♠♥治療は，右ページに示したように，丁寧にピンセットで摘除するが，多発した場合には1つずつ丁寧に根気よく行う必要がある．また，クロロ酢酸塗布でいぼを縮小させたり，スピール膏で軟らかくしたりして，摘除しやすくさせる方法も行われる．

♠♥小児では基本的に全身どこにでもあらわれる感染症であるが，成人の場合は，他の疾患で受診していて外陰部周辺に発見されるケースが多い．とくに他のSTIを診察中にみた場合には，同時に伝染性軟属腫の治療も行う．なお，HIV感染者の1/5以上は伝染性軟属腫を併発している（顔面に多発する）とされる．

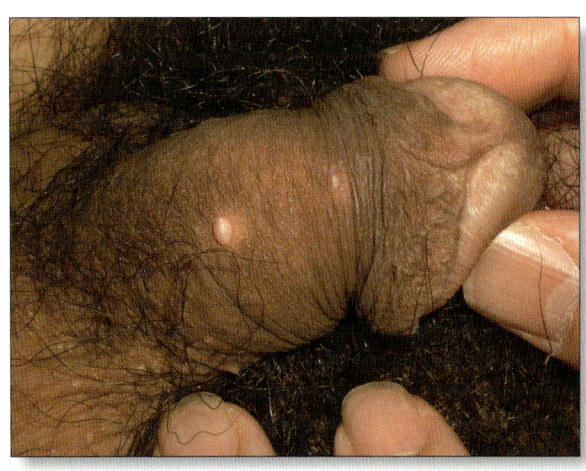

30 歳代，男性
陰茎包皮の伝染性軟属腫．ピンセットで摘除しているようす．

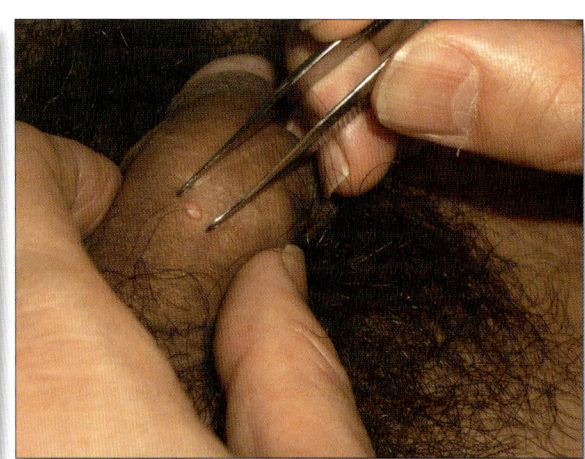

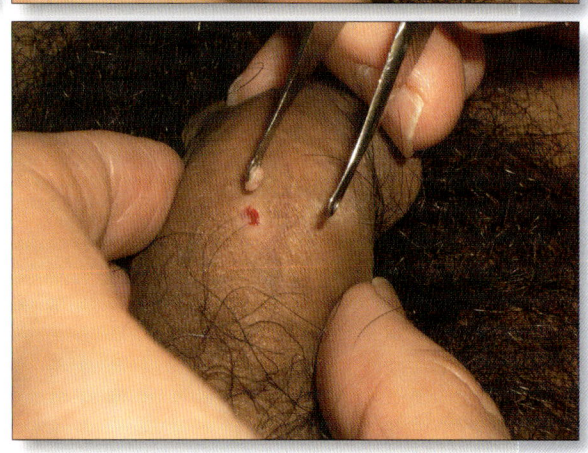

30 歳代，男性
陰茎包皮の光沢のある小水疱がみられる．

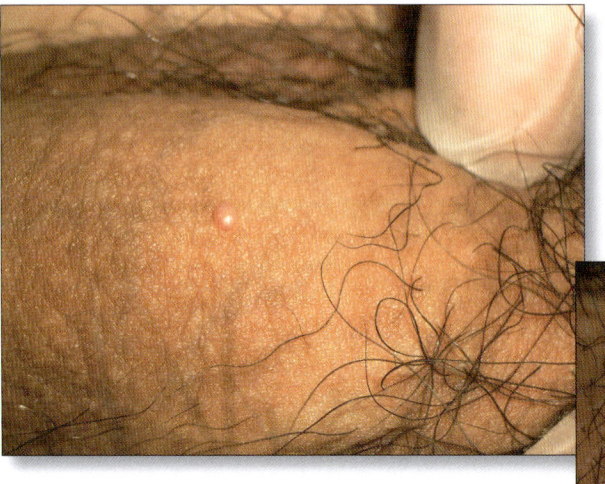

20 歳代，男性
陰茎包皮と起始部に多発する伝染性軟属腫である．

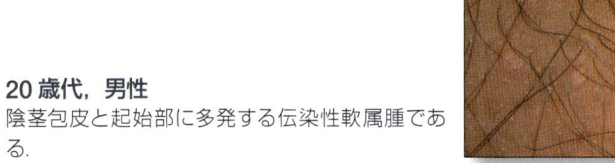

性感染症

15. 伝染性軟属腫

Chapter 2　性感染症

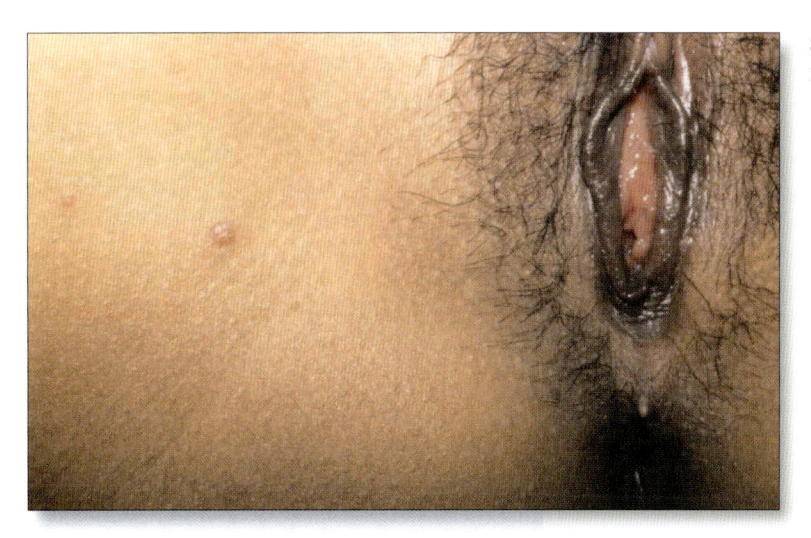

30 歳代，女性
大腿の付け根に単発した伝染性軟属腫．

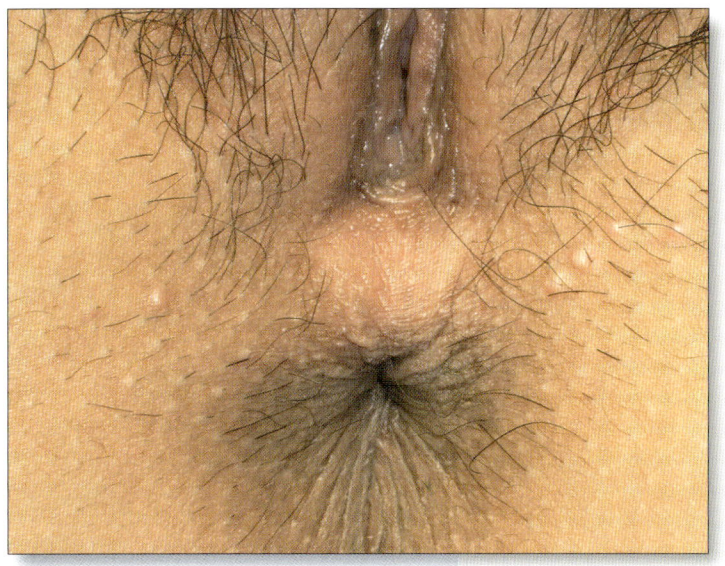

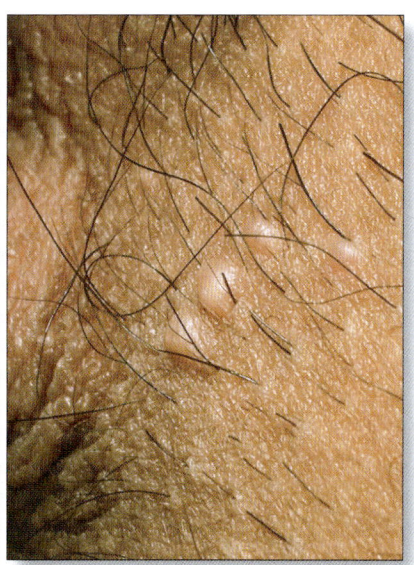

20 歳代，女性
会陰部〜肛囲の伝染性軟属腫．陰毛内では発見しにくい．また，毛囊炎などと見誤らないこと．

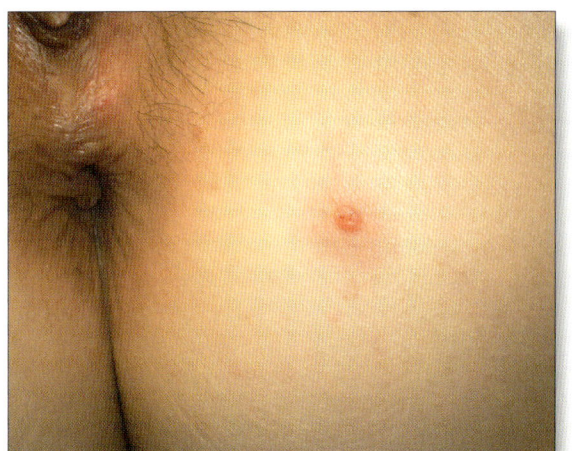

20 歳代，女性
臀部に単発した伝染性軟属腫．

30歳代，女性
大腿の付け根に出現した伝染性軟属腫．拡大図にあるように，中央部はヘソ状に陥凹（＝臍窩）している．臍窩をピンセットで摘むと，乳白色の粥状の内容物が出てくる．

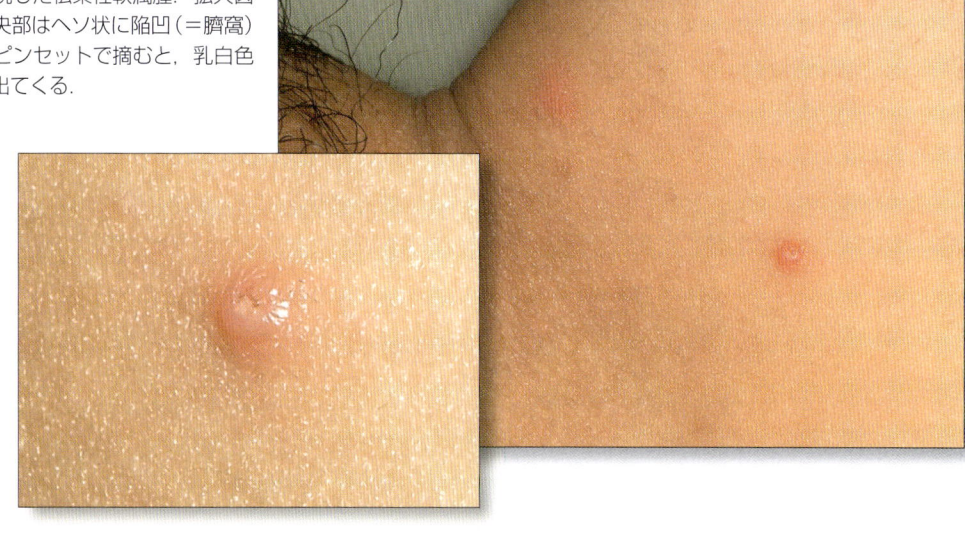

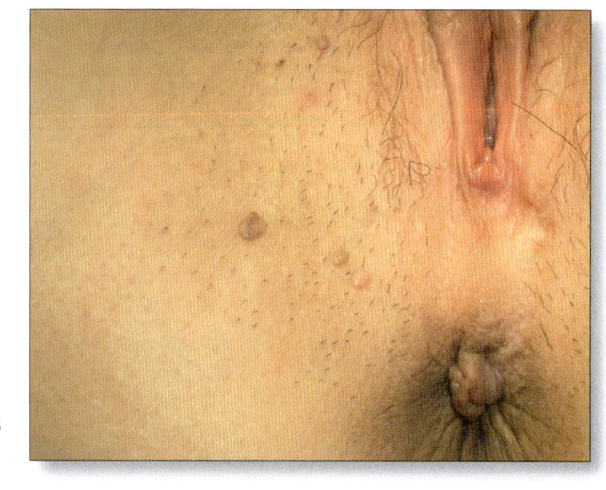

20歳代，女性
大腿の付け根に多発した伝染性軟属腫である．

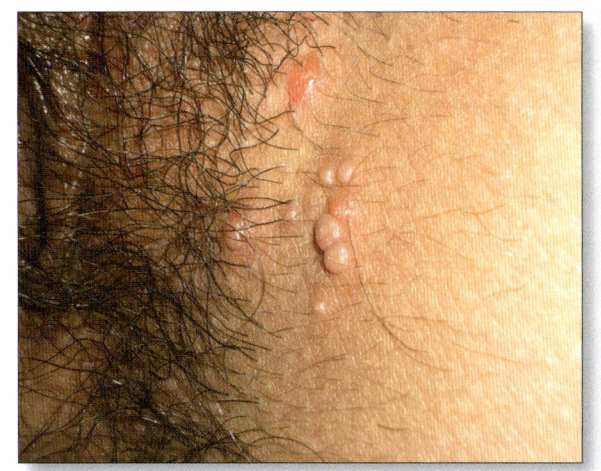

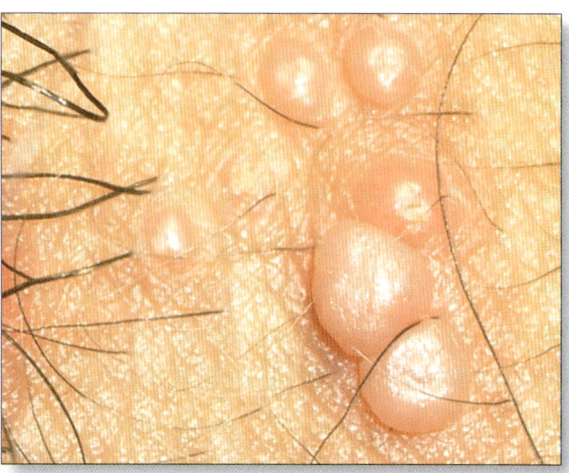

20歳代，女性
大腿と大陰唇の境界付近に多発した伝染性軟属腫．拡大図にあるように「いぼ」には光沢があり，また臍窩がよくわかる．

15．伝染性軟属腫

Chapter 2　性感染症

16　ケジラミ症
Phthiriasis pubis

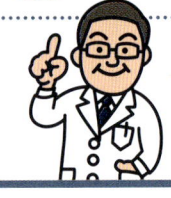

ポイント
剃毛の時代は終わりました．フェノトリン剤でしっかり治せます！

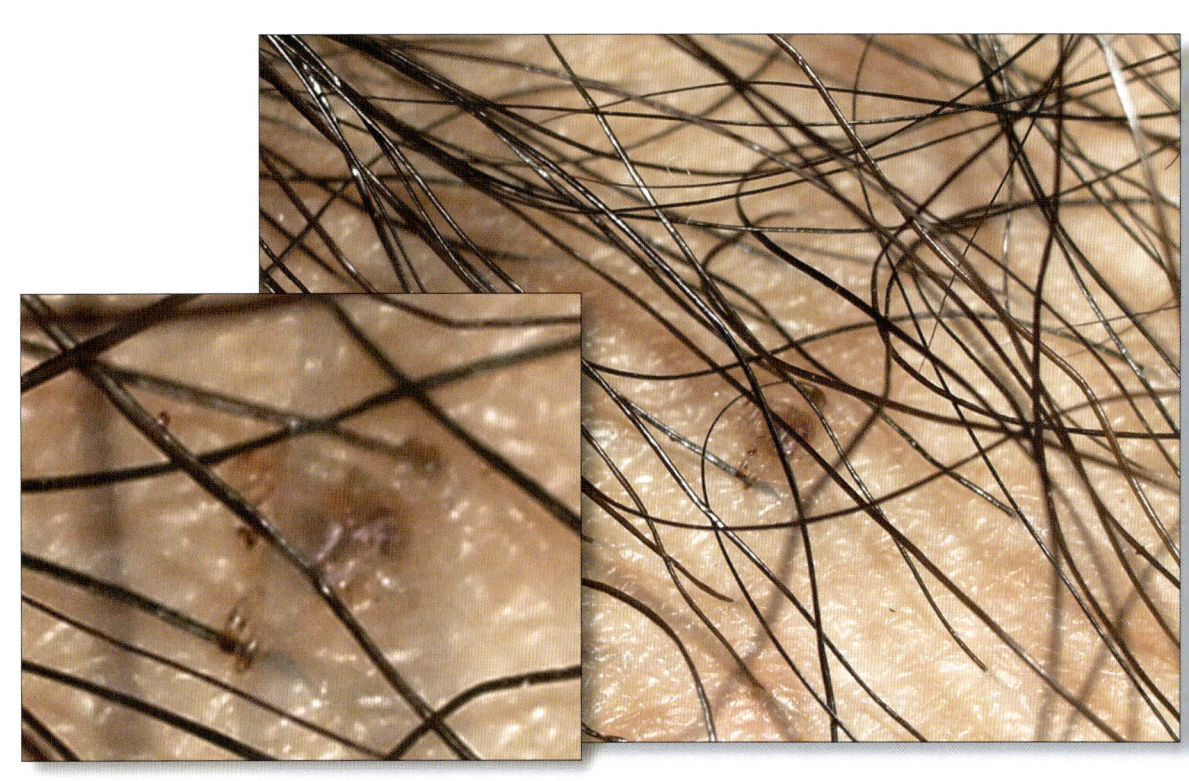

20 歳代，男性
陰毛内のケジラミ．「両手」を広げた長さは，ちょうど毛と毛の間隔に合致していて，毛から毛へと移りわたることができる．

♠♥ ケジラミ症は，昆虫のケジラミによる感染症であり，STI の 1 つである．寄生部位は陰毛が多いが，p.104 に示すように腋毛や体幹部の体毛，髭などに寄生することもある．また，添い寝や寝具の共用などを通じて，父母などから子どもの頭髪や眉毛などに寄生する場合もある．感染機会があってから約 1～2 カ月後に瘙痒感が出現する．瘙痒を感じないケースもあり，そのような場合には，大量に寄生されるまで気づかない（それでも気づかないこともある）．瘙痒からではなく，色の淡い下着に付着した黒色の粉状物質（ケジラミの糞）から気づくこともある．

♠♥ 治療は，かつては剃毛が行われていたが，現在ではフェノトリン剤（パウダーやシャンプー）を寄生部位に用いることで，効果を発揮する．虫卵には無効なので，孵化期間を考慮しつつ数日ごとに 3～4 回の使用が重要である．

♠♥ 夫婦や家族内で感染をくり返す可能性があるので，疥癬と同様に濃厚接触者と思われる人すべての治療を行うのが理想的である．

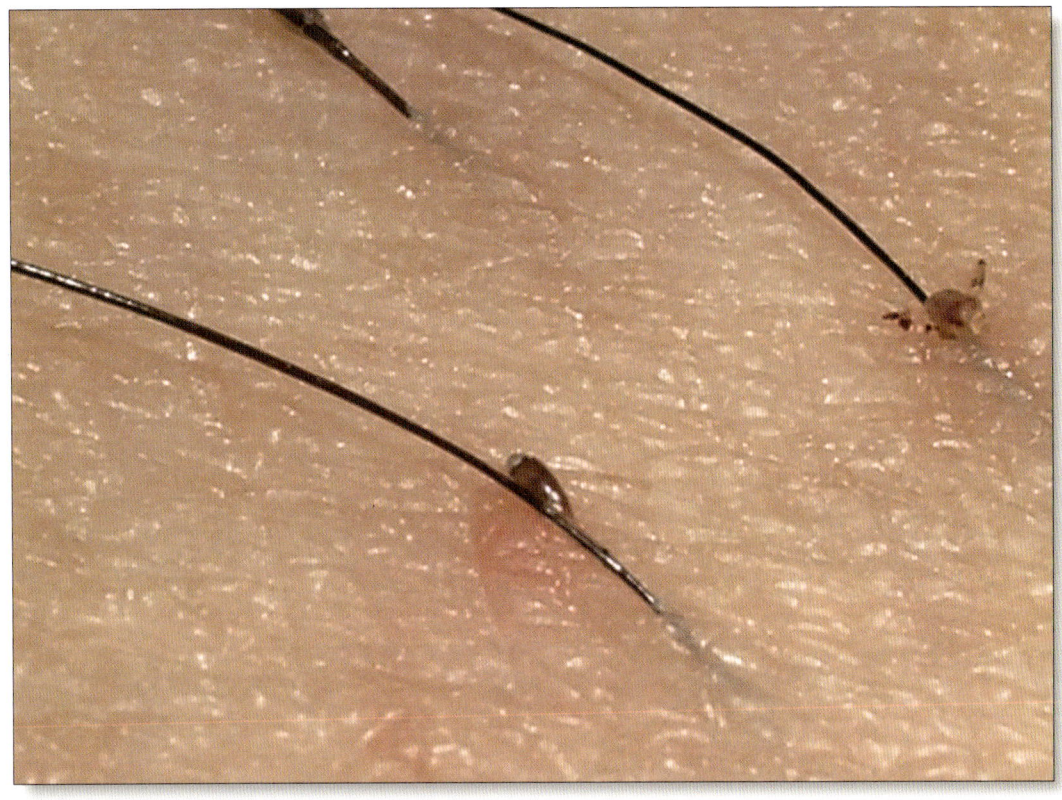

20歳代，男性．毛の根元に産み付けられた虫卵
毛につかまり皮内に潜り込んでいるようすがわかる．

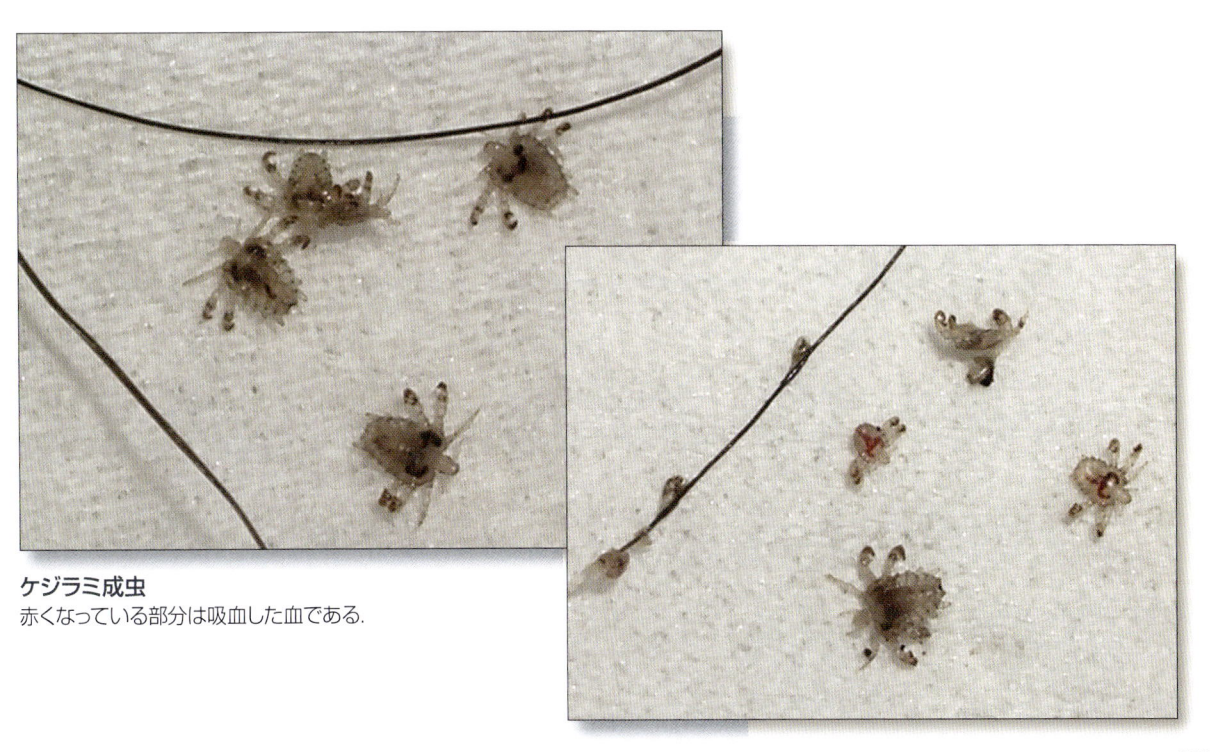

ケジラミ成虫
赤くなっている部分は吸血した血である．

16．ケジラミ症

Chapter 2　性感染症

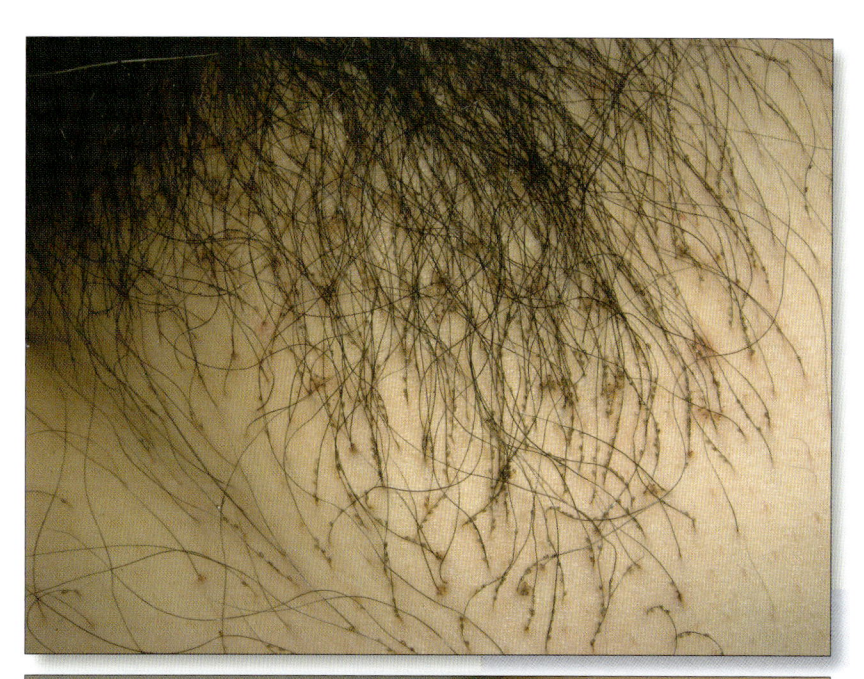

30歳代，男性．腋毛と乳輪部の体毛への寄生も確認できた例

陰毛への大量の寄生を認めるが，腋毛や乳輪部の体毛にもケジラミを確認できる．大量に寄生されるまで気づかないことを不審に思われるかもしれないが，まったく痒みなどの症状を感じなかったからこそ，ここまで寄生されたわけである．

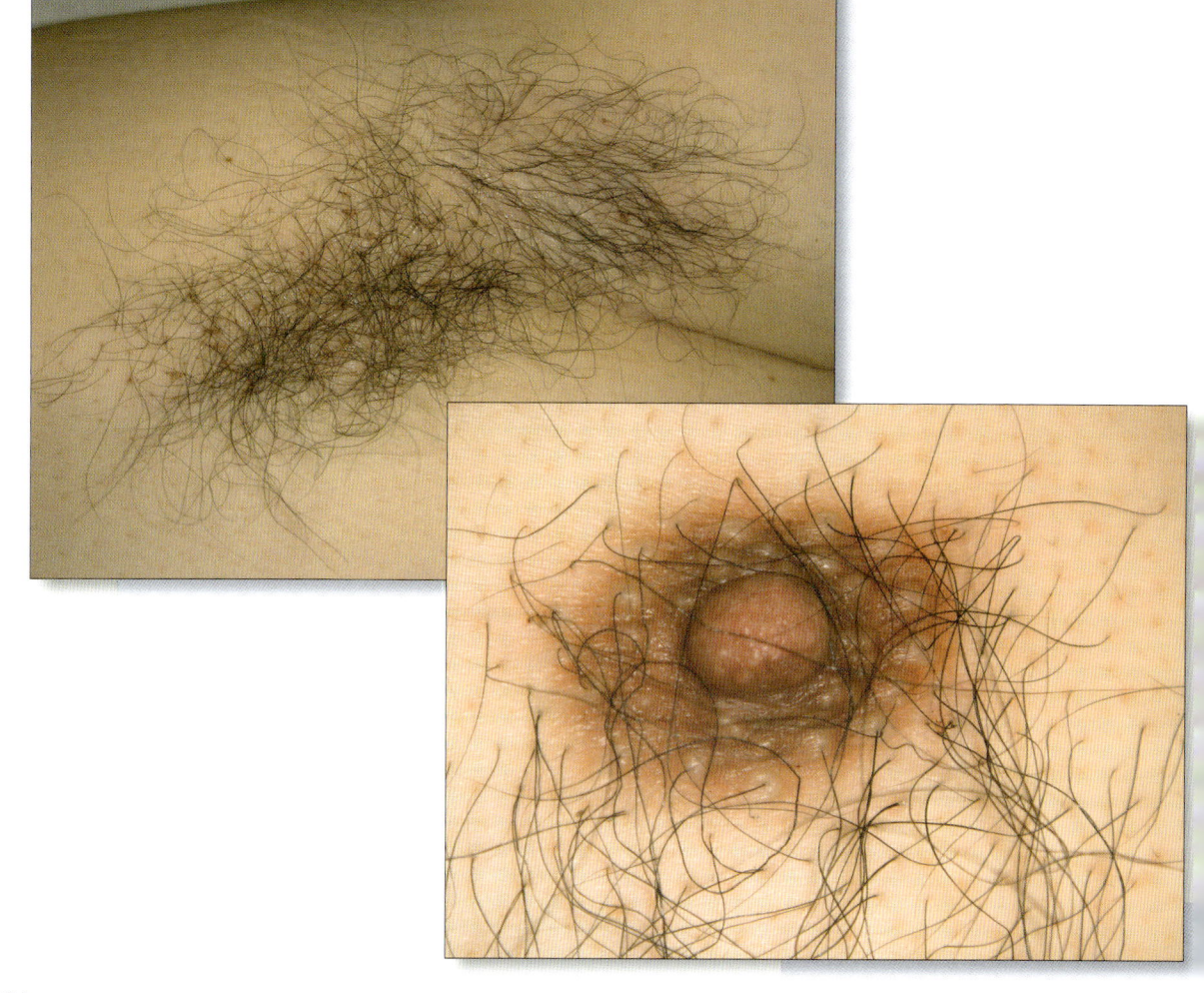

◎ケジラミかどうか判断する方法◎

未婚女性からの電話相談を受けました．

内容は，半年ほど前から急に陰毛部分の皮膚が痒くなり，たまに我慢できないほどの痒みがあるということでした．ケジラミを疑った彼女はいろいろ調べて，市販のスミスリンLシャンプーを買って使用したそうですが，改善はみられなかったそうです．

そのうちに掻きすぎたためか，皮がむけたような白いフケ状の物が陰毛についたり，皮膚が赤く虫刺されのようになったりして困っている，病院に行きたいが皮膚科と産婦人科のどちらに行けばいいのかもわからない，さらに，彼から移されたのか，あるいは自分がかつて罹ったカンジダが原因なのか？ もしそうなら彼に移してしまっていないか，などについても不安に感じていると話してくれました．

私はまず，ケジラミかどうかを判断する方法をアドバイスしました．

それは，白い下着を履く方法です（写真）．ケジラミは恥丘部，大陰唇，肛門周辺など陰毛が生えている所に住み着きます．そこでヒトの血液を吸って生活をしています．ケジラミの糞が白い下着に付着すると茶色～黒色の粉が点々とみえ，ケジラミの存在がすぐにわかります．

もしケジラミであったら，その治療には「スミスリンLシャンプー」が一番よいでしょう．市販薬ですから手に入れることは簡単です．使用説明書に従って使用しながら引き続き白い下着を着けて，約1カ月間様子をみることです．

しかし"痒み"は別の原因（掻破による慢性的な炎症や細菌感染による毛嚢炎など）かもしれませんので，その可能性についても彼女にお話しました．カンジダ症については，今回の部位が恥丘部ですから関係ないと思いますが，断言はできないとお伝えしました．

そして，まず早急に皮膚科を受診し，そこで解決できなければ婦人科を受診すること．またもし，ケジラミが原因であれば，誰かからもらったことになりますので，彼も医師の診察を受ける必要があることをアドバイスさせていただきました．

（2010年1月7日院長ブログより）

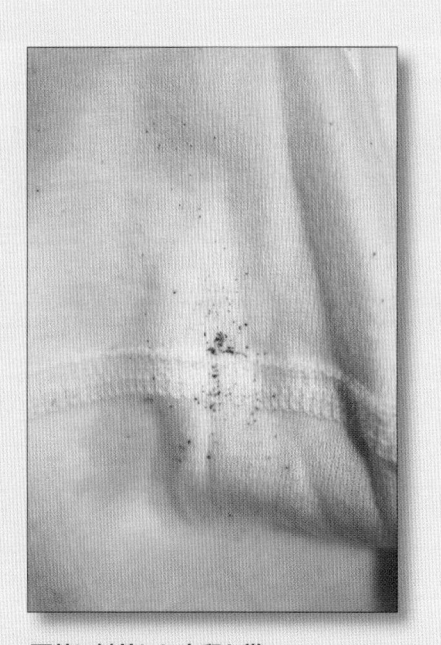

下着に付着した虫卵と糞
白い下着を身に着けさせると，ケジラミの寄生の有無がわかりやすくなる．

Chapter 2　性感染症

17 カンジダ感染症
Candidal infection

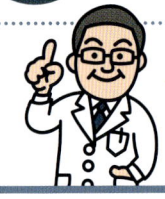

> **ポイント**
> 外陰部だけでなく，口腔内の病変にも気をつけよう！

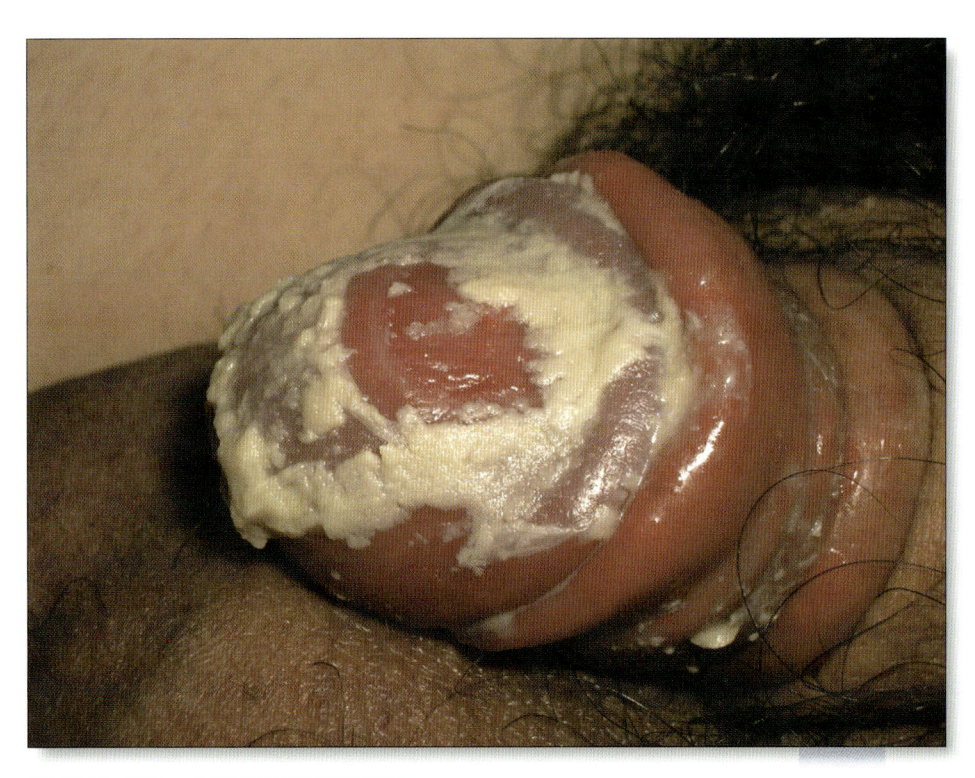

30歳代，男性．カンジダ性亀頭包皮炎
亀頭部に白色で浸軟した物質が付着している．カンジダ性亀頭包皮炎の典型である．

♠♥**カンジダ症**は，酵母様真菌である種々の *Candida* 菌種による感染症である．カンジダ自体は常在性であり，免疫力の低下した状態で増殖する（＝日和見感染症）場合と，局所的に発症する場合がある．外陰部に生じる場合には，湿潤・不潔など，カンジダの好む環境が整うことで発生する．

♥FCSWは，他疾患で抗生物質を使用していることが多く，また仕事上必要な度重なる局所の洗浄行為が，腟内細菌叢のバランスを崩すこととなり，結果的に外陰部や腟にカンジダ症を発症することが多い．検診前にみずから腟内洗浄をしてくるケースもあり，視診上問題がなさそうな場合にも注意しなければならない．

♠男性の**カンジダ性亀頭包皮炎**は女性の外陰部カンジダ症から感染することが多い．冠状溝付近に紅斑や丘疹を認め，白苔を伴う．

♥女性の**腟カンジダ症**は，白苔とともに白色の帯下が増える．また鼠径部の間擦疹をみることもある．

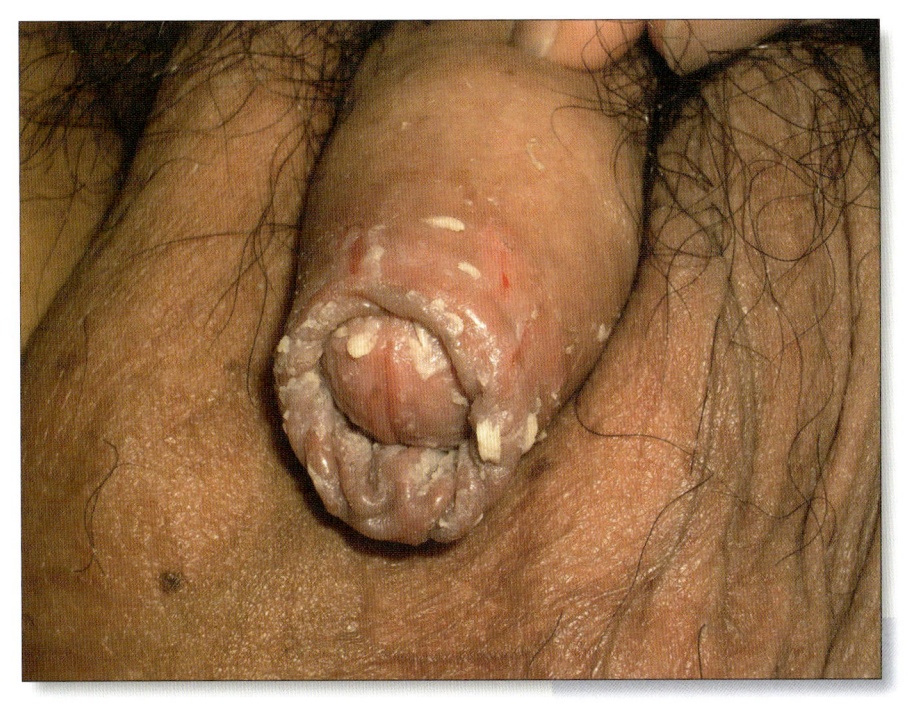

30歳代，男性．カンジダ性亀頭包皮炎
亀頭包皮の炎症とともに，包皮には糖尿病性と思われる縦方向への亀裂がみられる．基礎疾患に糖尿病があり易感染性であることがうかがえる．

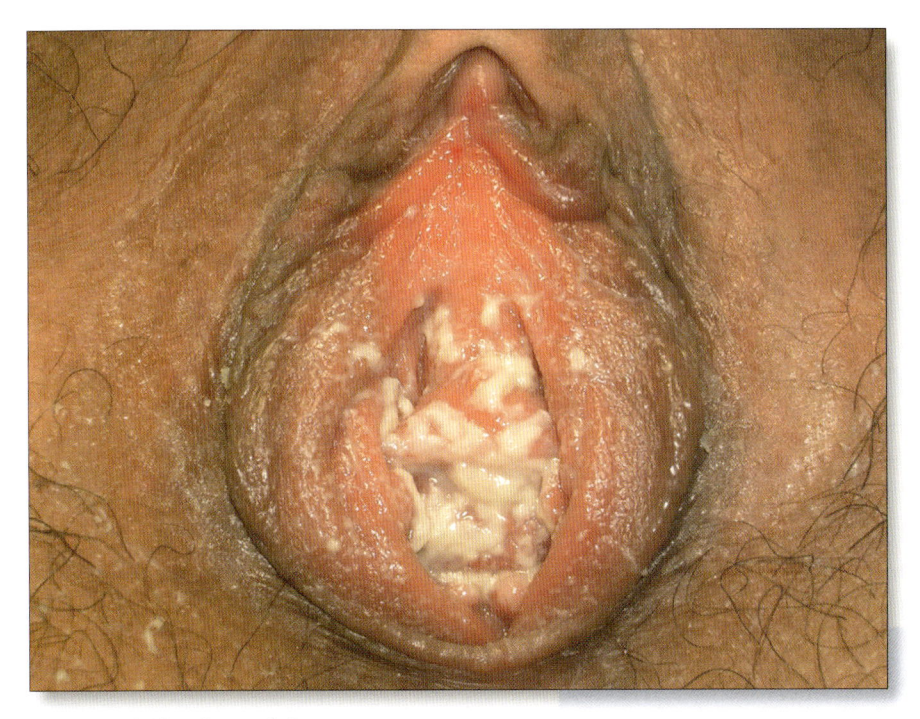

20歳代，女性．腟カンジダ
腟前庭部に白色の分泌物がみられる．

Chapter 2　性感染症

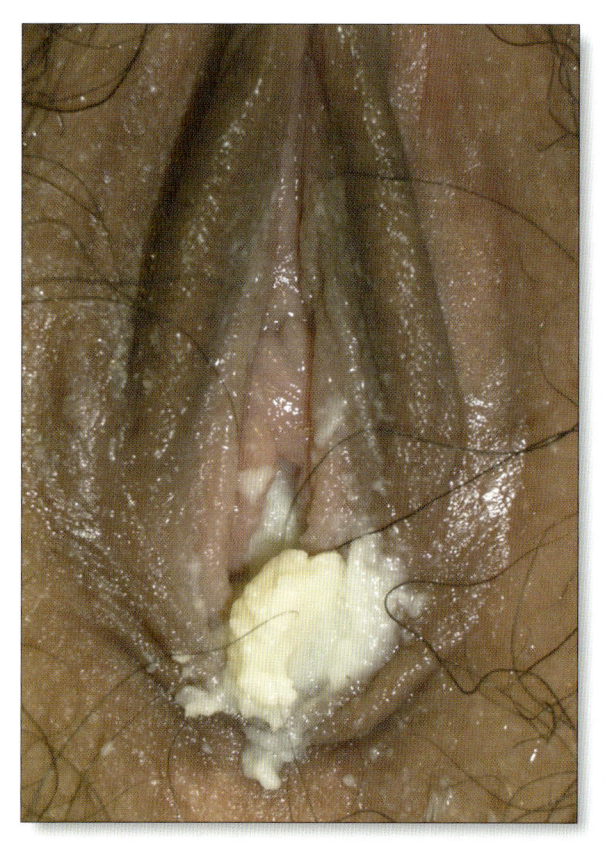

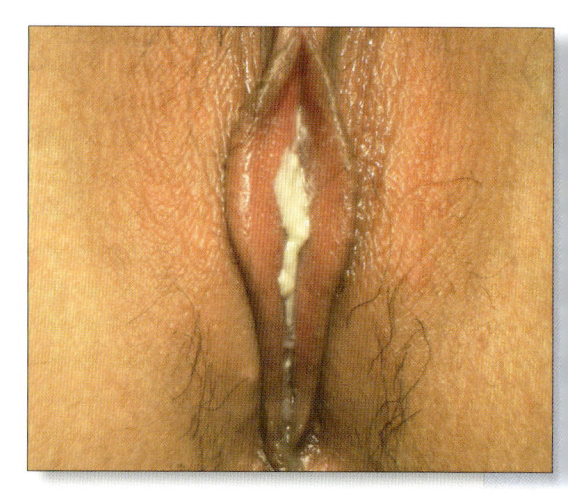

20歳代，女性．外陰・腟カンジダ
小陰唇内側に白色ヨーグルト状の腟内容物を認める．

20歳代，女性．外陰・腟カンジダ
ヨーグルト様の白色塊が大量に付着している．

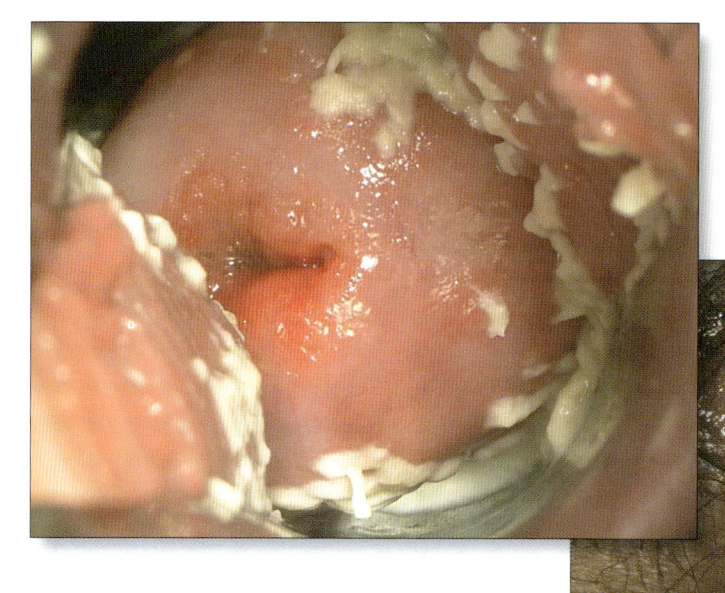

30歳代，女性．腟カンジダ
腟壁に白色腟内容物が付着している．

30歳代，女性．腟カンジダ
腟口に白色腟内容物が出てきている．

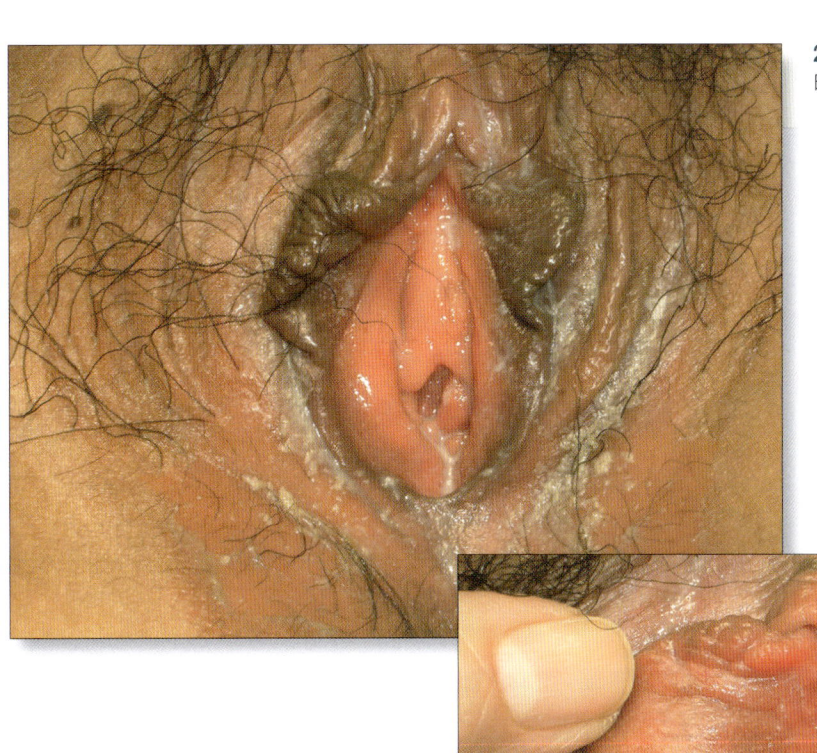

20歳代，女性．カンジダ性間擦疹
白苔の付着とともに，間擦疹もみられる．

30歳代，女性
白苔が付着し，小陰唇が腫脹・発赤している．

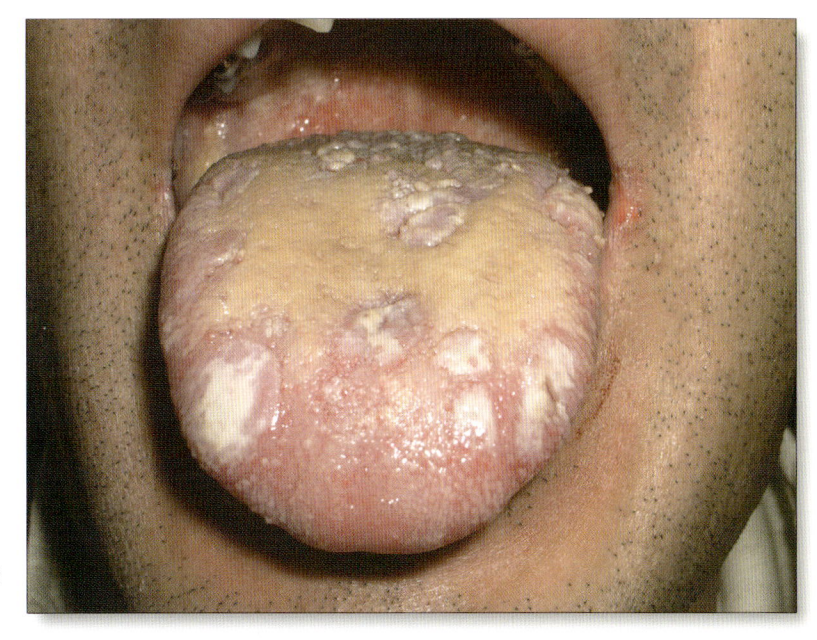

40歳代，男性．口腔内カンジダ症
HIV感染症患者の日和見感染による口腔内カンジダ症である．

性感染症

17．カンジダ感染症

Chapter 2　性感染症

◎性感染症はナノメーターオーダー時代◎

性感染症（STI）は，かつては「花柳病」あるいは「性病」と呼ばれていました．ここでの「花柳」とは遊女，遊里を指し，昭和32年に売春防止法が施行されるまで，いわゆる赤線地帯で行われていた売春を意味しています．

性感染症が「花柳病」と呼ばれること自体，かつては，いかに売春と性感染症が深く結びついていたかが理解できます．

昭和20年代までは抗生物質が自由に使用できなかったため，淋病，梅毒の全盛期でした．性感染症は昔からある病気ですが，時代とともに変化もみられます．それは，性感染症における"病原微生物の大きさ"です．

かつての「性病」時代は肉眼でもみえる，ミリメーター大のケジラミ，少し小さくなって，ヒゼンダニ（疥癬）の寄生虫，腟トリコモナス原虫，さらに小さくなってマイクロメーター大の細菌類（梅毒トレポネーマ，淋菌，軟性下疳菌）が主役でした．

そして昭和50年代になると，細菌類に分類されているクラミジア・トラコマティス（CT）（大きさは10マイナス6乗メーター）が台頭してきました．現在はこのくらいのサイズが性感染症の主役です．

この現象は診断技術の進歩により遺伝子（DNA）レベルの検査ができるようになり，今までわからなかった病気（クラミジア・トラコマティス）の診断が容易にできるようになったことによる変化です．

さらに今日では，STIはウイルス（大きさは10マイナス6乗メーター〜9乗メーター）の時代へと向かっています．

HIV（AIDS），HPV（尖圭コンジローマ），HSV（性器ヘルペス），HBV（B型肝炎），HCV（C型肝炎），伝染性軟属腫ウイルス（伝染性軟属腫＝ミズイボ）などはすべてウイルスの仲間です．つまり，STI病原微生物の主役の座を長年務めていた細菌類は，その座をウイルスへと明け渡しつつあり，STI病原微生物はナノメーターオーダー時代に突入していると言えます．

ウイルスは賢く，症状を出さない物が多く，言い換えれば，現代は「無症候性ウイルス性STI時代」とも言えます．

人間とウイルスとの戦いは，まだまだ続いていきそうです．

（2010年1月5日，院長ブログより）

Chapter 3
性感染症以外の疾患

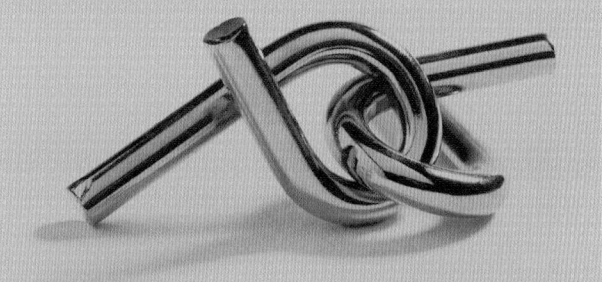

Chapter 3　性感染症以外の疾患

1 糖尿病性亀頭包皮炎
Diabetic balanoposthitis

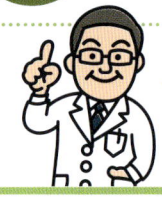

> **ポイント**
> 最近は若い男性に増えてきています．要注意です！

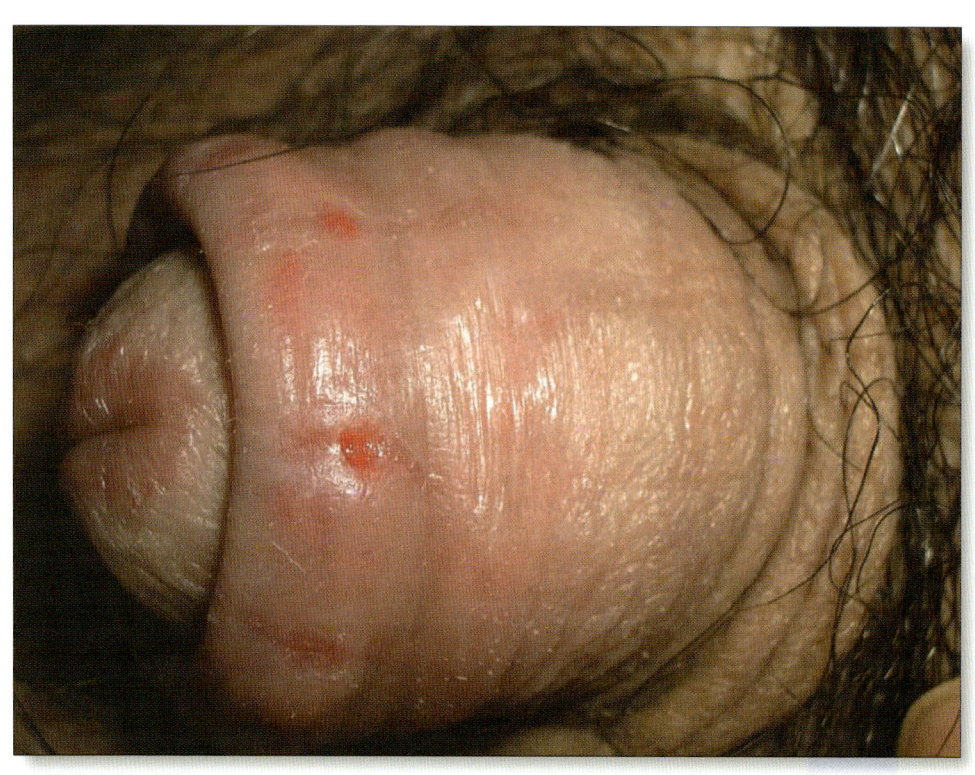

20歳代後半，男性
痛みと痒みで来院した．尿道口全周にわたって発赤・びらんを，包皮輪には多数の潰瘍・びらん・亀裂を認める．

♠**亀頭包皮炎**は，痛みと痒みを伴う亀頭と包皮の炎症である．基礎疾患として尿道炎や糖尿病（による免疫力の低下状態）があると起こりやすいとされる．また，包皮の内側を清潔にしにくい包茎の患者にもしばしば起こる．嫌気性の細菌やカンジダが原因であることが多い．糖尿病が持続すると，包皮輪においては皮膚粘膜移行部の炎症が生じ，弾力性が低下，機械的刺激により容易に亀裂が生じるようになる．

♠固定薬疹や接触皮膚炎をはじめ，扁平苔癬，脂漏性皮膚炎，乾癬などのように，感染性でない場合でも皮膚疾患として亀頭炎を起こす病態もあるので，鑑別には注意が必要である．まずは感染症，次に糖尿病である可能性を疑って，HbA1cなどの検査をしてみるとよい．

♠近年では，若い男性の本症が増加している．糖尿病人口の増加とともに，本症を診る機会が今後さらに増えるものと思われる．糖尿病を放置しておくことによって易感染性状態となり，さまざまな感染症を引き起こす原因となる．次項にあるように壊疽に発展する前に，血糖コントロールと発症予防を心がける必要がある．

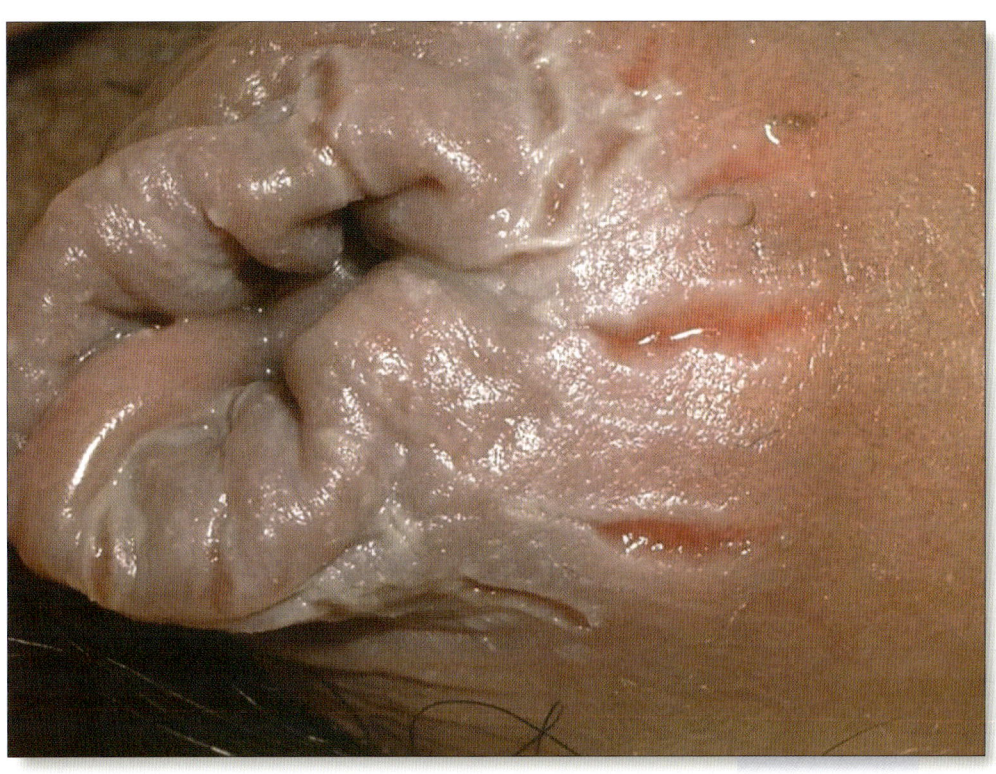

30歳代，男性
糖尿病による包皮輪の亀裂．亀頭・包皮の痛痒さで受診．亀裂が縦に生じるのが特徴である．

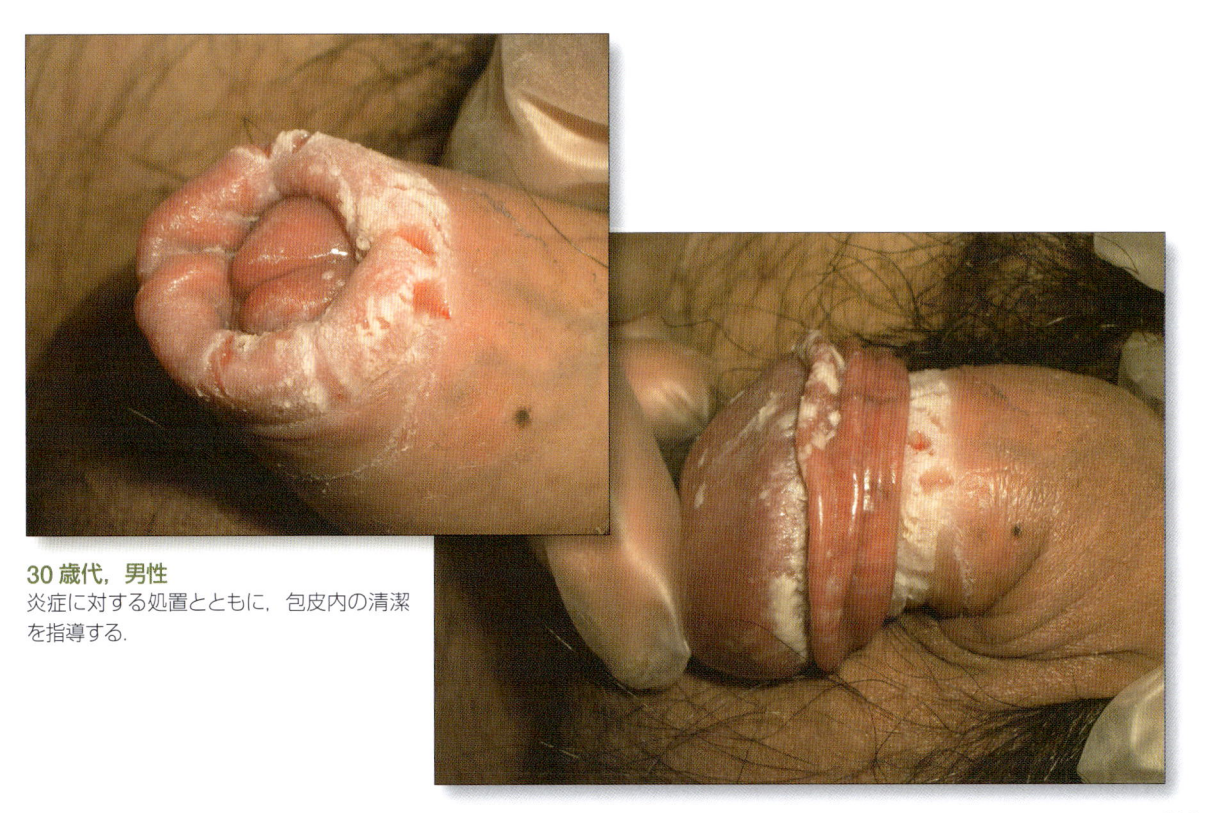

30歳代，男性
炎症に対する処置とともに，包皮内の清潔を指導する．

性感染症以外の疾患

1．糖尿病性亀頭包皮炎

Chapter 3 性感染症以外の疾患

2 糖尿病性陰茎壊疽
Diabetic penile gangrene

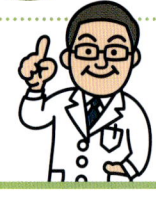

ポイント
糖尿病による陰茎のみの壊疽は稀．早期の治療と基礎疾患の管理が重要．

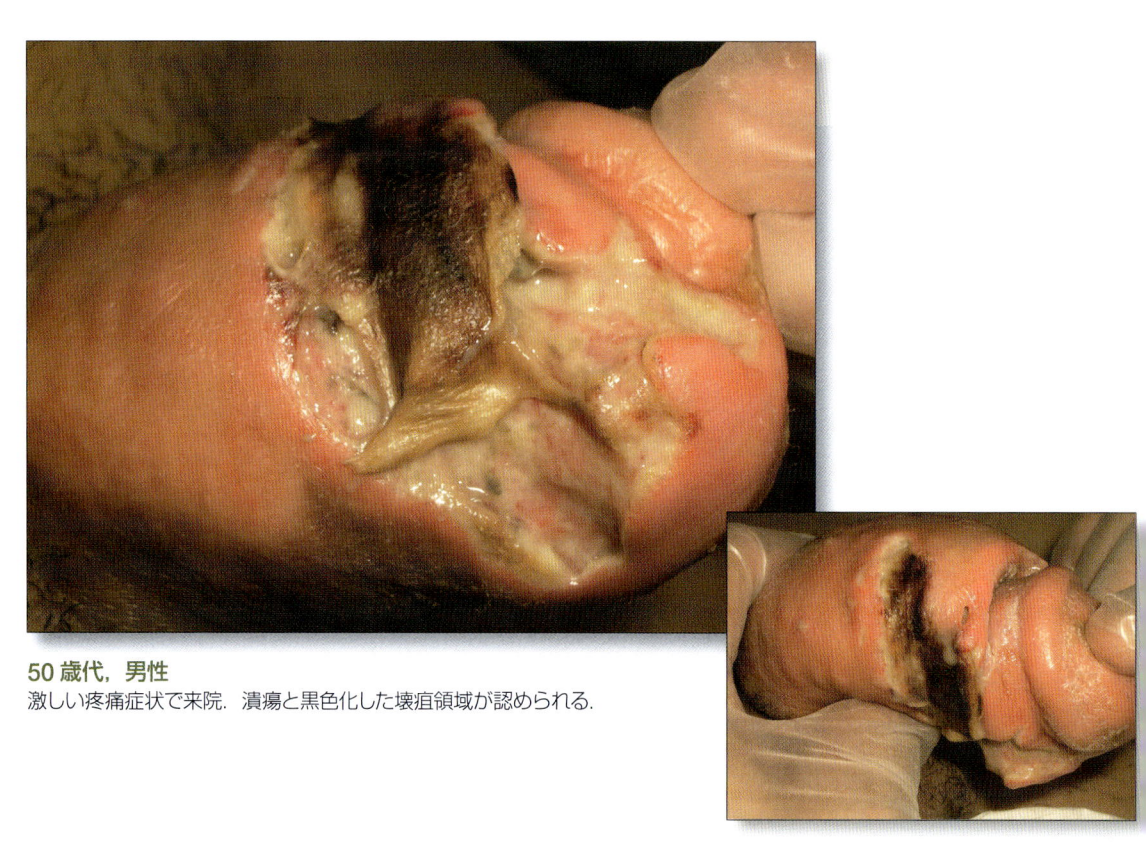

50歳代，男性
激しい疼痛症状で来院．潰瘍と黒色化した壊疽領域が認められる．

♠糖尿病による血管障害・神経障害から，下肢などの荷重部に潰瘍・壊死を生じることはよく知られているが，稀に陰茎にも発生することがある．激しい疼痛と圧痛を認め，広範囲に潰瘍が出現，黒色化する．ここにあげた写真の例も，糖尿病のコントロールが不良で，血流に障害があり，二次感染を起こしたと思われる例である．

♠通常，このような**感染性壊死性筋膜炎**は外傷を受けやすい部位に生じるが，鼠径部・会陰部にも生じうる．糖尿病をはじめ，透析患者や動脈硬化症を有する患者では重症化する．男性の外陰部に発生した感染性壊死性筋膜炎（すなわち**フルニエ壊疽**）では，約半数の患者に糖尿病の合併があるとの報告もある．図に示した症例のように陰茎だけでなく，陰嚢から会陰部全体に波及する症例もある．

♠すみやかなデブリードマンと抗生剤の投与が必要であるが，糖尿病などの基礎疾患の管理・改善がなされないと，再発する傾向にある．早期の治療がなされない場合の死亡率は高い．

左図と同一症例
角度を変えてみると，深くえぐれた構造が認められる．

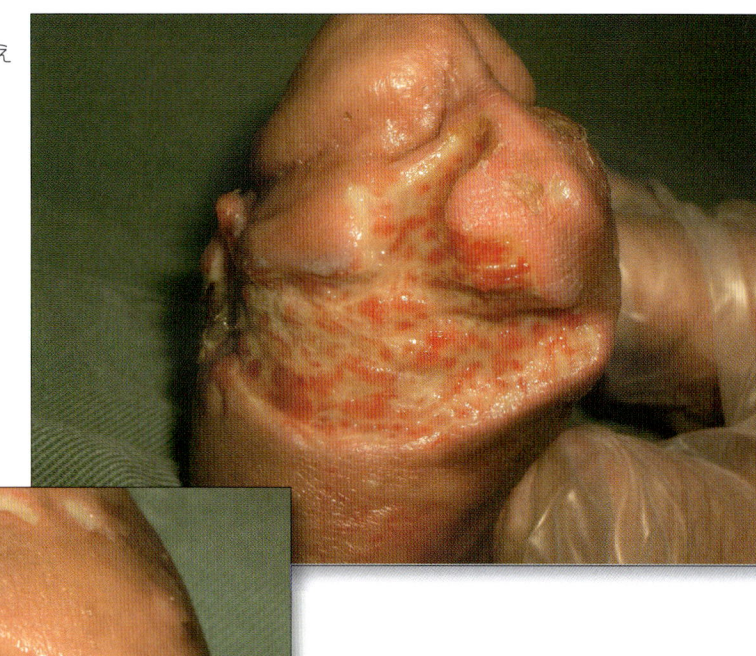

【参考】40歳代，女性
糖尿病を基礎疾患に持つ患者の大陰唇の感染症．放置せずに早めの対処を！

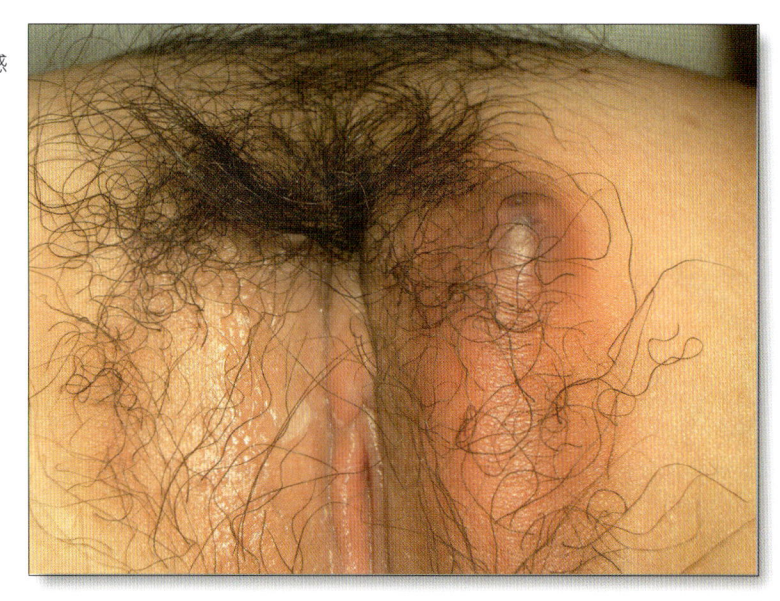

性感染症以外の疾患

2. 糖尿病性陰茎壊疽

Chapter 3 性感染症以外の疾患

3 非特異的亀頭包皮炎
Non-specific balanoposthitis

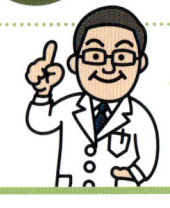

> **ポイント**
> 病原細菌が特定されない，一般細菌による亀頭包皮炎です．

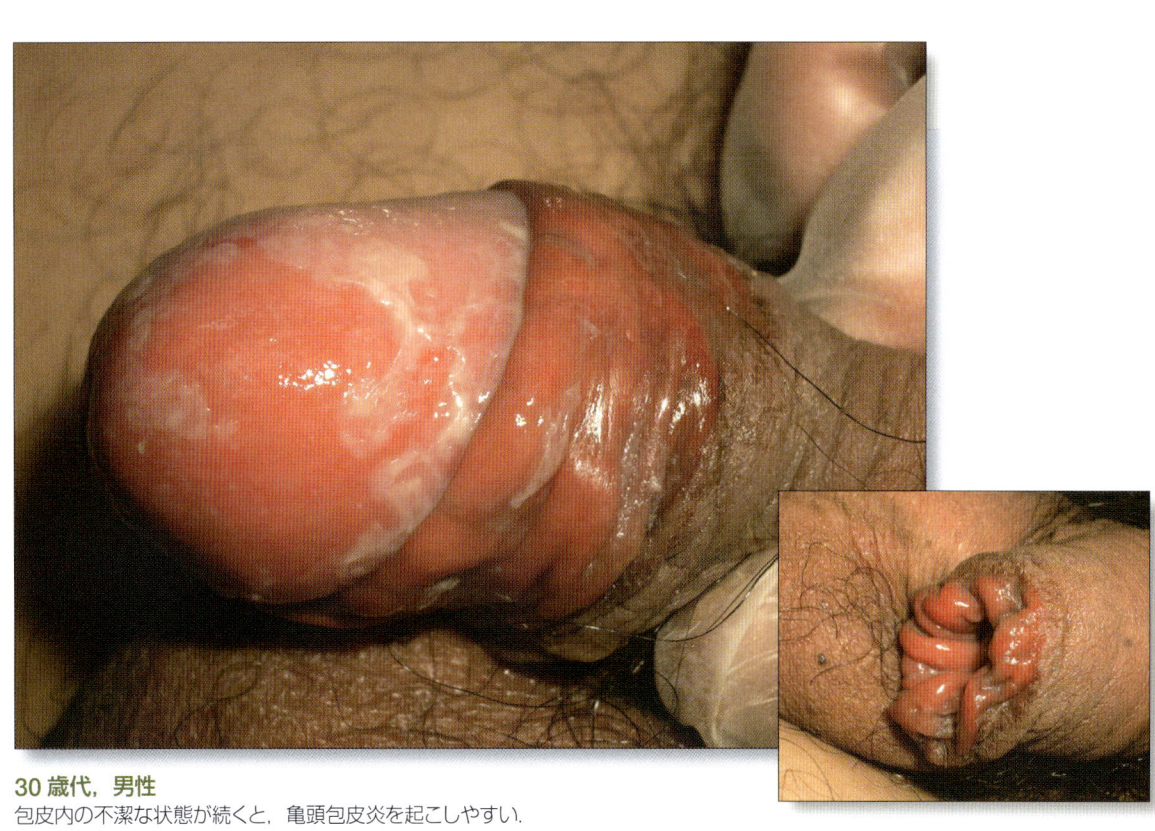

30歳代，男性
包皮内の不潔な状態が続くと，亀頭包皮炎を起こしやすい．

♠ カンジダ性亀頭包皮炎（☞ p.106）や糖尿病性の亀頭包皮炎（☞ p.112）以外の，病原性細菌が特定できない感染性亀頭包皮炎の総称である．リスクの高い性交渉（パートナーに腟カンジダ）がある場合，糖尿病の既往がない場合，小児の場合などにまず考えるのが，この**非特異的亀頭包皮炎**である．化膿レンサ球菌や黄色ブドウ球菌などの一般細菌感染が原因と特定されれば，それは**細菌性亀頭包皮炎**とも呼称される．

♠ 細菌性のものを考慮して，まずは抗生剤の内服と外用で対処する．それでも改善傾向がみられない時には，他の疾患を考える必要がある．また，包皮を反転させて亀頭部を清潔に保つよう入浴指導を行ったり，小児の場合は石鹸などを使った手洗いの重要性を伝える．

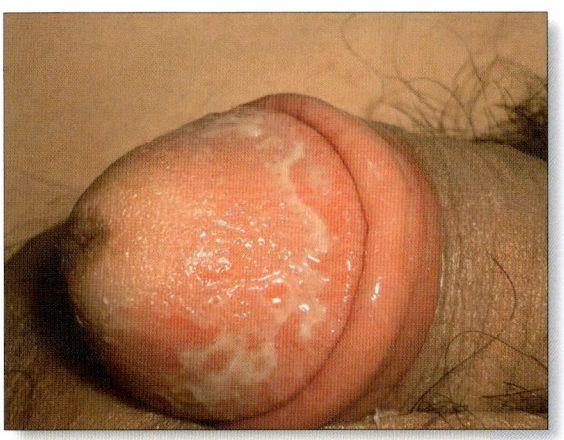

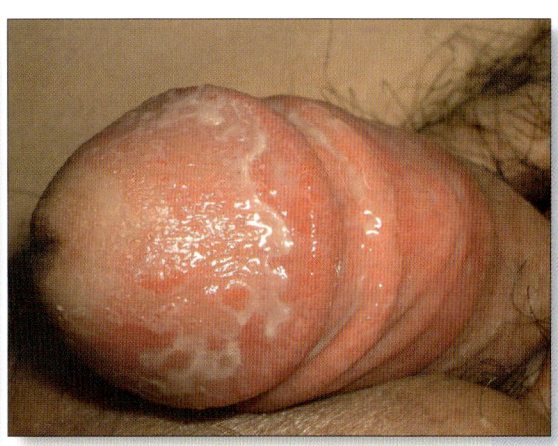

20歳代，男性．亀頭包皮炎
包皮をめくると，亀頭部のみならず包皮にも発赤・びらんが認められる．

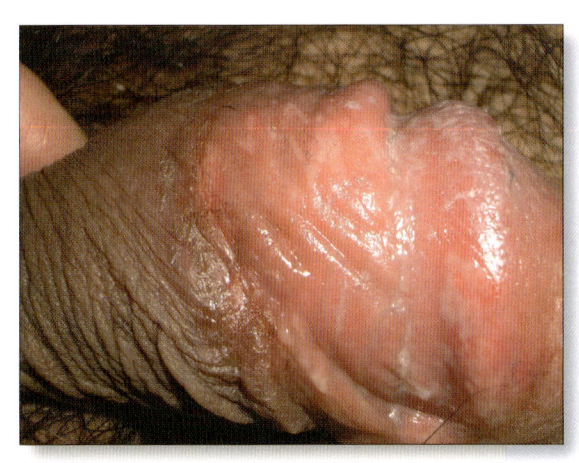

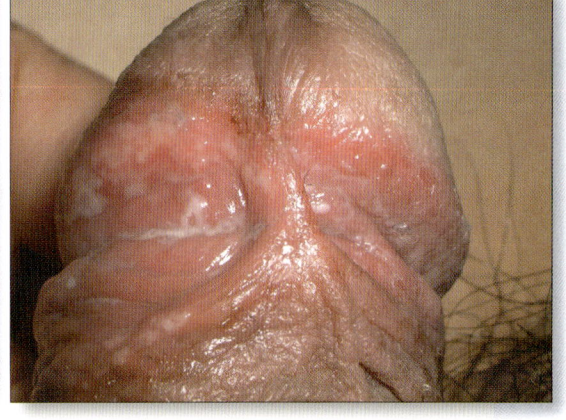

30歳代，男性．亀頭包皮炎
冠状溝に膿性分泌物の付着をみる．

【参考】小児の亀頭包皮炎
黄色い膿が出ている．手指からの細菌感染がもっとも考えられる．

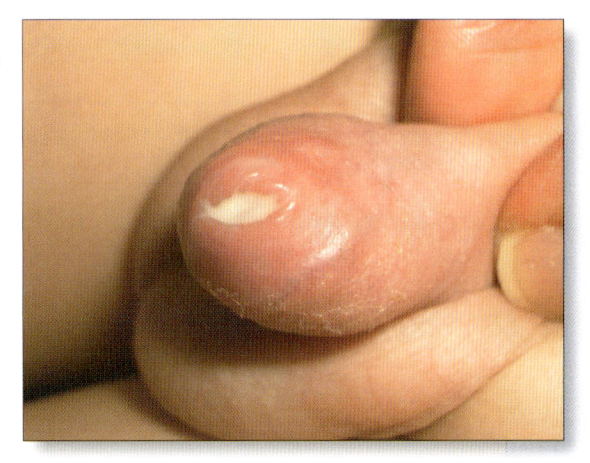

Chapter 3　性感染症以外の疾患

4　毛嚢炎
Folliculitis

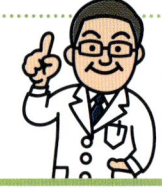

♠ ♥

> **ポイント**
> 毛嚢に一致したブドウ球菌の感染症です．

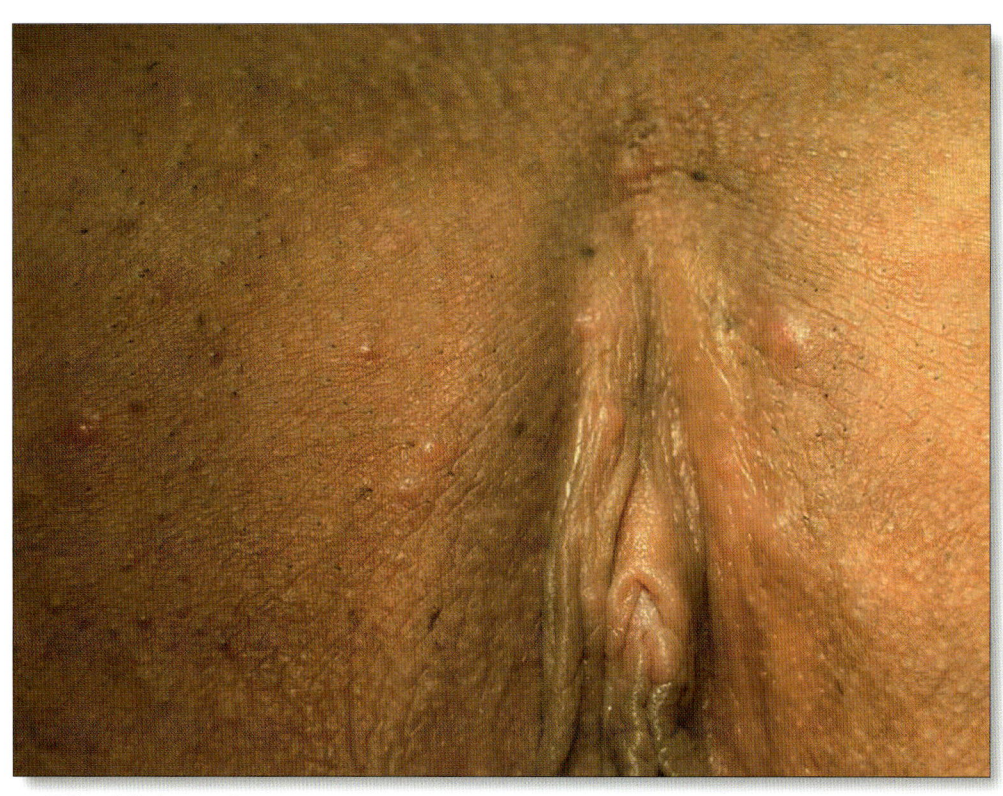

30歳代，女性（FCSW）
陰毛剃毛後の毛嚢炎．ブツブツができて痒い，との主訴で受診．毛嚢に一致して腫脹・疼痛を認める．

♠♥毛嚢炎（毛包炎）は，毛嚢開口部〜漏斗部に黄色ブドウ球菌や表皮ブドウ球菌が感染し，毛嚢周囲に炎症を起こした状態である．上に示した例のように，仕事上，剃毛を行う機会の多いFCSWは，知らず知らずのうちに陰毛部の毛嚢に細かな外傷を負っていることがあり，そこから感染する．トリコチロマニア（抜毛癖）のある場合には毛嚢炎になりやすい．さらに，発汗（夏季に多い）や間擦部などで皮膚が浸軟している状態が続いたり，ステロイド薬の使用も毛嚢炎の誘因となるとされる．

♠♥最初は毛嚢に一致した小さな丘疹や膿疱で，自覚症状はあまりないのが特徴である．炎症が強く，深在性に膿瘍が形成されると，癤や癰と呼ばれるようになる．

♠♥少数の場合には経過観察で問題ないが，疼痛が強い場合や多発する時には，抗生剤の内服・外用を行う．頻繁に再発する場合には，毛を抜く癖がないかどうか，ステロイドを長期間使用していないかどうかなどを確認する．

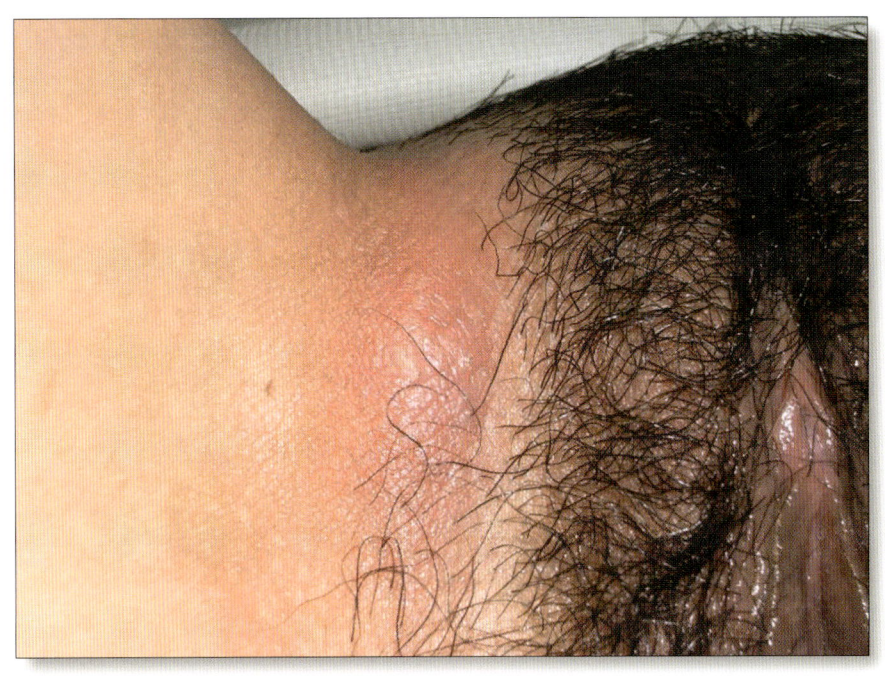

30歳代，女性
鼠径部の毛嚢炎．毛嚢に一致した軽度の炎症がみられる．

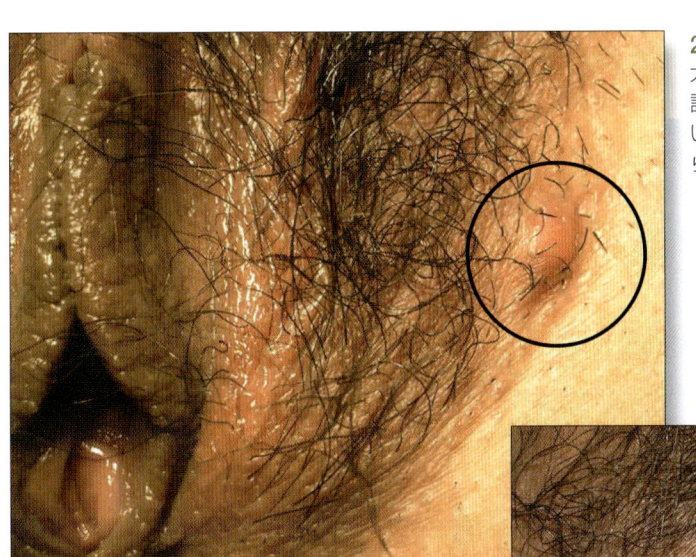

20歳代，女性
大陰唇の毛嚢炎．毛嚢に一致して発赤・腫脹・疼痛を認める．このような小病変の場合，性器ヘルペスと思い込んで受診する場合があるので，注意しなければならない．

20歳代，女性
右側大陰唇の毛嚢炎．膿疱はやや大きい．

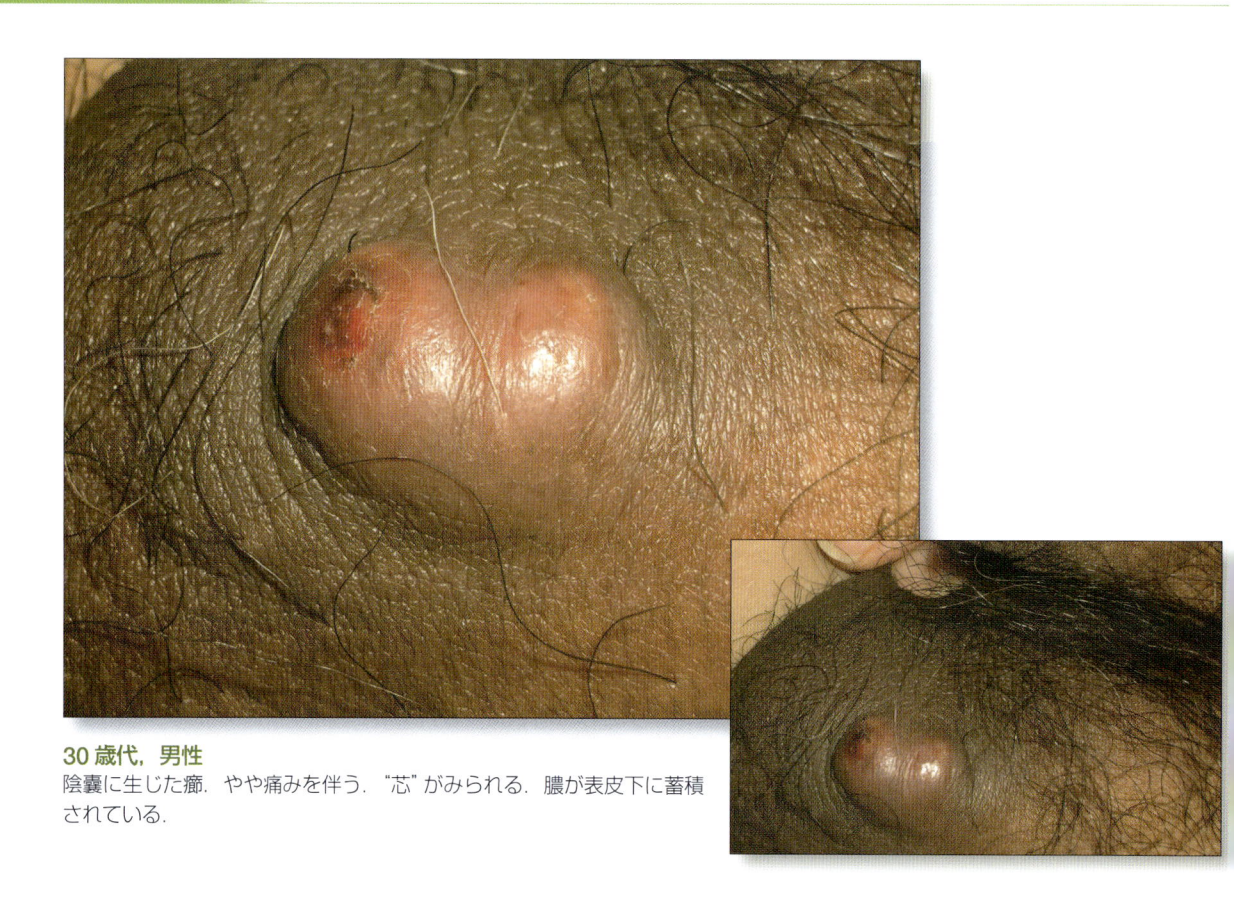

Chapter 3 性感染症以外の疾患

30 歳代，男性
陰嚢に生じた癤．やや痛みを伴う．"芯"がみられる．膿が表皮下に蓄積されている．

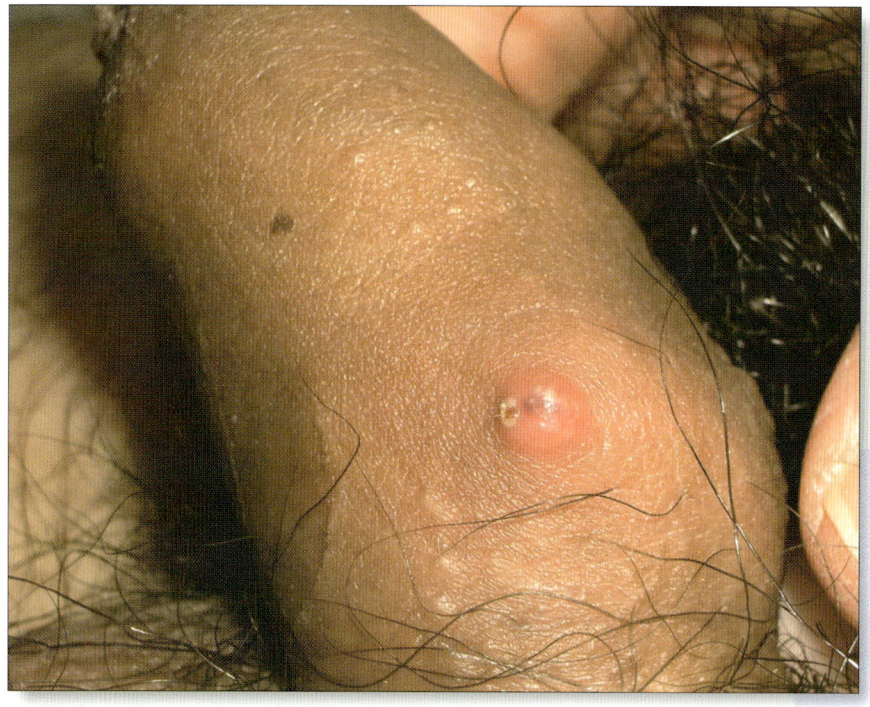

20 歳代，男性
陰茎に生じた癤．"おでき"の中心部に"芯"がみられる．

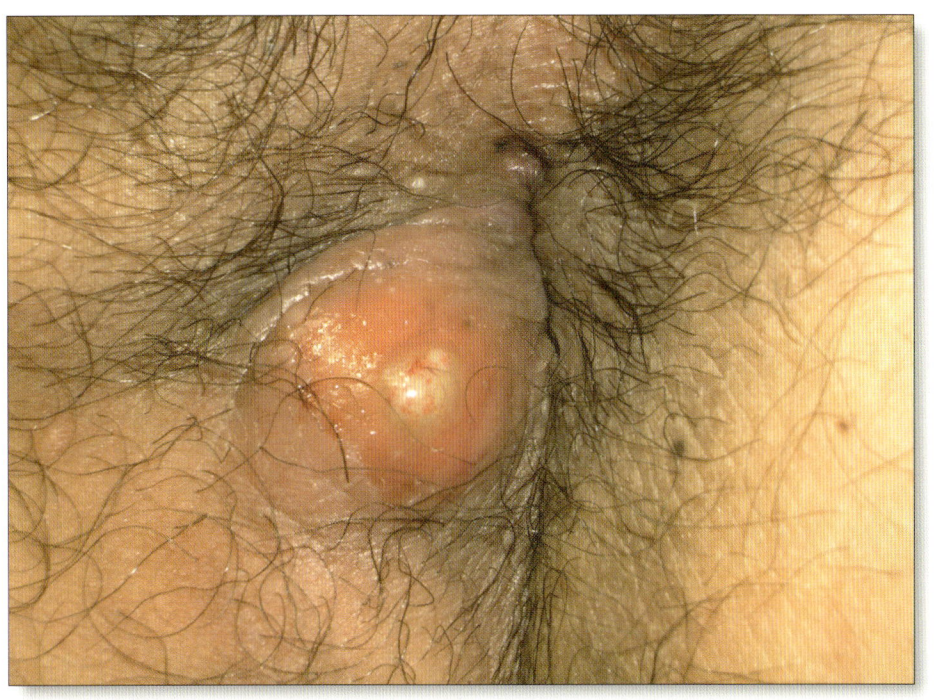

30 歳代，男性
肛囲に生じた癤．毛嚢に一致した膿点がみえる．

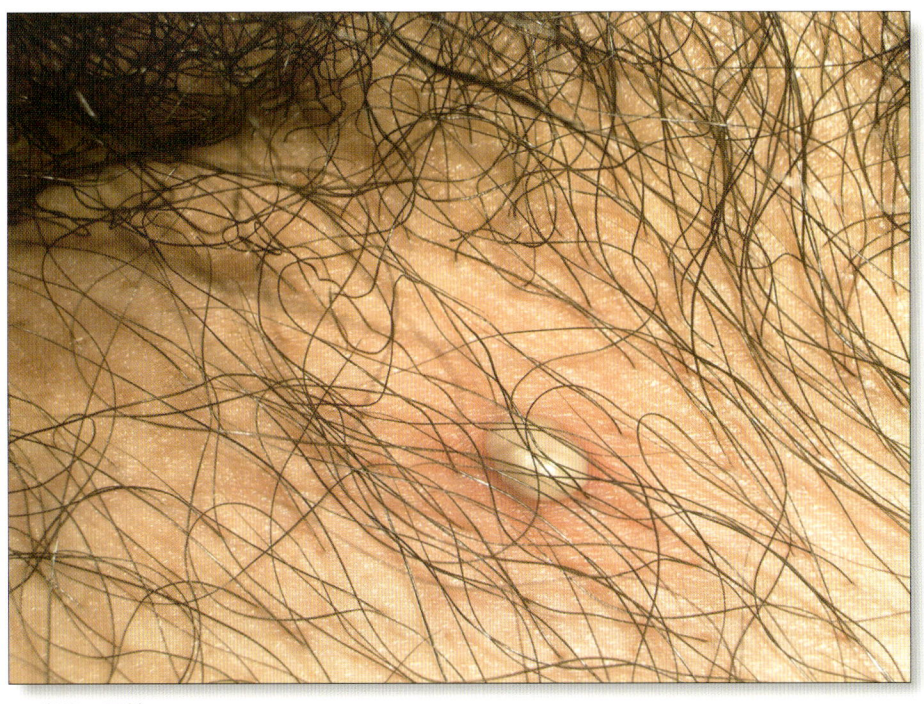

20 歳代，男性
鼠径部に生じた紅暈を伴った癤．膿が皮下にみられる．

Chapter 3　性感染症以外の疾患

5　種々の皮膚感染症
Skin infections

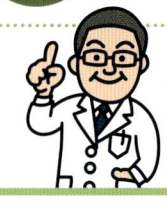

♠ ♥

> **ポイント**
> 感染症による炎症症状はさまざまな病態を示すので，要注意です．

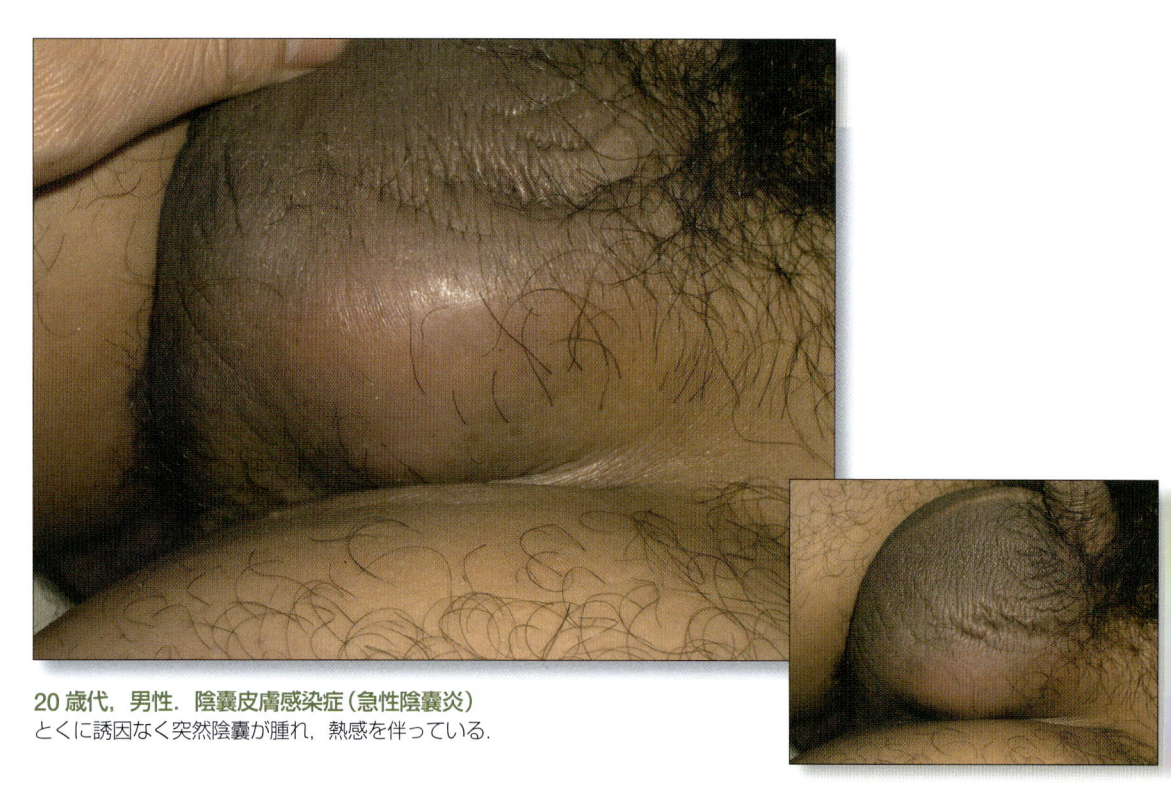

20 歳代，男性．陰嚢皮膚感染症（急性陰嚢炎）
とくに誘因なく突然陰嚢が腫れ，熱感を伴っている．

♠♥この項目では，さまざまな細菌が原因と思われる種々の皮膚感染症を取り上げる．

♠陰嚢に発赤・びらん・腫脹・熱感を伴う症状を有する場合には，**急性陰嚢炎や蜂窩織炎**などの感染症を疑う．陰嚢に皮膚症状なく，その内部に痛みを伴う場合には，精巣捻転や急性副睾丸炎（精巣上体炎）も考慮する．これらは**急性陰嚢症**とも呼ばれ，早急な処置が必要となってくる．

♠♥外陰部や肛門周囲はアポクリン腺の豊富な部位であり，発汗や不潔状態などが原因で汗腺が目詰まりを起こすと，黄色ブドウ球菌などの細菌によって**化膿性汗腺炎**を起こすことがある．

♥囊胞を伴う女性外陰部の炎症症状は，大陰唇に限局せずに恥丘部全体へと広範囲に拡大することがある．恥丘部全体に発赤をみる場合には，まずは感染症，蜂窩織炎などを疑い，抗生剤の投与を行う．大陰唇下部，バルトリン腺の存在する部位では**バルトリン腺炎**（閉経後の発生は稀）も考慮する．

30 歳代，男性．陰嚢皮膚感染症（陰嚢蜂窩織炎）
熱感と膿を伴っている．

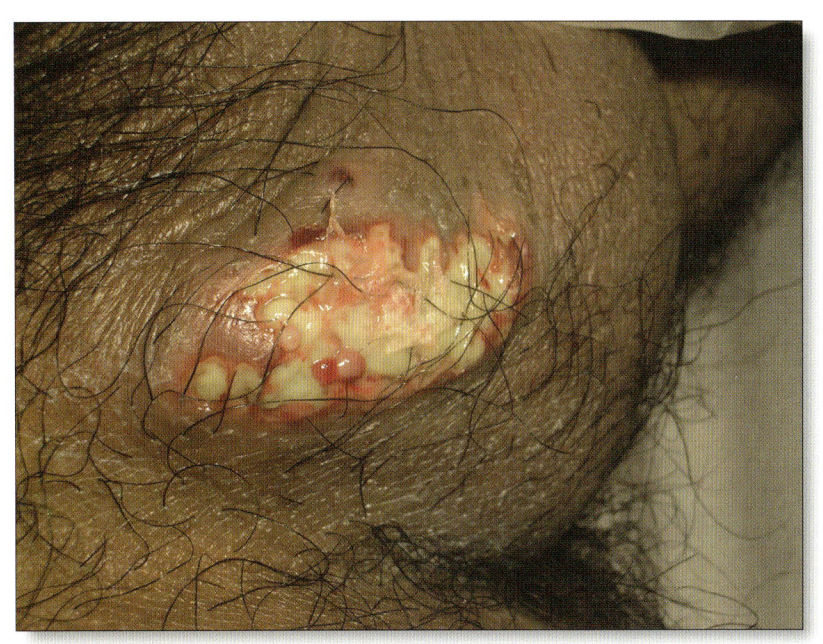

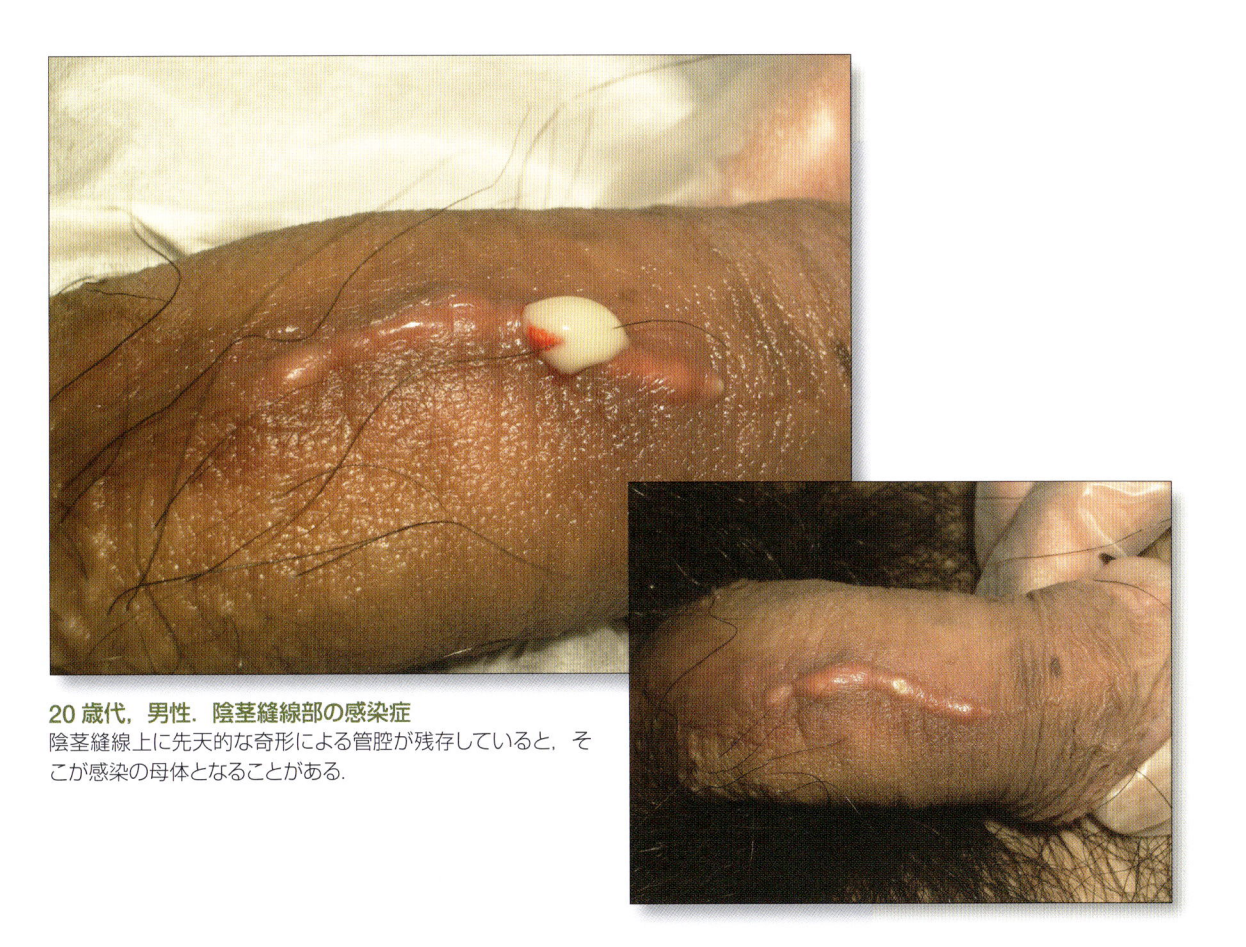

20 歳代，男性．陰茎縫線部の感染症
陰茎縫線上に先天的な奇形による管腔が残存していると，そこが感染の母体となることがある．

性感染症以外の疾患

5．種々の皮膚感染症

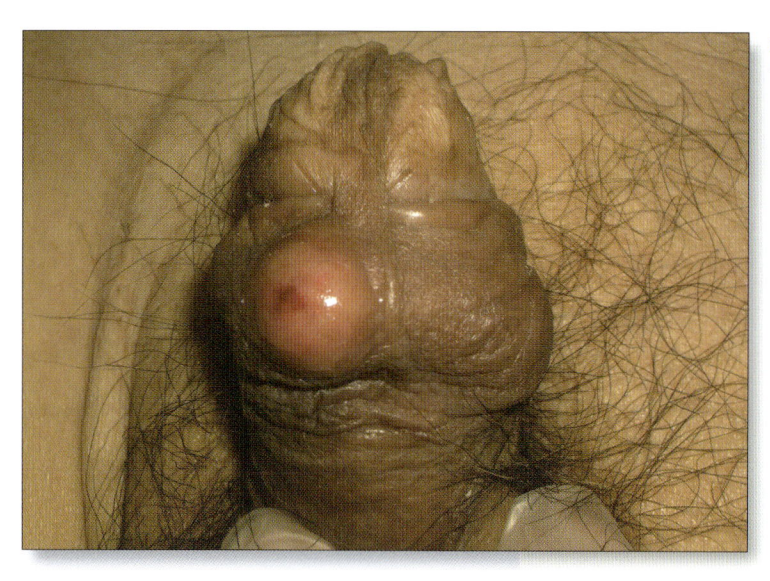

Chapter 3 性感染症以外の疾患

30歳代，男性．亀頭包皮の感染症
包皮にドーム状の膿瘍を認める．

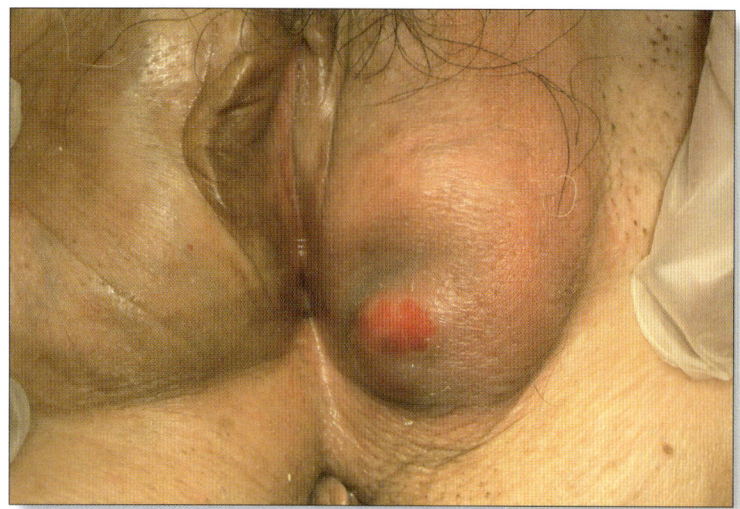

20歳代，女性．大陰唇の感染症
左大陰唇に限局した発赤・腫脹がみられる．

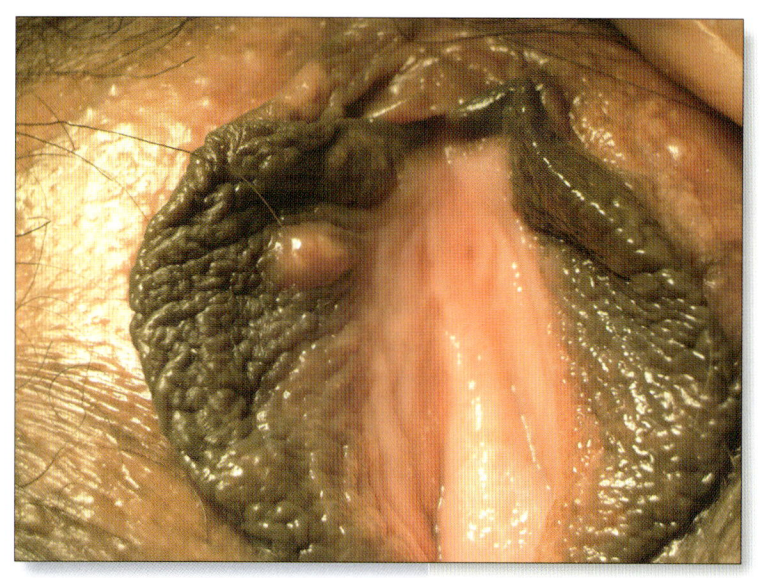

20歳代，女性．小陰唇の化膿性（アポクリン）汗腺炎
右小陰唇に半球状の隆起性病変がみられる．

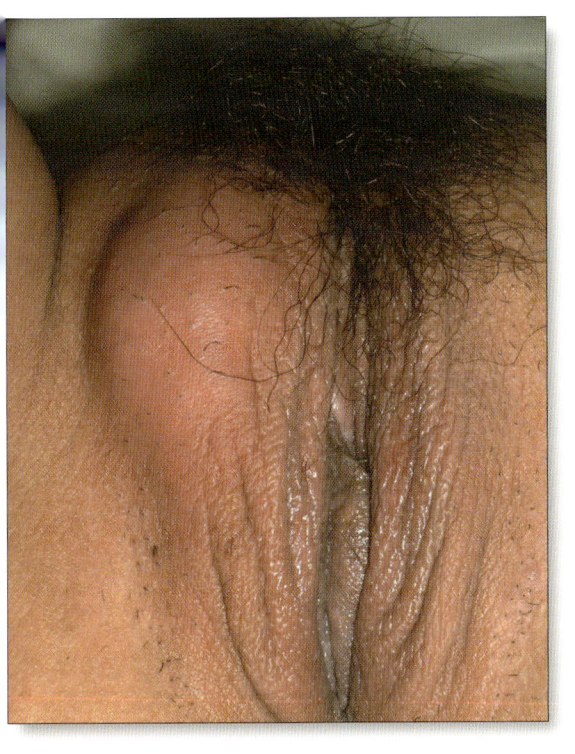

30 歳代，女性．大陰唇の蜂窩織炎
右側大陰唇に限局して発赤・腫脹がみられる．

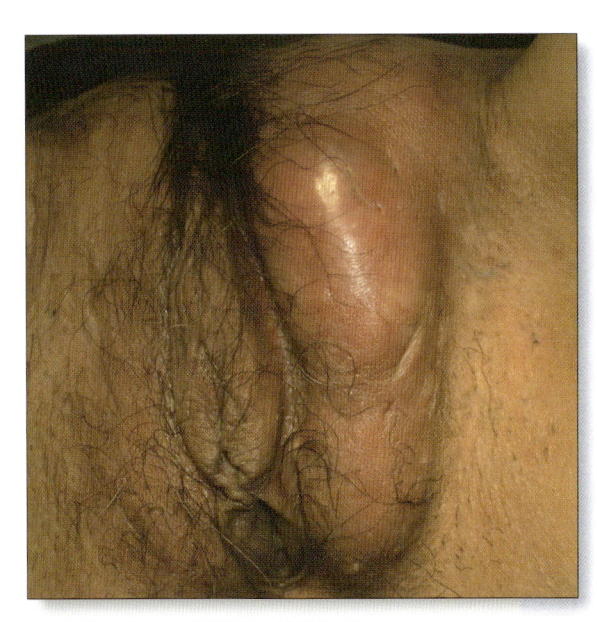

30 歳代，女性．大陰唇の蜂窩織炎
大陰唇から恥丘部全体へ発赤・熱感・腫脹が波及しているのがわかる．

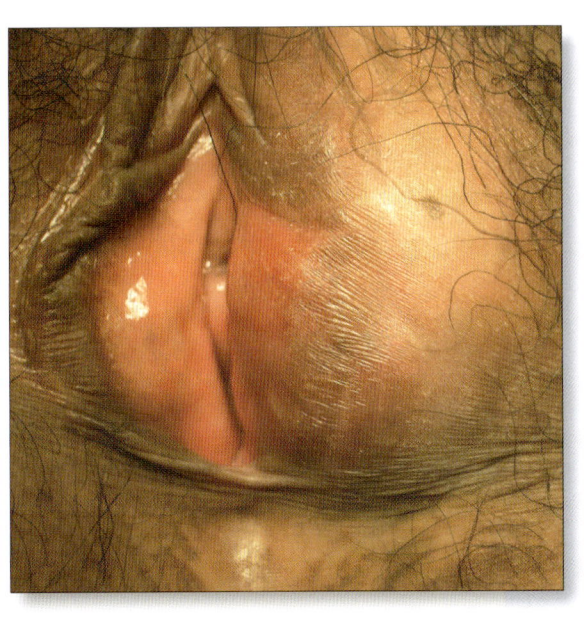

30 歳代，女性．バルトリン腺炎
左側のバルトリン腺の炎症．バルトリン腺導管の閉塞によって形成された嚢胞に細菌が感染して起こる．

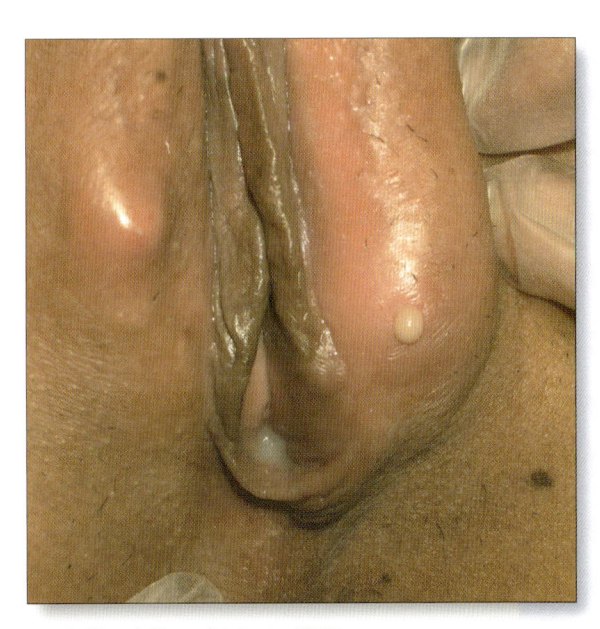

20 歳代，女性．バルトリン腺炎
左側のバルトリン腺炎．排膿している．右側の丘疹は化膿性汗腺炎と思われる．

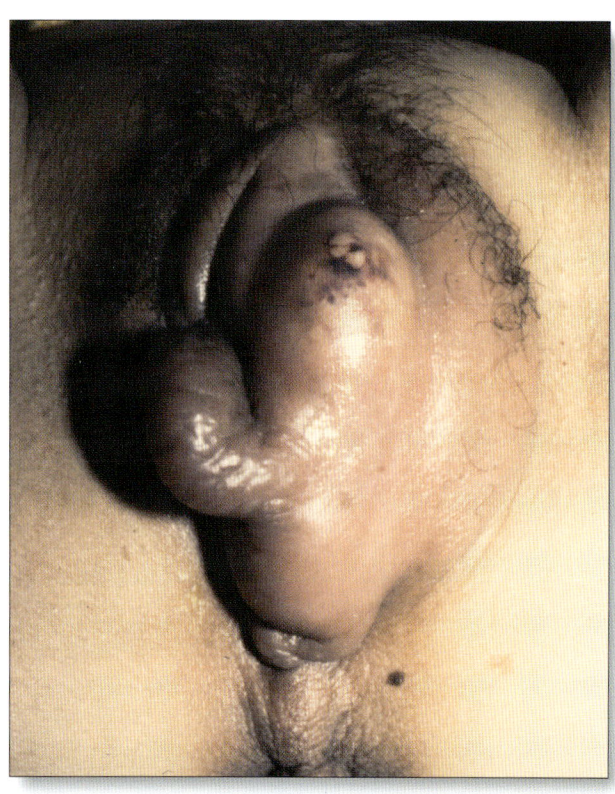

Chapter 3 性感染症以外の疾患

40歳代，女性．小陰唇の感染症
左側の小陰唇が大きく腫れ上がっている（左）．穿刺により排膿（左下），抗生剤投与で治療した（右下）．

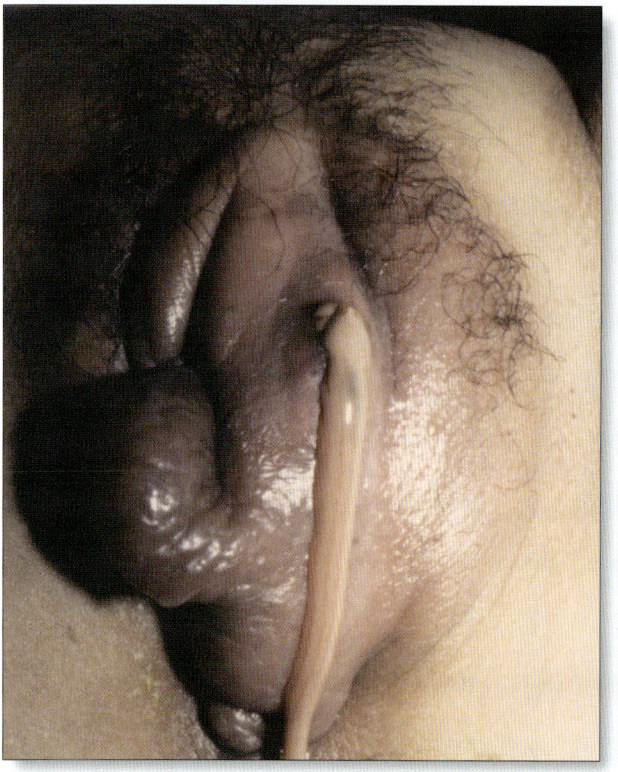

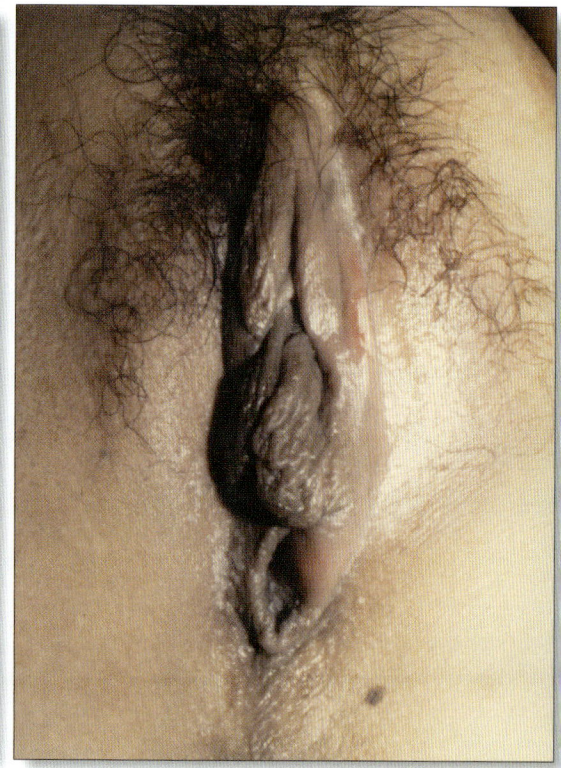

◎膀胱炎予防に水分補給◎

検尿で赤ワインのような色．「尿が出にくくて，排尿をするとき痛みがあり，とくに排尿の終わりに痛みがひどいんです．尿は濁っていて残尿感もあります」と，症状を訴える女性の患者さんがいました．

「それはいつからですか？」という私の問いには「今朝，急にです」という答え．これは典型的な急性膀胱炎です．

排尿痛，混濁尿，血尿，頻尿，残尿感そして下腹部不快感などが，急性膀胱炎の典型的な症状です．問診に引き続き行った検査でも，それが裏づけられました．彼女には抗菌薬を処方し，冷えに注意し，水分を十分に取るようにアドバイスしました．

実は膀胱炎は，若い女性では性行為が原因で発症することが珍しくありません．膀胱炎は，大腸菌などのグラム陰性桿菌の感染によって起こることがほとんどです．そして，女性の外陰部の解剖学的特徴が，その発生に大きな役割を果たしているのです．

すなわち，性行為による刺激により肛門周囲にいる腸内細菌が，肛門から腟前庭へ移動して外尿道口へと侵入．それにより，膀胱炎が発症するのです．性行為後2〜3日して，膀胱炎になりやすい女性患者さんには，性行為の後，すぐに"おしっこ"をしたほうが膀胱炎の予防になるかもしれない（！？），とお伝えください．そのためには，事前の水分摂取が重要ですね．

（2009年12月24日，院長ブログより）

Chapter 3 性感染症以外の疾患

6 帯状疱疹
Herpes zoster

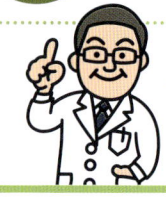

> **ポイント**
> 小水疱の特徴的な分布に注目すれば，診断は簡単です．

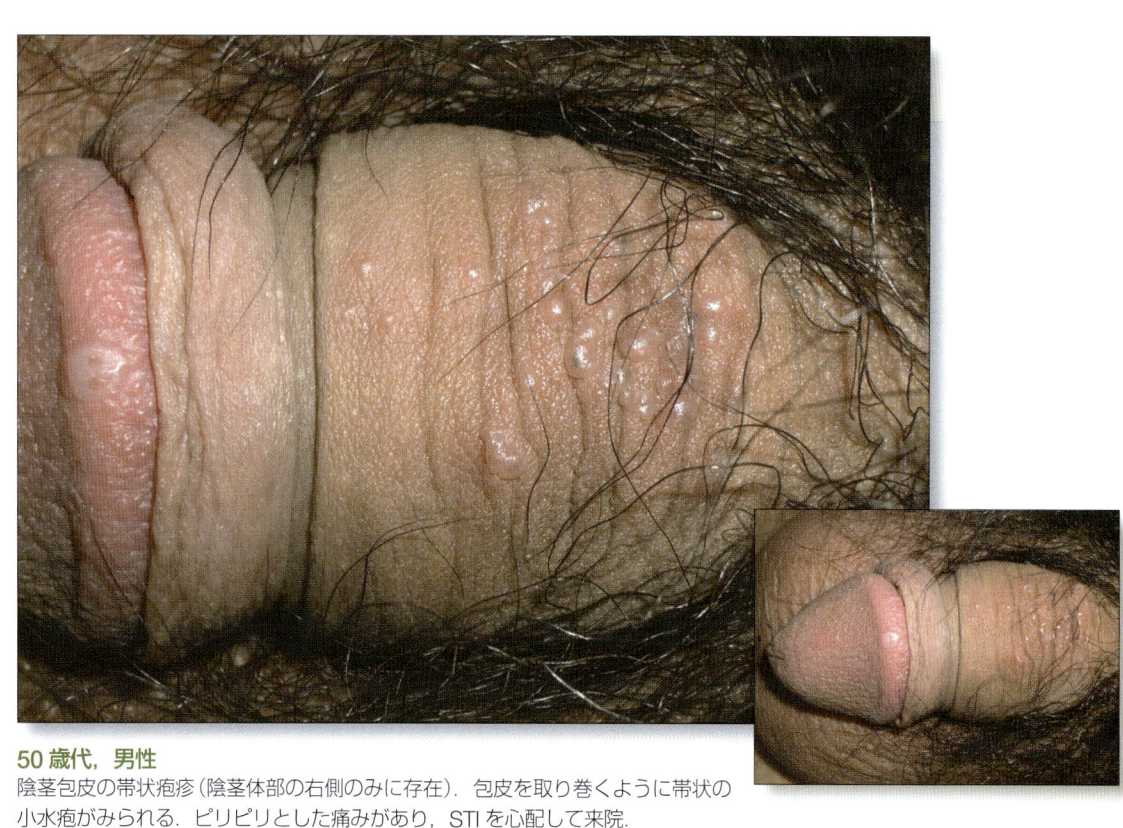

50歳代，男性
陰茎包皮の帯状疱疹（陰茎体部の右側のみに存在）．包皮を取り巻くように帯状の小水疱がみられる．ピリピリとした痛みがあり，STIを心配して来院．

♠♥ 帯状疱疹は水痘・帯状疱疹ウイルス（VZV）によるウイルス感染症である．かつて感染したVZVによる水痘（☞次項）や不顕性感染の再活性化で発症するとされている．とくに外陰部に生じた場合，性器ヘルペス（単純疱疹）と混同してSTIと思い悩む患者もいるため，別疾患である旨，説明しなければならないこともある．

♠♥ 皮膚症状は末梢神経の走行に沿ってみられるのが特徴で，発疹と小水疱，ピリピリとした神経痛様症状を伴う．よく問題となるのは，顔面の三叉神経領域に症状が出た場合のRamsay Hunt症候群である．しかしそればかりではなく，ここにあげた写真のように外陰部や臀部周辺に生じた場合には，膀胱や直腸が障害されて尿の出が悪くなったり尿閉になることもあり，また腹部に生じた場合には便秘になるケースもある．このように帯状疱疹は，その出現部位によってさまざまな症状や合併症を伴う．

♠♥ 疲れやストレス，風邪，加齢など，抵抗力が弱ることによって症状が出てくることから，抗ウイルス薬投与とともに，食事や睡眠等についての生活指導も行う．

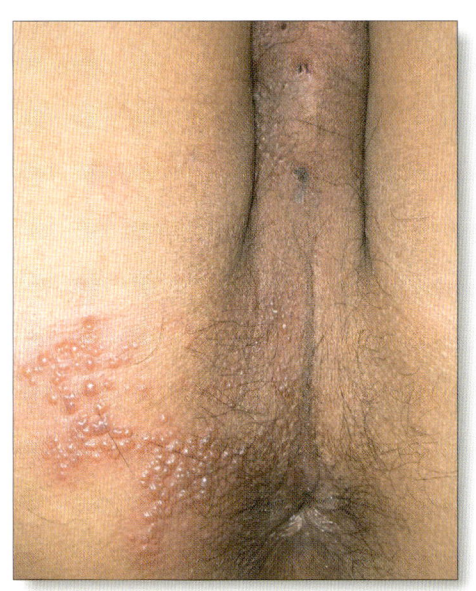

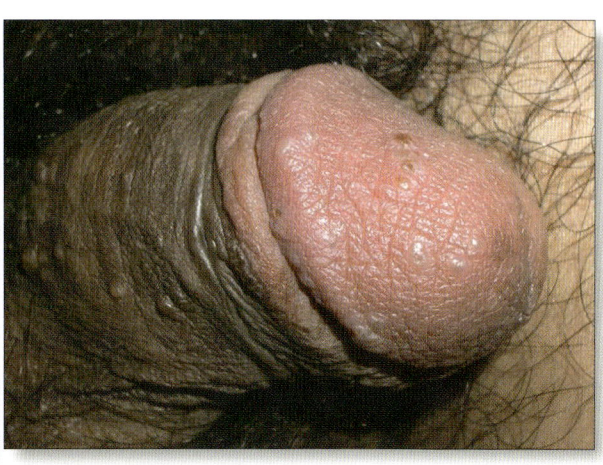

30 歳代，男性
陰茎・陰嚢・会陰の右側にのみ生じた帯状疱疹．

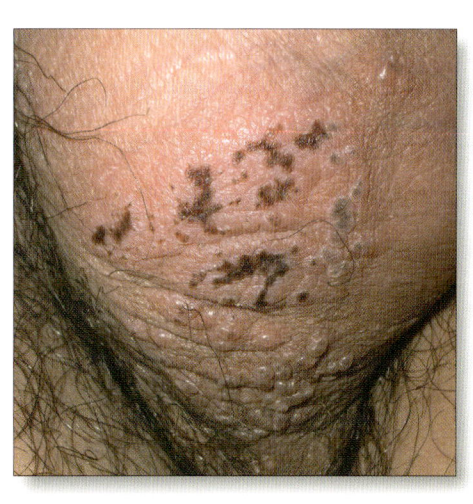

40 歳代，男性
右陰嚢に生じた帯状疱疹．小水疱と血痂がみられる．

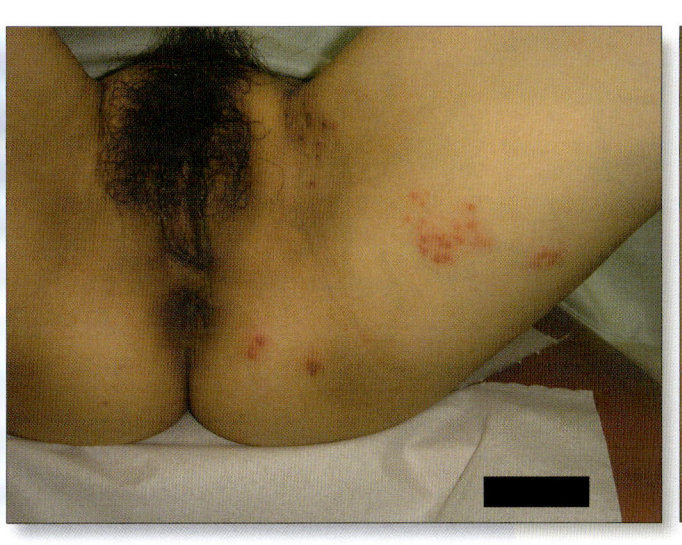

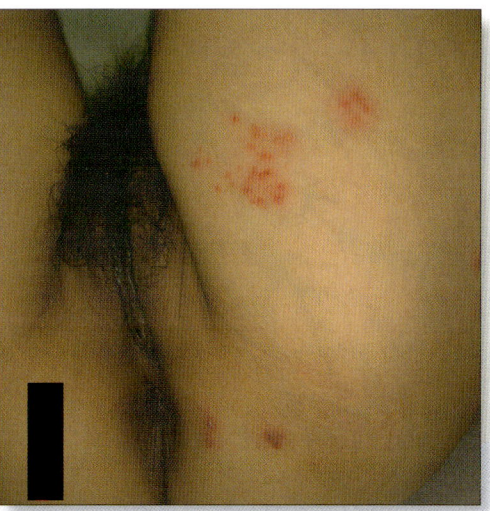

40 歳代，女性
左大腿部から臀部，肛囲に生じた帯状疱疹．幸い尿閉などの合併症はなかった．

性感染症以外の疾患

6．帯状疱疹

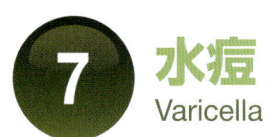

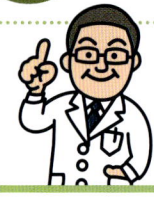

Chapter 3 性感染症以外の疾患

7 水痘
Varicella

ポイント
外陰部症状で受診するのは稀．全身にあらわれる種々の皮疹を見逃さない．

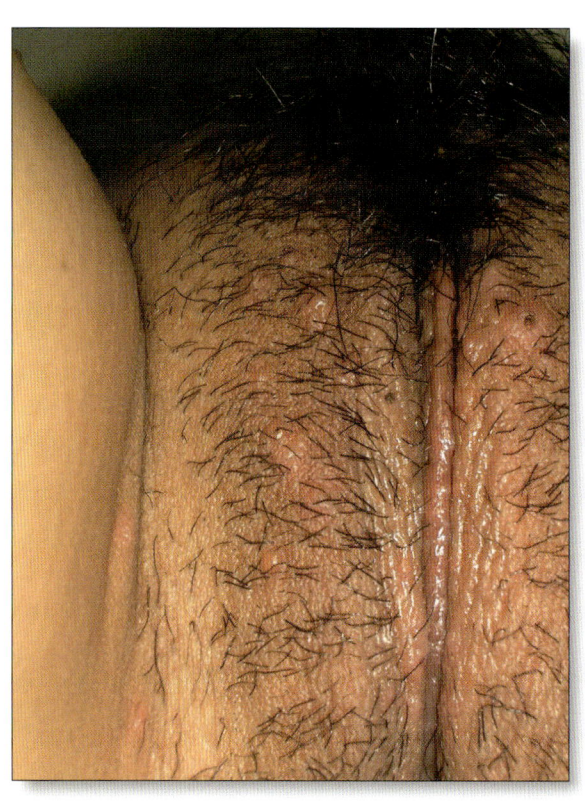

30 歳代，女性
大陰唇から鼠径部にかけて水疱，膿疱，痂皮がみられる．

♠♥水痘（水ぼうそう）は VZV（☞前項参照）の初感染によるウイルス感染症である．小児に好発であると言われてきたが，近年では小児期に感染しないまま成人し，その後に発症するケースが増えてきている．成人発症のほうが一般的により重症である．

♠♥皮膚症状（水疱→膿疱→痂皮→瘢痕）は全身に次々に生じるため，ここにあげた写真のように外陰部症状のみから受診し，水痘と診断することは稀である．むしろ，全身にみられる丘疹や小水疱などのさまざまな皮疹から水痘と診断し，外陰部周辺にも同症状がある，というのが普通である．

♠♥治療は安静を第一とし，あとは抗ウイルス薬などの対症療法を行う．水痘ワクチンは予防手段として有用である．

30歳代，女性（左図と同一例）
左図で示したように外陰部の症状で来院したが，視診で大腿部・体幹部（背部）にも皮疹がみられ，水痘と診断した．

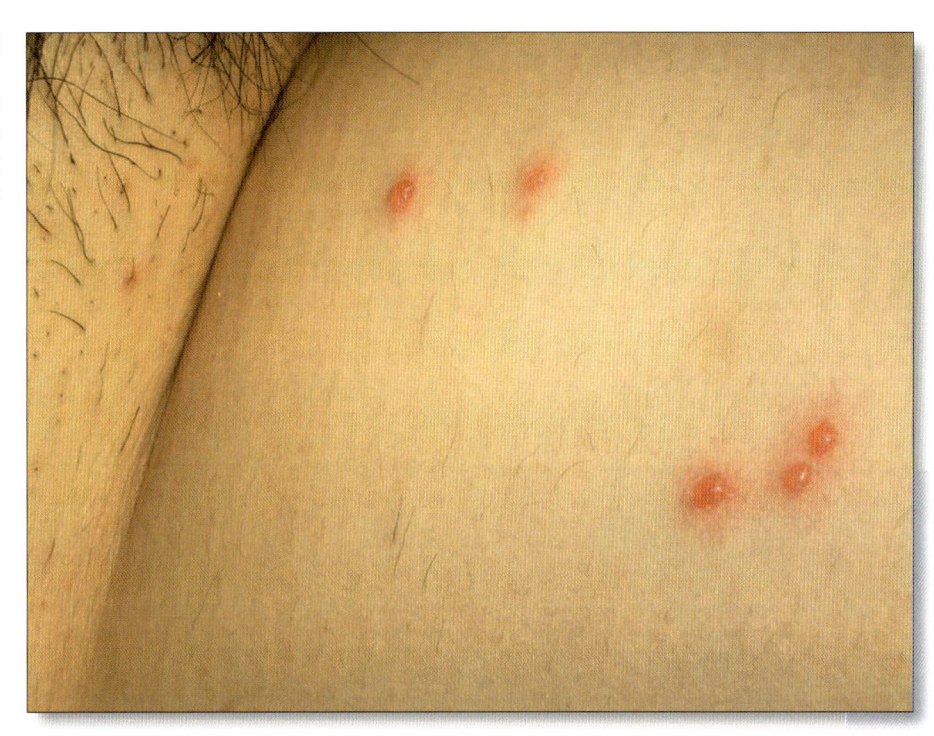

性感染症以外の疾患

◎おたふく風邪と精巣炎◎

海外赴任中の男性．突然睾丸が腫れ，熱も出ている．性感染症か！？

病歴をいろいろ聞いてみたところ，子どものころ，おたふく風邪に罹ったことがないことがわかりました．そこで，性感染症ではなく，睾丸炎（精巣炎）であると判断できました．

睾丸炎（精巣炎）は，おたふく風邪を起こすウイルス（ムンプス・ウイルス）が原因で発症します．正式には「流行性耳下腺炎精巣炎」と言います．

このウイルスに子どもが感染すると，いわゆる「おたふく風邪」になります．子どもにとっては大変な病気ではありません．しかし，子どものころにおたふく風邪にかからないまま大人になってしまい，成人がこのウイルスに感染すると，なんとなんと！男性では不妊症の原因となる睾丸炎（精巣炎）になってしまうのです！

睾丸炎（精巣炎）は一般細菌が原因でおこることはきわめて稀で，ムンプス・ウイルス，淋菌，梅毒のいずれかが原因と判断できます．現在ではほとんどがムンプス・ウイルスで起こると言えます．

現代日本は超清潔国家です．無菌状態で育った若者が海外に出かけると，いろいろな病原体と遭遇し，予期せぬ病気になることがあります．子どものうちにかかっておくべき「はしか」「水ぼうそう」「おたふく風邪」「風疹」などの感染症に罹らないで大人になった方はどうかご注意を！

（2008年10月24日．院長ブログより）

Chapter 3　性感染症以外の疾患

8　尿道カルンクル
Urethral caruncle

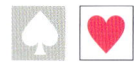

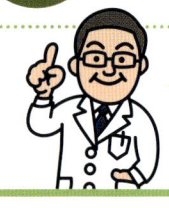

ポイント
中年以降の女性の尿道口に特有の赤色ポリープ様の良性腫瘍です．

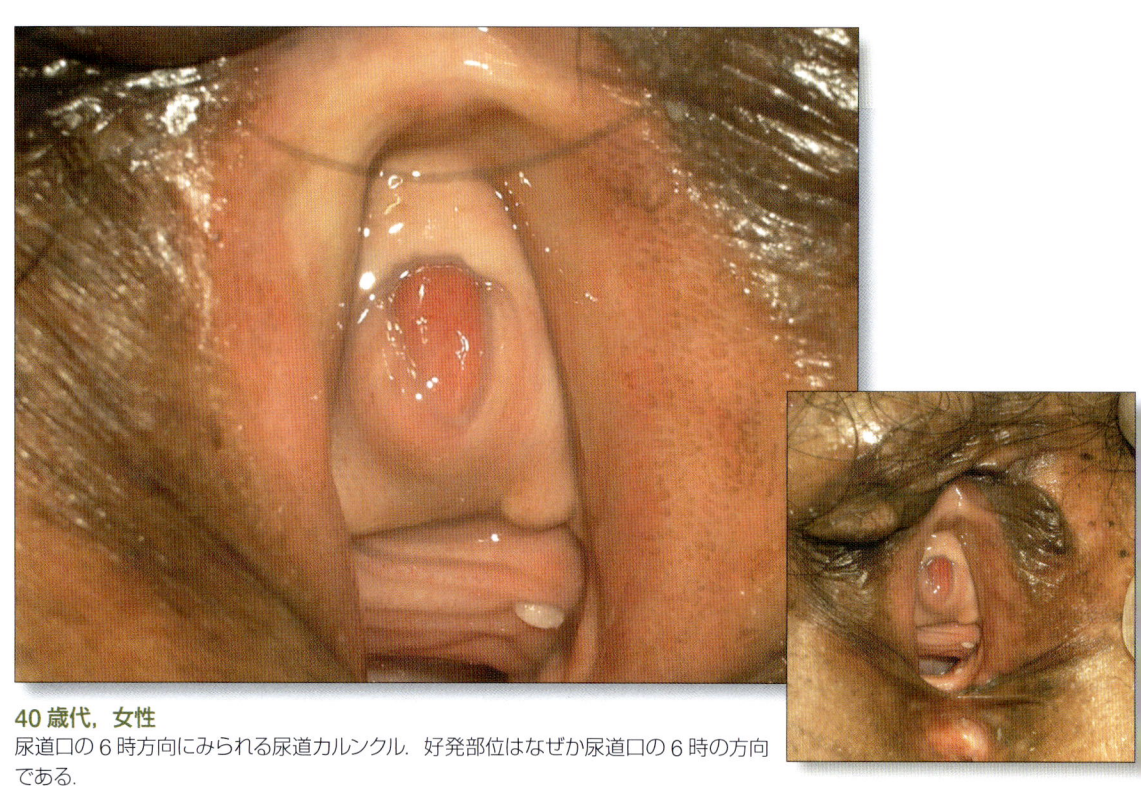

40歳代，女性
尿道口の6時方向にみられる尿道カルンクル．好発部位はなぜか尿道口の6時の方向である．

♥**尿道カルンクル**とは尿道肉阜，尿道小阜などとも呼ばれる，中年以降の既婚女性の尿道後壁にできる小豆大ぐらいの赤色の良性腫瘍である（女性の尿道癌はきわめて稀で，外来でみるのは多くは尿道カルンクルである）．小さくて無症状であれば，とくに治療の必要はない（数カ月ごとの経過観察でよい）が，増大傾向，尿線の乱れ，頻尿，排尿困難，感染による膿尿，排尿痛などがみられれば，局麻下に電気メスで切除する．下着やトイレットペーパーに血が付着することで気づき，来院するケースが多い．この際，他の出血性の疾患を除外しておく．

♥原因は不明だが，若年女性の発症がきわめて稀であることから，長年にわたる慢性的な炎症が原因のひとつではないかと考えられている．

♥赤色の突起は特徴的な臨床所見であるが，正常の粘膜色をしている場合には，それとわからず見落とす可能性があるので要注意である（尿道脱との鑑別がいる）．尿道カルンクルから悪性の尿道癌へ発展することはまずないので，最初の視診が重要である．

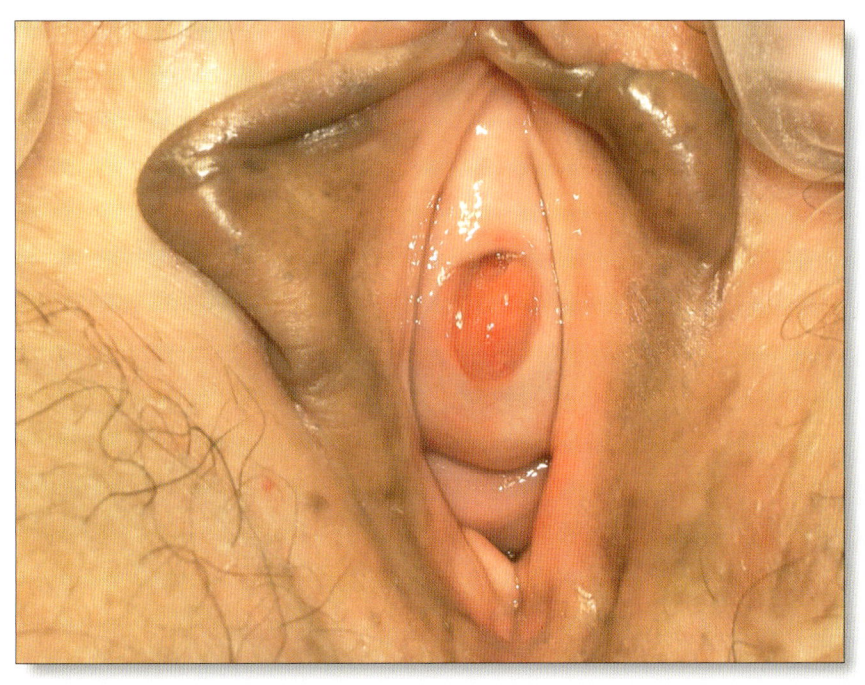

50歳代，女性
尿道口6時方向に赤い小豆大の突起がみられる．典型的な尿道カルンクルである．

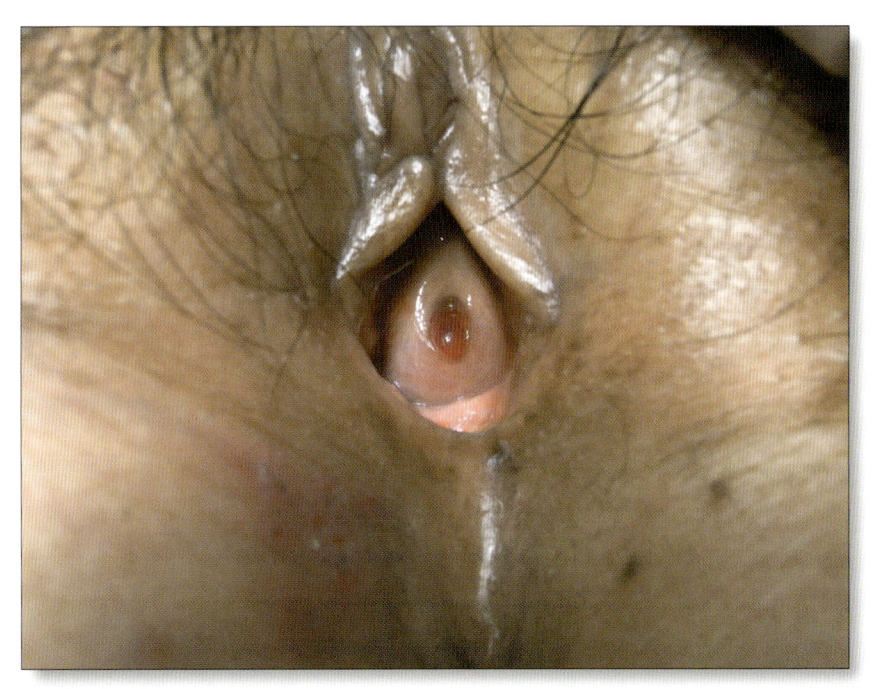

40歳代，女性
他の疾患で通院中に発見した尿道カルンクル．本人はとくに気にした様子はなかった．

Chapter 3 性感染症以外の疾患

9 被角血管腫
Angiokeratoma scroti / vulvae

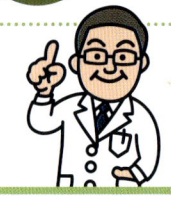

ポイント
被角血管腫自体は患者は気にしていないことが多く，他の疾患で受診した際に指摘することが多い．

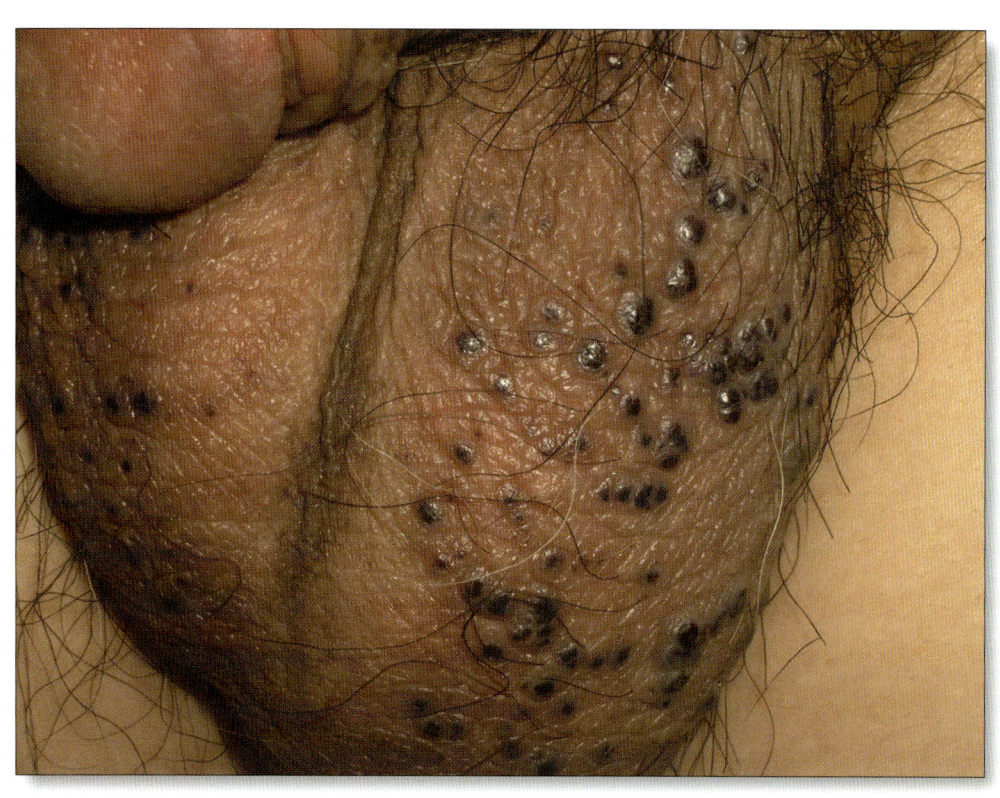

50歳代，男性．陰嚢被角血管腫
暗赤色の小さな結節が多発している．以前に比べて増加してきたため，心配になり受診した．

♠♥**被角血管腫**とは過角化を伴う血管拡張性の血管腫の総称で，いくつかの病型がある．

♠図のごとく男性の陰嚢に数mm程度の被角血管腫が多発するものを**陰嚢被角血管腫**という．高齢の男性に好発するため，加齢に伴う結合組織の支持力低下と静脈閉塞などによる静脈内圧亢進が原因で発症すると考えられている．この皮疹は必ずしも高齢男性だけではなく，若年男性にもみられることがある．

♥女性の外陰部にも男性の陰嚢被角血管腫と同様の症状が生じることがある（**陰唇被角血管腫**）．ただし，高齢男性ほど高頻度ではなく，やや稀である．女性の場合には，妊娠による静脈圧の亢進や女性ホルモンによる血管拡張作用なども要因であると考えられる．

♠♥視診で診断は容易である．無症状のことが多く，とくに問題となることがなければ経過観察でよい．出血などがあって治療を望む場合には，炭酸ガスレーザーや電気焼灼などで対応する．また，静脈圧が亢進するような基礎疾患を有していないかどうかを確認することも忘れてはならない．

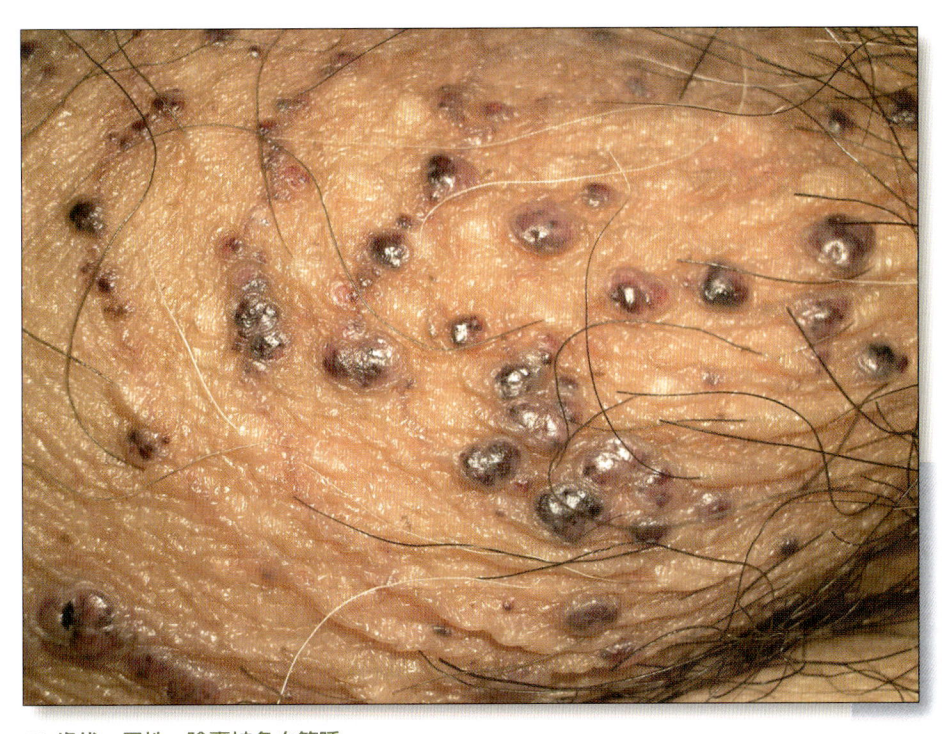

50歳代，男性．陰嚢被角血管腫
左図の拡大像．下着に擦れて時に出血を伴うという．

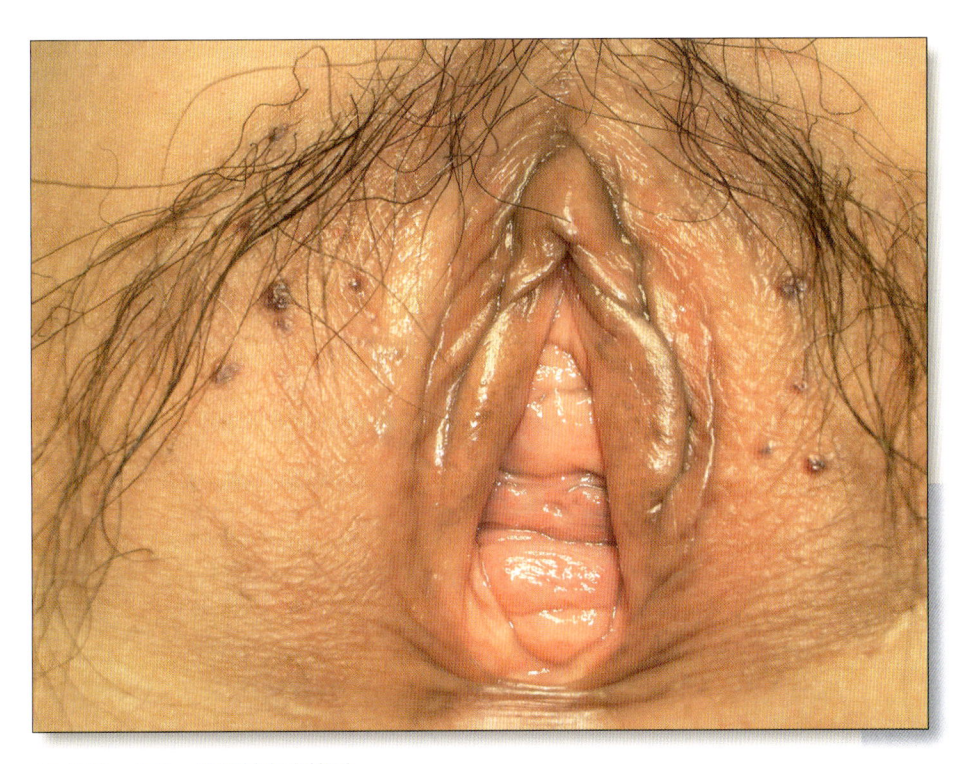

40歳代，女性．陰唇被角血管腫
左右の大陰唇に数個ずつ存在する被角血管腫．

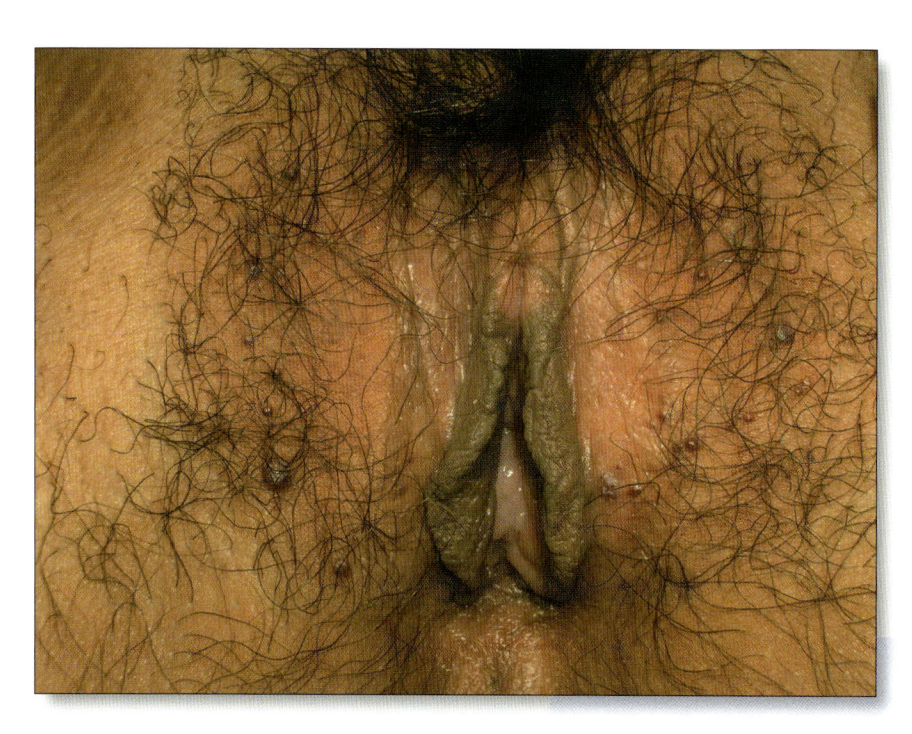

Chapter 3　性感染症以外の疾患

40歳代，女性．陰唇被角血管腫
STIを心配して受診したが，加齢に伴うものであること，女性ホルモンや妊娠などの影響を説明することで，患者は安心する．

◎綺麗好きな生活習慣病◎

性器カンジダ症は性器の真菌感染症です．原因菌としては *Candida albicans* がもっとも多く認められます．女性に特有な病気といってもよく，性行為が原因のカンジダ症は約5%と，意外に多くありません．

女性では腟炎と外陰炎は同時になることが多いので，外陰・腟真菌（カンジダ）症といわれています．何らかの誘因があることが多く，とくに抗生剤，風邪薬などを飲んだあとに発症します．また腟内を洗浄した後に発症することもあります．

症状としては外陰や腟の痒み，白い帯下が増えたり，他に外陰・腟の灼熱感，痛み，性交痛を認めます．腟の中には酒粕状，粥状，ヨーグルト状，オカラ様の白色腟内容がみられ，腟壁，子宮頸部に塊となって付着しています．男性がなることは少なく，ときどき亀頭包皮炎として発症します．

腟の内部は，デーデルライン乳酸菌の働きで清潔に保たれています．ビデで洗いすぎると，腟の中の菌のバランスが崩れてしまいます．綺麗にしているつもりが，実は"ばい菌"が繁殖しやすい状態にしてしまっているのです．何もしないほうが，腟自身の清潔を保つ機能が発揮されるのです．

腟カンジダ症は，清潔にしすぎる習慣が原因になっている"生活習慣病"とも言えるでしょう．

「清潔は不潔」なのです．「洗いすぎ」にはご用心！

（2007年04月27日，院長ブログより）

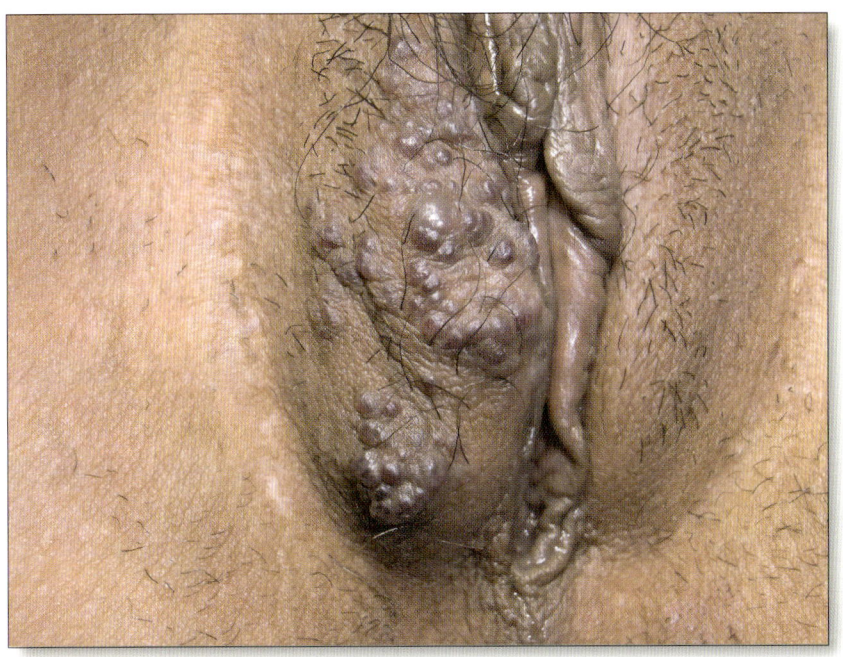

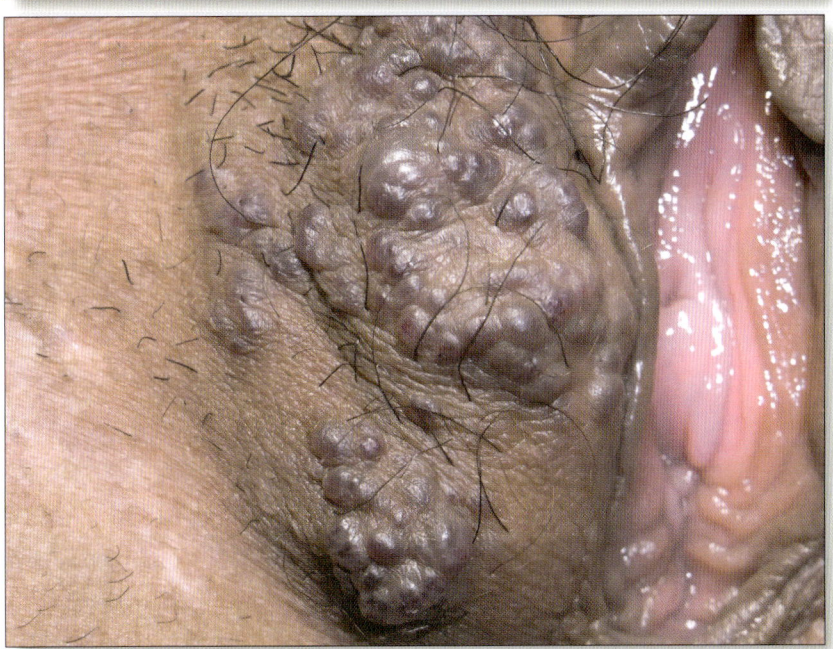

40歳代,女性.陰唇被角血管腫
右大陰唇に多発・集簇する被角血管腫.左側に同症はみられない.

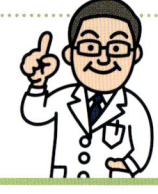

Chapter 3 性感染症以外の疾患

10 粉瘤
Atheroma

> **ポイント**
> 粉瘤はよくみる疾患ですが，外陰部に多発することがあります．

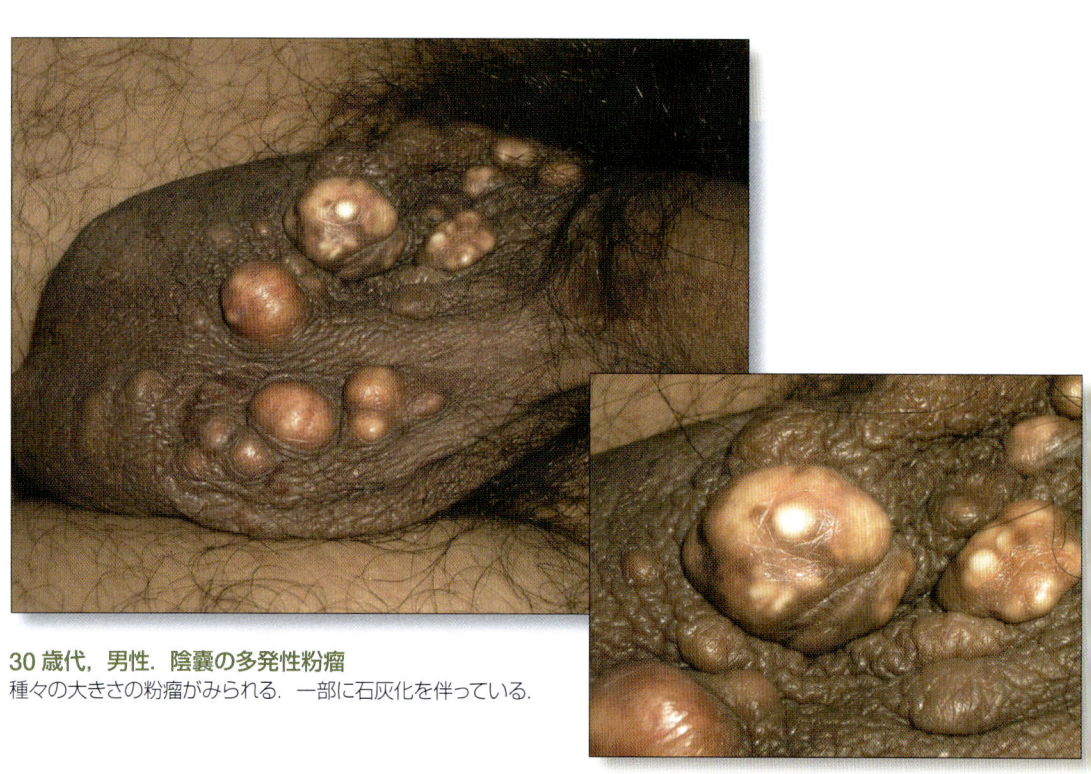

30歳代，男性．陰嚢の多発性粉瘤
種々の大きさの粉瘤がみられる．一部に石灰化を伴っている．

♠♥粉瘤（表皮囊腫）とは，皮下に囊状の構造物ができ，角質や皮脂が蓄積した状態をいう．放置とともに増大し，中央にある開口部から細菌感染を起こすと，発赤・腫脹・疼痛といった化膿性粉瘤（炎症性粉瘤）の状態となる．圧迫することで悪臭を伴う黄白色の内容物が排出される．

♠♥通常は単発〜数個であるが，数十個と多発することもある．とくに，男性の外陰部（陰嚢）に多発するものを**多発性陰嚢粉瘤症**という．また，同様の多発性の症状が女性の大陰唇に生じることもある（**多発性陰唇粉瘤症**）．

♠♥良性腫瘍であるため経過観察でもよいが，大きくなって炎症を起こしたり，外陰部の場合には事情を知らない患者やそのパートナーがSTIを懸念する可能性もあるため，外科的に切除する．粉瘤は再発しやすい疾患であるため，切除時には内容物だけでなく，囊状の構造物そのものも摘除する必要がある．また，単発性の粉瘤などでは，ディスポのパンチを用いた「へそ抜き法」と呼ばれる侵襲の少ない手術法もある．

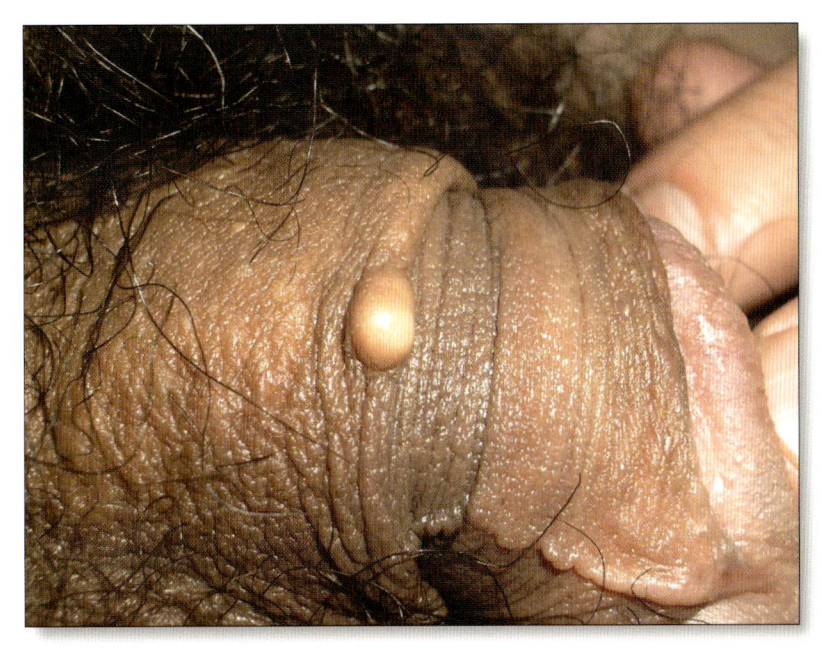

30歳代，男性．陰茎包皮の粉瘤
単発性の粉瘤．黄白色調を呈している．

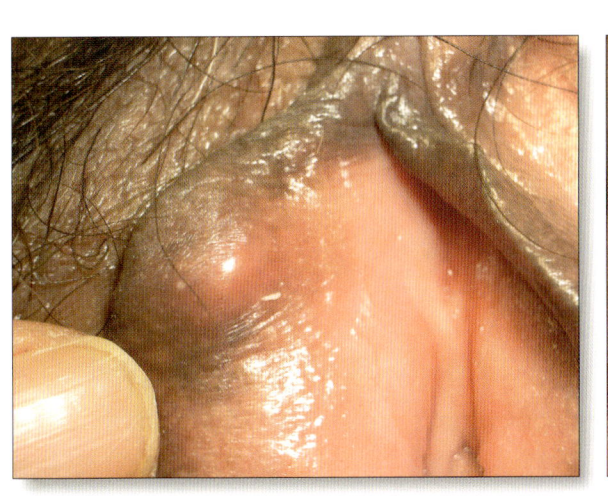

女性外陰部の粉瘤
小陰唇内側，陰核包皮付近にみられた粉瘤．それぞれ別の症例である．

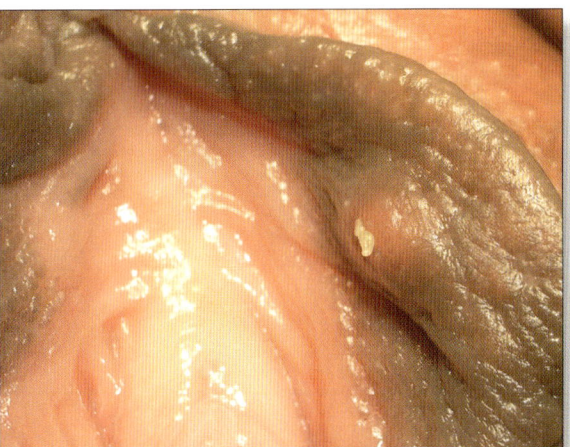

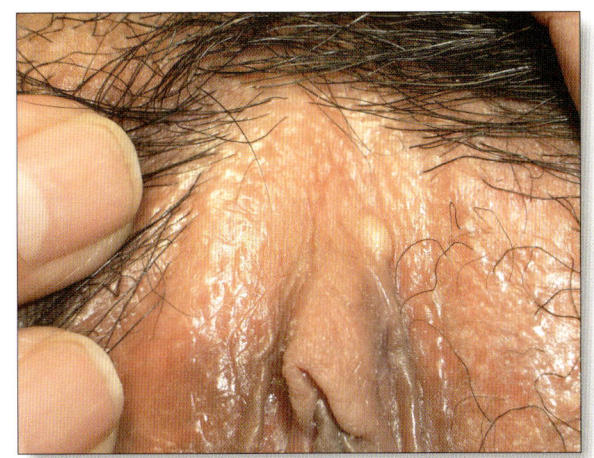

性感染症以外の疾患

10. 粉瘤

Chapter 3 性感染症以外の疾患

11 血腫
Hematoma

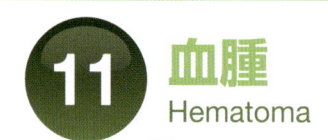

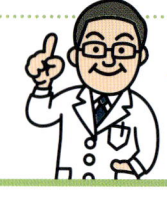

♠ ♥

> **ポイント**
> エピソード聴取でも出血の原因は不明なことが多いです．

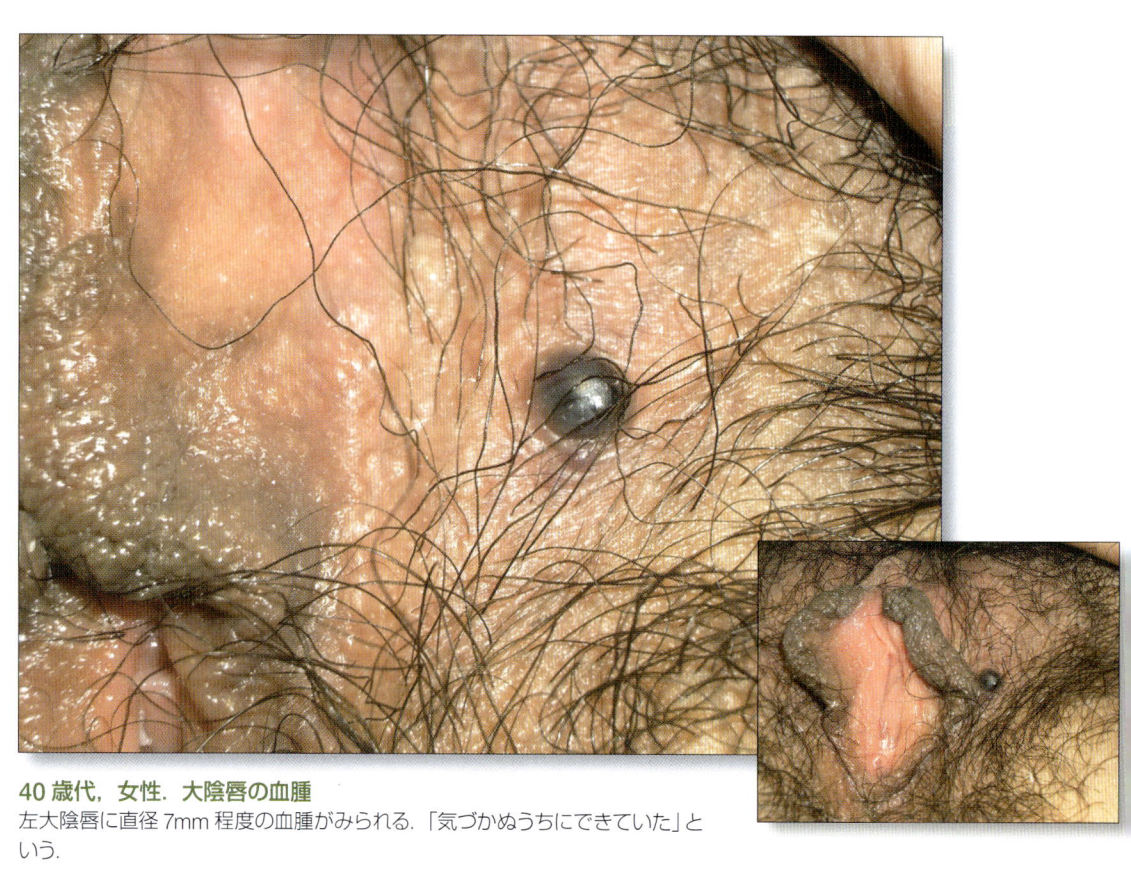

40 歳代，女性．大陰唇の血腫
左大陰唇に直径 7mm 程度の血腫がみられる．「気づかぬうちにできていた」という．

♠♥**血腫**とはいわゆる「血豆」のことで，外傷などによって血管が破れ，流れ出した血液が皮下などに貯留した状態をいう．通常は外傷を受けやすい頭部（＝たんこぶ）や四肢（とくに足底）に好発するが，ここに示したように外陰部にも出現する．図のように小さな血腫では，いずれは体内に吸収される可能性もあるが，出血が続いている場合には放置しておくと次第に大きくなり，痛みを伴うようになるので，早めの処置が必要である．

♠♥患者が覚えているような外傷のエピソードが聴取されることは稀で，スポーツ中の軽い打撲やきつい下着による慢性的な締めつけなど，さまざまな要因が考えられるが，はっきりしないことのほうが多い．臨床像や部位によっては，腫瘍性病変との鑑別が必要になってくることもある．

♠♥治療は，まずは凝血塊を取り除く必要がある．表面を切開すると比較的容易に除去できる．出血が続いている場合はその血管を特定し，しっかりと止血する．

20歳代，女性．小陰唇内側の血腫
小陰唇内側の両側に数個の小さな血腫がみられる．

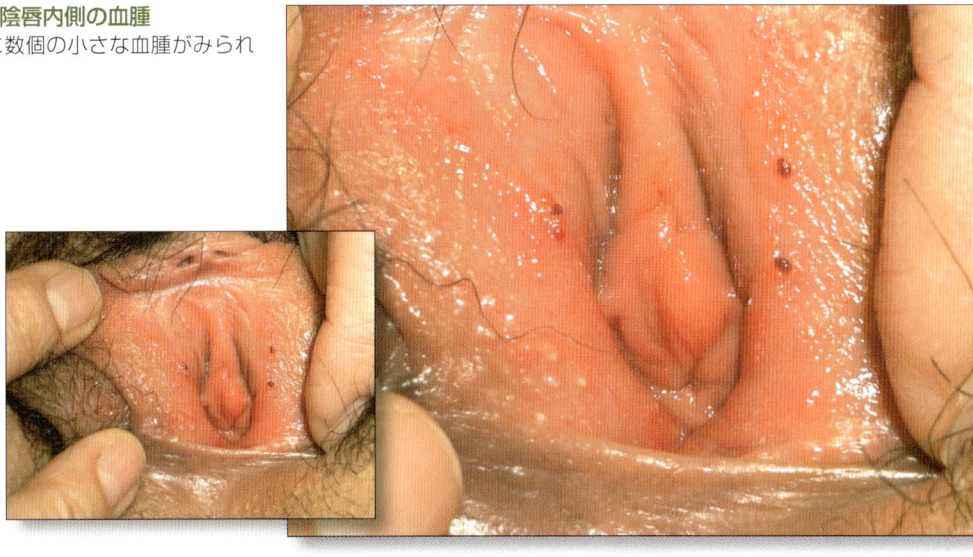

30歳代，男性．亀頭冠の血腫
亀頭冠付近に線状に数個の小さな血腫がみられる．出血の原因は不明．

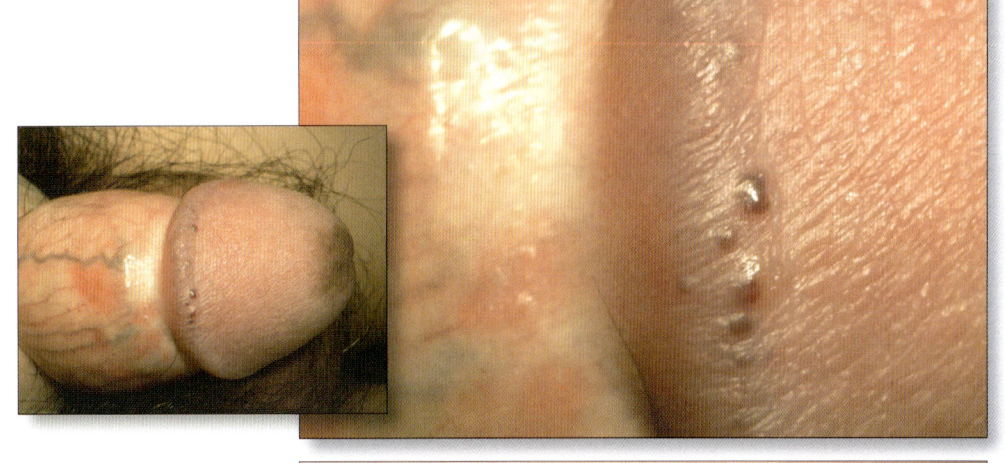

【参考】40歳代，男性．陰嚢の血管腫
血腫ではない．単発性の血管腫である．老人性血管腫の一種とも言われている．陰嚢の被角血管腫の項目も参照．

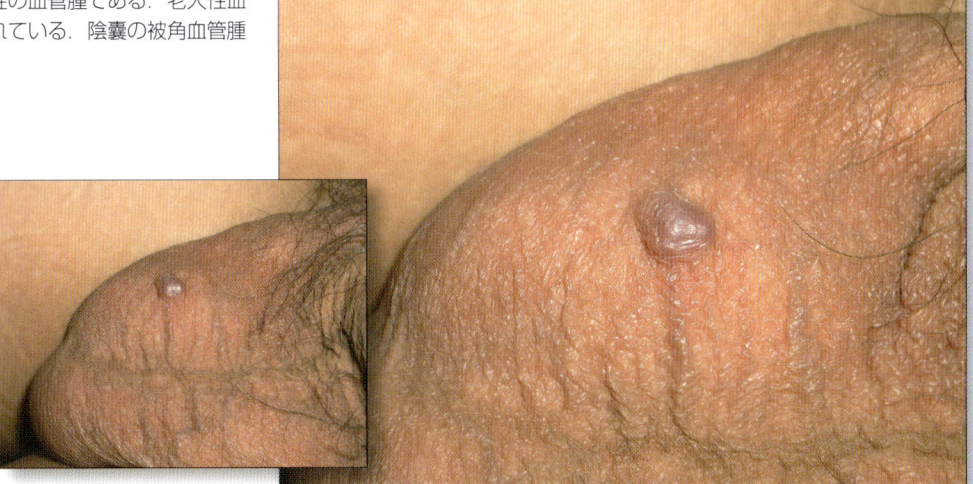

性感染症以外の疾患

11．血腫

Chapter 3 性感染症以外の疾患

12 子宮頸管ポリープ
Cervical polyp

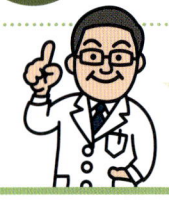

ポイント
無症状なことが多く，検診でみつかるケースが多いです．

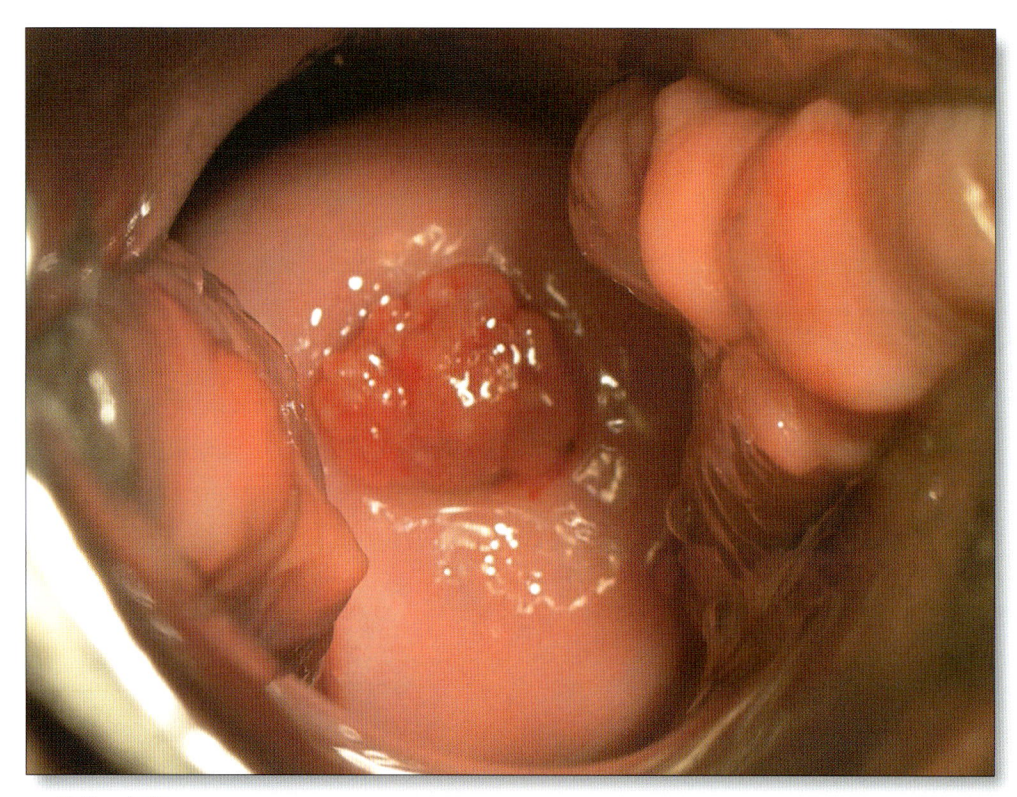

30歳代，女性
子宮口に隆起性の病変がみられる．写真では茎部がはっきりしないが子宮頸管ポリープである．

♥ 子宮頸管の上皮が部分的に増殖・隆起し，垂れ下がってポリープ状の形態を取ったものを**頸管ポリープ**という．粘膜組織の炎症やホルモン作用が影響するとされている．大きさは数mm～1cm程度で，腟部へ垂れ下がるのが特徴である．生理的な状態でも起こりうる**子宮腟部びらん**（仮性びらん，☞ p.013）との違いに注意する．

♥ 頸管ポリープは無症状であることが多く，婦人科検診やSTI治療で腟鏡診をした際などに発見されるケースが多い．帯下が赤茶色になったり，性交時の接触や排便時の「いきみ」で出血することがある．

♥ 病変が懸垂していれば視診にて診断は容易であるが，**筋腫分娩**（子宮筋腫の一部が腟内へ出る状態）や**子宮内膜ポリープ**などとの鑑別が必要になる．

♥ 良性腫瘍であるため，基本は経過観察で問題ないが，出血が多ければポリープの切除を行う．ポリープの茎部を摘んで捻り取る方法があるが，これは比較的小さなポリープまたは茎部の細いものに適用される．大きなポリープでは出血の危険を回避する措置が必要である．

30 歳代，女性
数 mm 程度，腟部へ懸垂している．

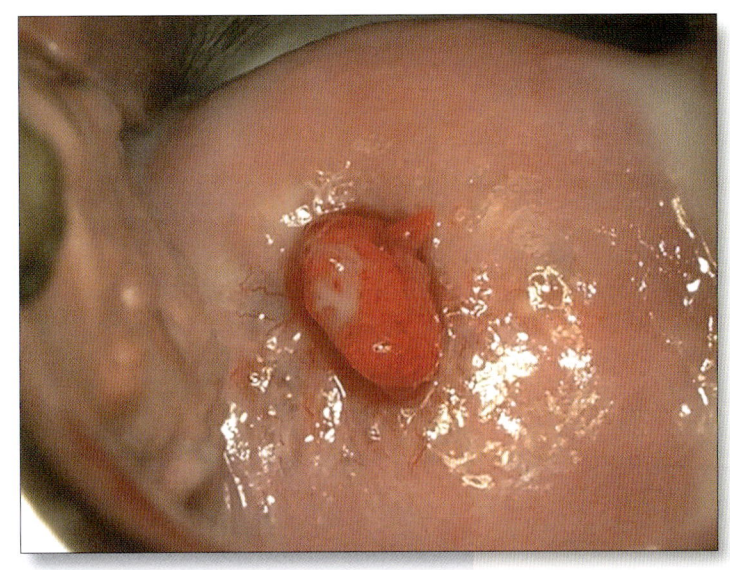

40 歳代，女性
上の症例と同じくらいの懸垂度合いだが，やや球状を呈している．筋腫分娩と見誤らないように．

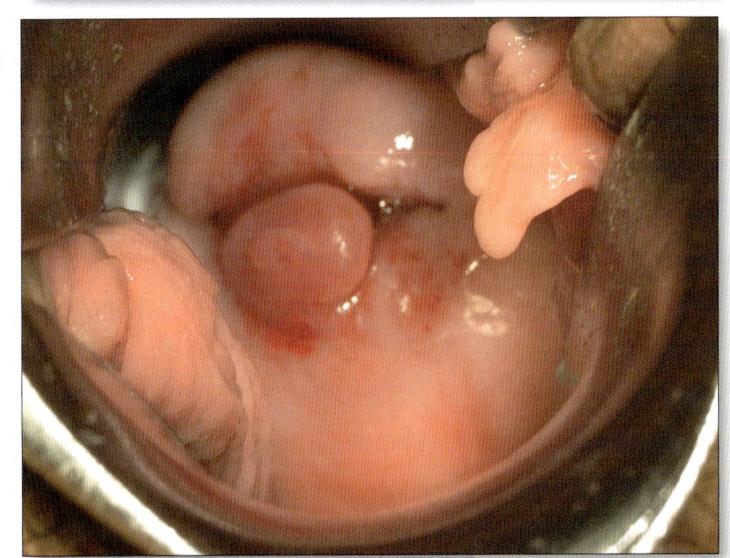

40 歳代，女性
腟部への舌状下垂がみられる．子宮頸部ポリープの典型例である．

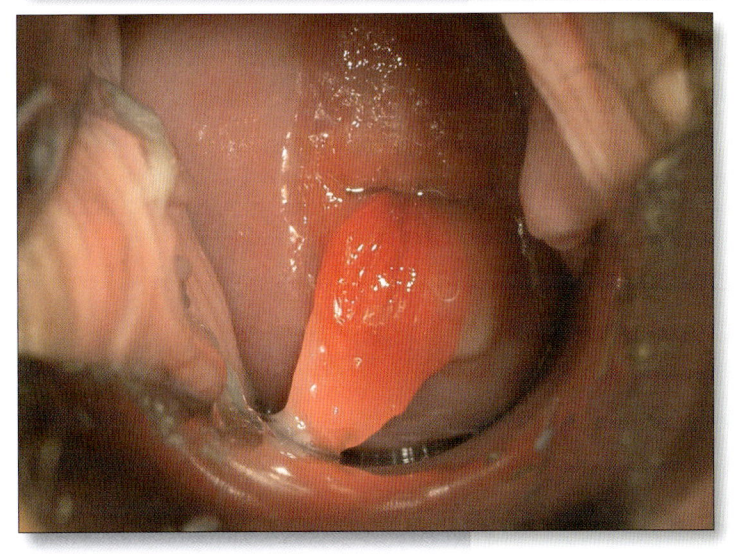

性感染症以外の疾患

Chapter 3 性感染症以外の疾患

13 ベーチェット病
Behçet's disease

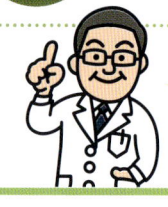

> **ポイント**
> 外陰部症状から診断することもあり得るので注意しましょう．

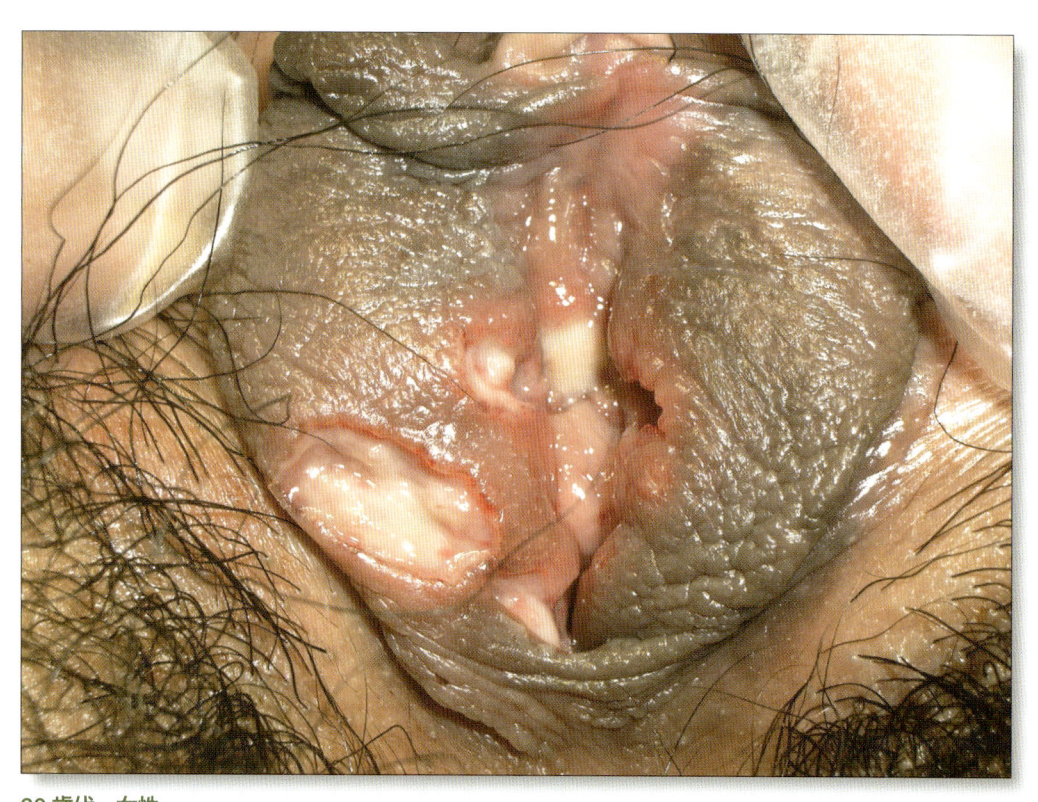

30歳代，女性
発熱・嘔吐・食思不振・"ヘルペス"を主訴に来院．小陰唇両側に辺縁の深くえぐれた潰瘍が複数みられる．

♠♥ **ベーチェット病**では，外陰部に境界明瞭な深い潰瘍を形成することがある．ときに高熱がみられるため，性器ヘルペスの初感染と間違いやすい．鑑別のポイントとしては，性器の疼痛が強い（女性のほうがより痛みが強い），水疱を形成しない，口腔内アフタを併発している（60%以上）などであり，丁寧な問診が必要である．ベーチェット病は外陰部症状のほか，口腔粘膜症状，眼症状，皮膚症状（＝四主徴）を呈する全身性の疾患であるが，これらすべてが出現しないケースもある．また，同時期にこれらが出現するとは限らないので，外陰部の潰瘍をみた際には，ベーチェット病も念頭に置くことが重要である．
♠♥ 診断は厚労省の臨床診断基準を用いる．四主徴が揃う（出現時期が同時でなくても構わない）場合を「完全型」といい，それ以外を「不全型」や「疑い」などとしている．

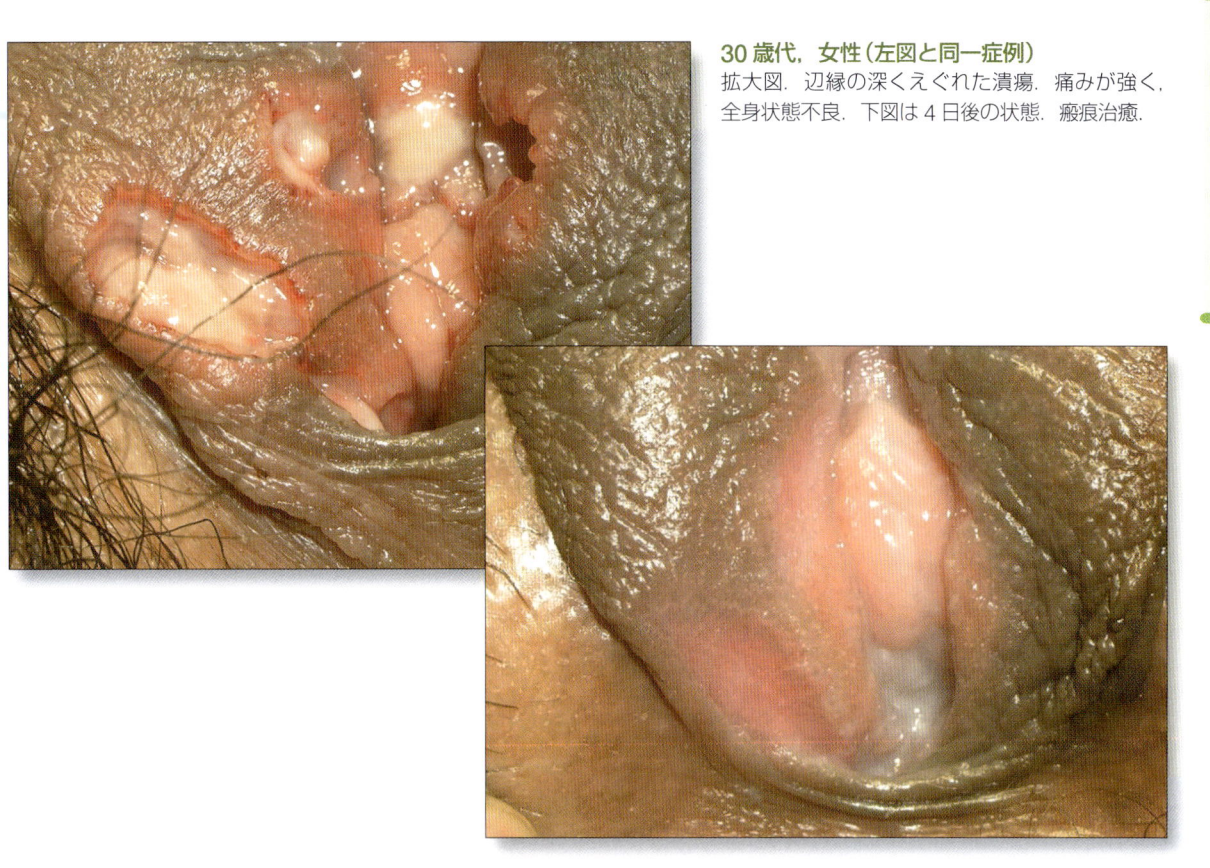

30歳代，女性（左図と同一症例）
拡大図．辺縁の深くえぐれた潰瘍．痛みが強く，全身状態不良．下図は4日後の状態．瘢痕治癒．

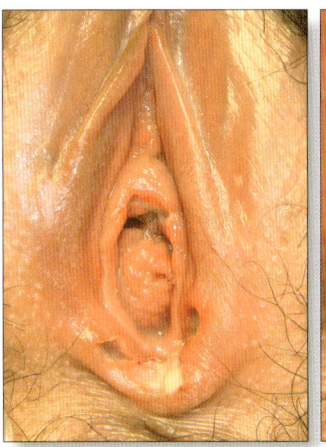

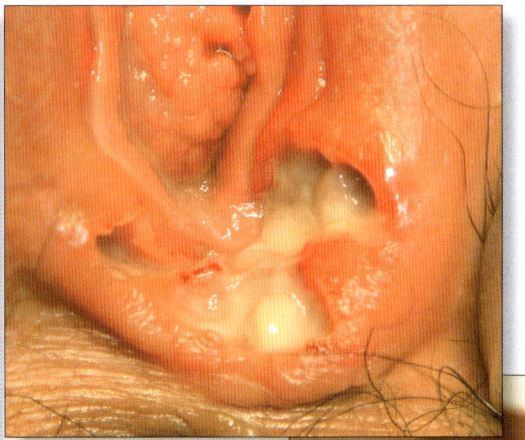

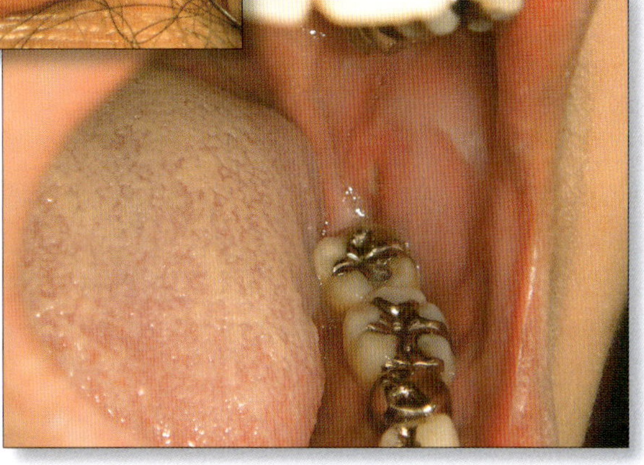

30歳代，女性
外陰部の潰瘍と口腔内アフタを認めた．

性感染症以外の疾患

13. ベーチェット病

Chapter 3　性感染症以外の疾患

14　開口部形質細胞症
Plasmacytosis circumorificialis

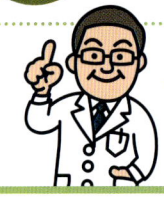

♠　♥

> **ポイント**
> 皮膚粘膜移行部の浅いびらんをみた際には本疾患も思い浮かべること．

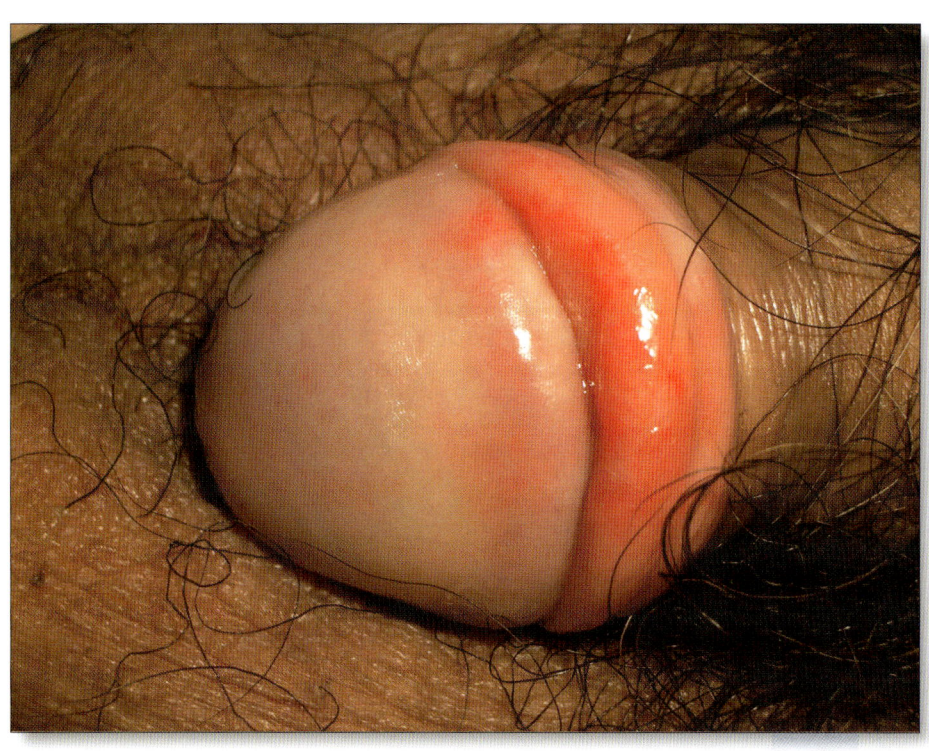

40歳代，男性
亀頭部から冠状溝にかけての皮膚粘膜移行部に赤いびらんがみられる．

♠♥**開口部形質細胞症**とは，口腔・口唇，肛門周囲，外陰部などの人体の開口部（皮膚粘膜移行部）に形質細胞（プラズマ細胞）が浸潤し，反応性に増殖する炎症性の疾患である．口唇が好発部位である．ここに示した図のように亀頭部に生じたものは，Zoon症候群，Zoon亀頭炎，形質細胞（限局）性亀頭炎などとも呼ばれる．中年以降に多くみられ，糖尿病や高血圧症などの基礎疾患を有していることが多い．

♠♥浅いびらん（ただれ）を生じるが，症状に気づかず長期に経過する場合もある．この疾患の診断は病理組織学的所見に基づくものであるため，実際にはたんなる亀頭炎として，ステロイド外用などで治療されているケースが多いと思われる．

♠♥形質細胞腫との鑑別のほか，他の原因（細菌性，カンジダ性など）による亀頭包皮炎，さらに亀頭部にびらん・潰瘍を生じる硬性下疳（梅毒），性器ヘルペス，Paget病，ベーチェット病などとの鑑別も必要である．

40歳代，男性（左図と同一症例）
包皮を伸展させたところ．やや光沢のある局面とびらんがみられる．

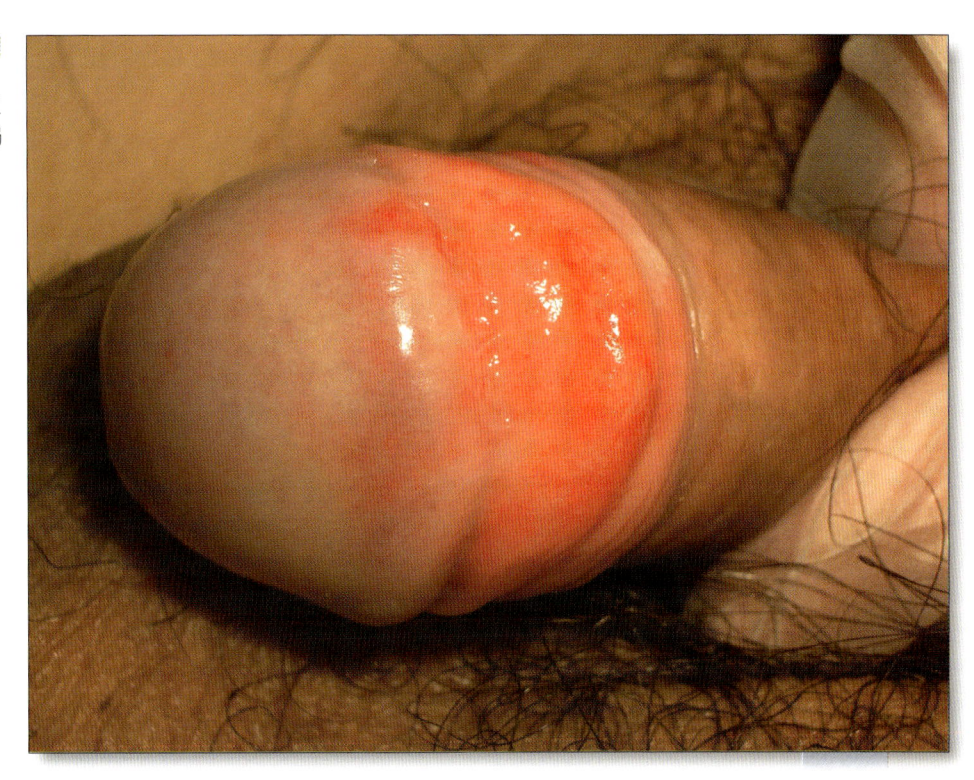

性感染症以外の疾患

◎男性同性愛者と性感染症◎

肛門と性器，それに手指・性玩具・薬物等を使用する男性同性愛者（MSM）の性行為には，計り知れない特殊性があります．肛門は本来，性行為で用いる部位ではありません．肛門を使うだけで免疫力が低下すると言われています．

MSMには特有な性感染症があり，男性性器と女性性器の結合で生じる性感染症とはまったく違う病気があります．それは「A型肝炎」と「赤痢アメーバ症」です．A型肝炎はA型肝炎ウイルス（HAV）が原因です．赤痢アメーバは大便を直接的あるいは間接的に舐めることで感染します．

MSMでもっとも注意しなければならないのがHIV感染者数の多さです．また，約10％が梅毒に感染しているとも言われています．この数字の高さは驚きです．MSMのコンジローマは肛門にできるのが特徴で，やはりHIV感染者に多くみられます．梅毒の第2期に生じる扁平コンジローマも，尖圭コンジローマとの鑑別が必要となります．

このような事実からも，MSMの患者さんには積極的にAIDS，梅毒，A・B・C型肝炎の血液検査を受けてもらうべきです．現に，肝炎はMSMの間で深刻な問題になっています……．

（2009年3月17日，院長ブログより）

14. 開口部形質細胞症

Chapter 3　性感染症以外の疾患

15　固定薬疹
Fixed drug eruption

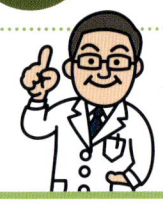

ポイント
市販薬の服用は患者本人が忘れている可能性もあるので注意！

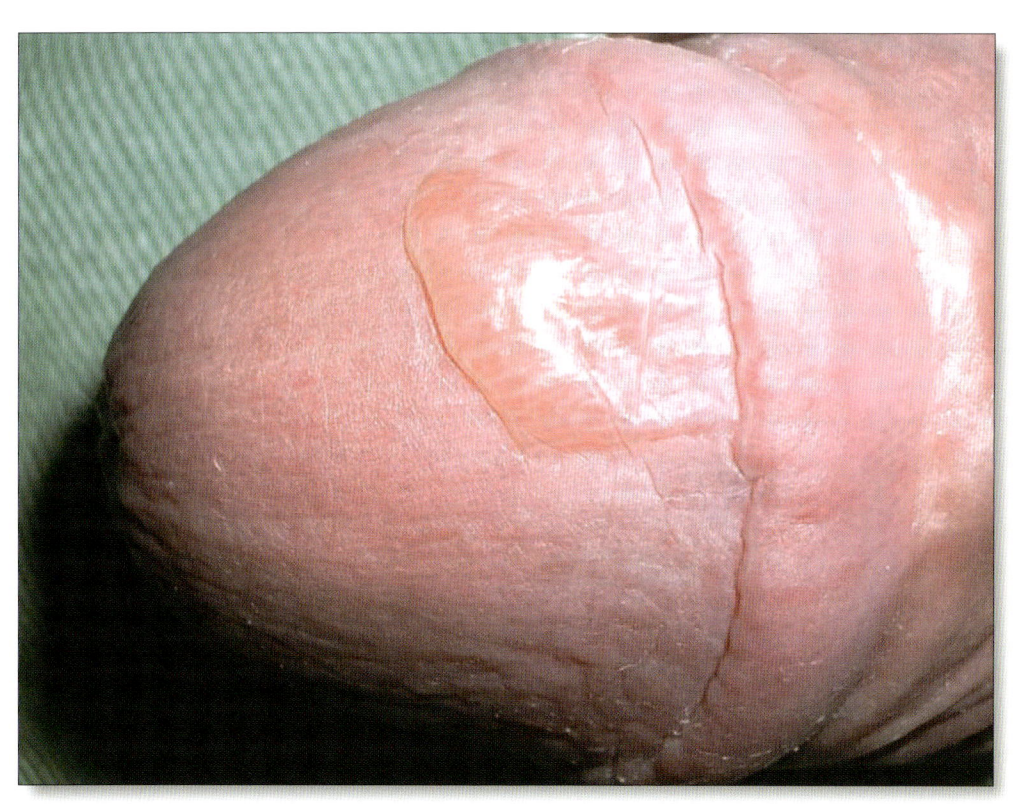

30 歳代，男性
市販の感冒薬を内服した翌日，亀頭に水疱ができた．

♠♥**固定薬疹**とは，原因薬剤（総合感冒薬や非ステロイド性抗炎症薬が多い）を服用するたびに，同一部位に繰り返して発疹が出現する薬疹の特殊型である．とくに口唇や外陰部，肛門周囲などの皮膚粘膜移行部に好発する．当初は紅斑としてみられるが，軽快・治癒をくり返すことで，次第に黒っぽい色調の色素沈着となっていく．症状が強い場合には，水疱を形成し，それが破れてびらんを呈すると，疼痛を感じるようになる．

♠♥治療は，被疑薬を特定してそれを中止する以外に方法はない．患者当人には普段内服している市販薬が原因とは思い至らないことも多いため，問診にてしっかり確認する必要がある．診断時には，他のびらん・潰瘍を伴う疾患との鑑別に注意を払う．紅斑にはステロイド軟膏塗布，びらんがひどい場合には抗生剤を外用する．

♠♥パッチテストや誘発試験などで，原因となる成分が特定できれば今後の再発防止にもつながり，さらにその成分に類似する化学構造をとる薬剤を避けることができる．

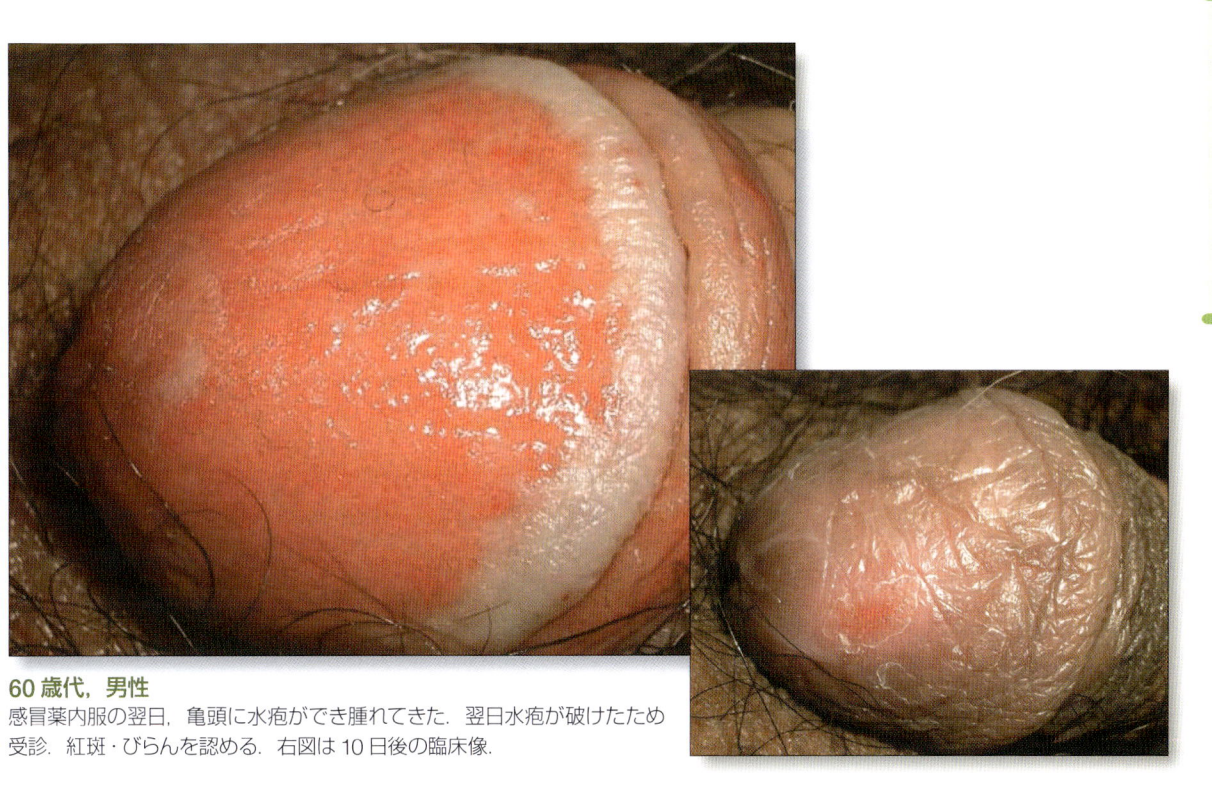

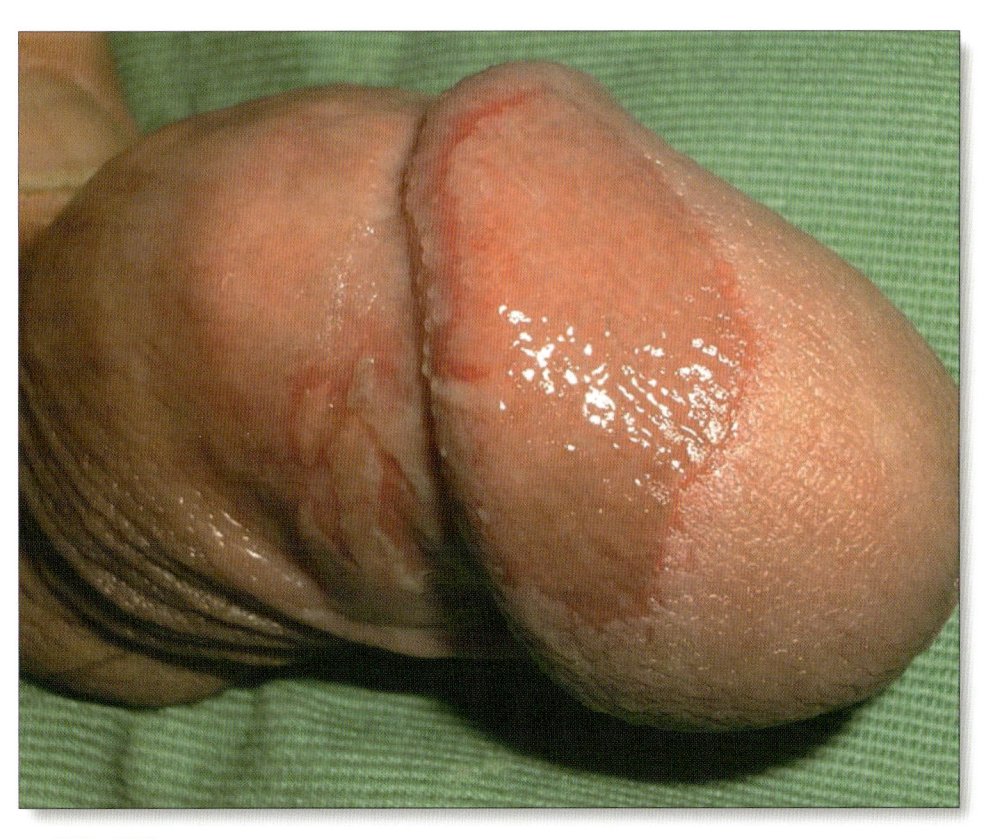

60歳代，男性
感冒薬内服の翌日，亀頭に水疱ができ腫れてきた．翌日水疱が破けたため受診．紅斑・びらんを認める．右図は10日後の臨床像．

30歳代，男性
ミノサイクリン服用の翌日，亀頭に水疱ができ，水疱が破けて来院．亀頭に境界鮮明な紅斑・びらんを認める．

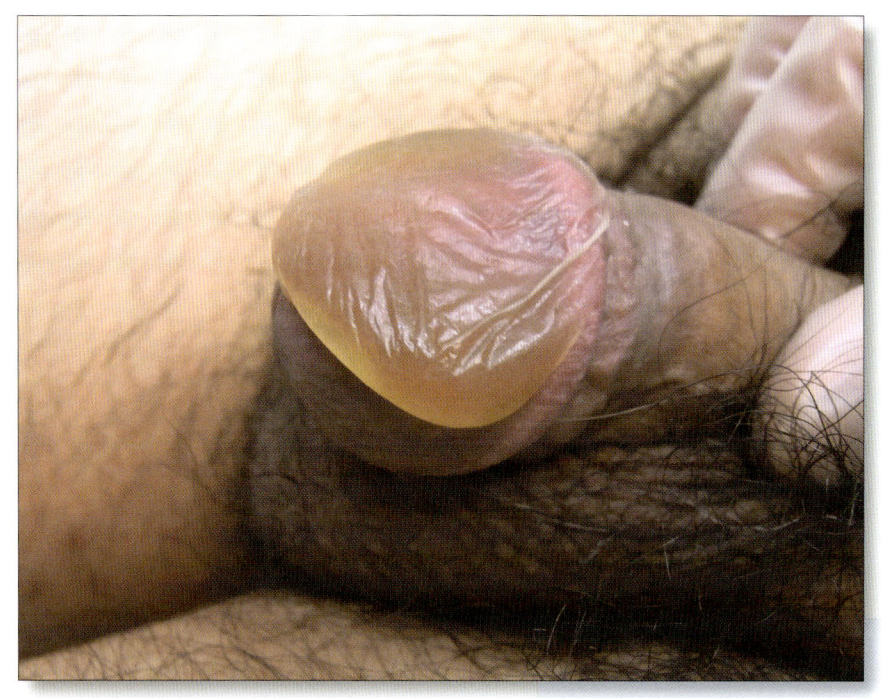

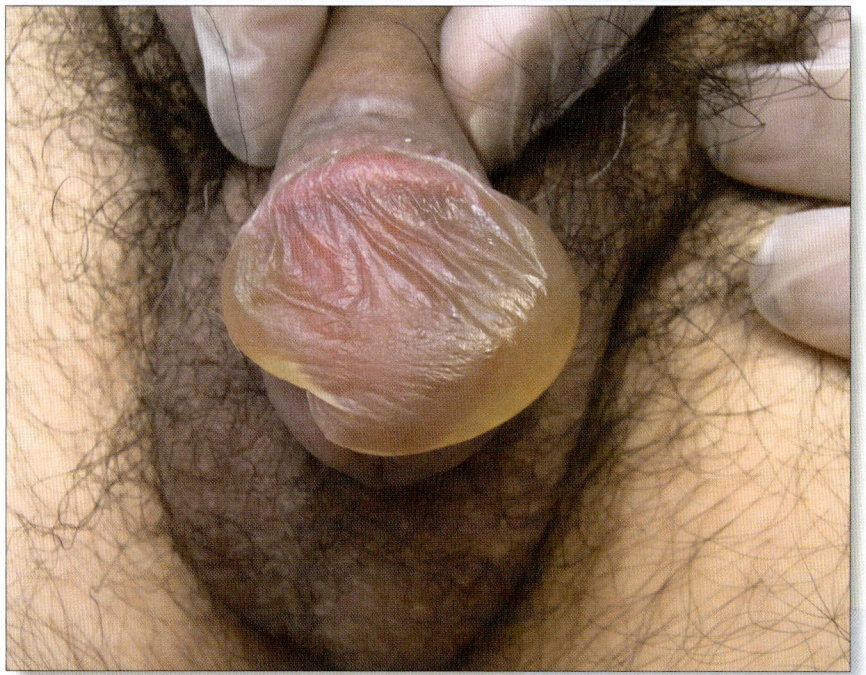

Chapter 3 性感染症以外の疾患

30 歳代，男性
SG 配合顆粒服用の 12 時間後，亀頭に水疱ができたため来院した．たいていは水疱が破けた後に来院することが多く，このように水疱が形成された状態での受診は稀である．

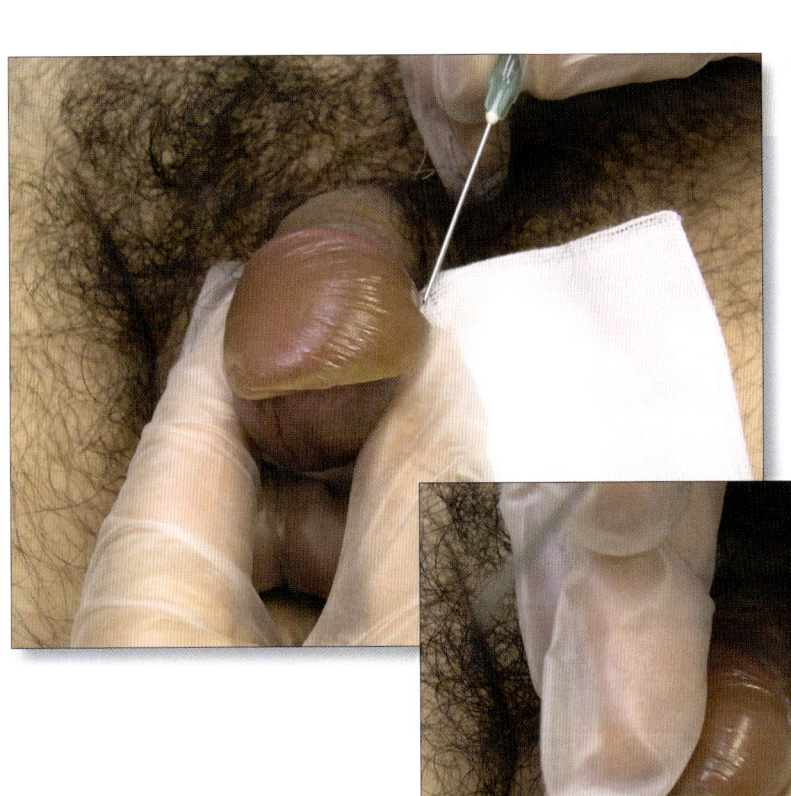

30歳代，男性
水疱に孔をあけて漿液を排出しているところ．

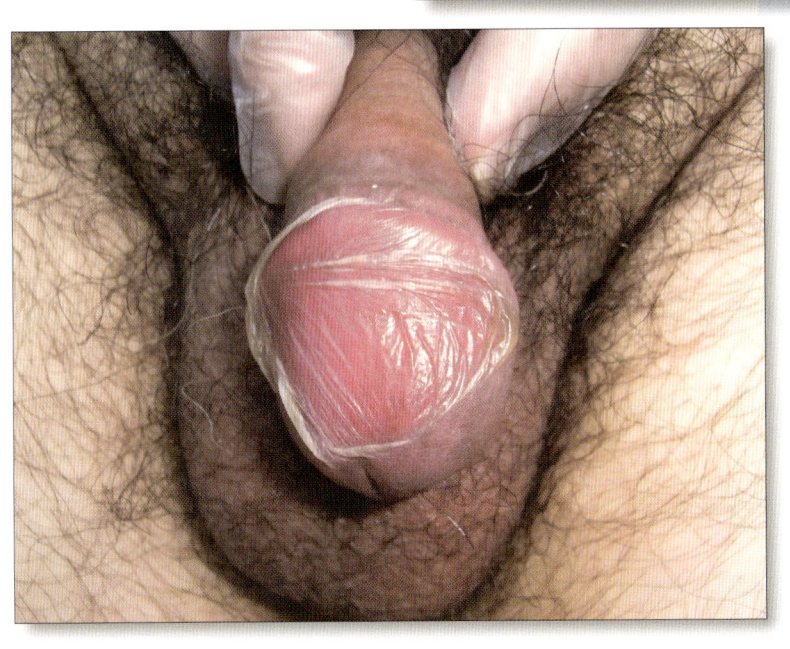

30歳代，男性
漿液を排出した状態．この状態で受診することのほうが多い．

15．固定薬疹

性感染症以外の疾患

Chapter 3 性感染症以外の疾患

16 色素異常症（脱失・沈着）
Pigmentation disorders

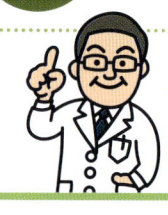

> **ポイント**
> 脱失・沈着ともに種々の要因がありますが，生理的状態のときもあります．

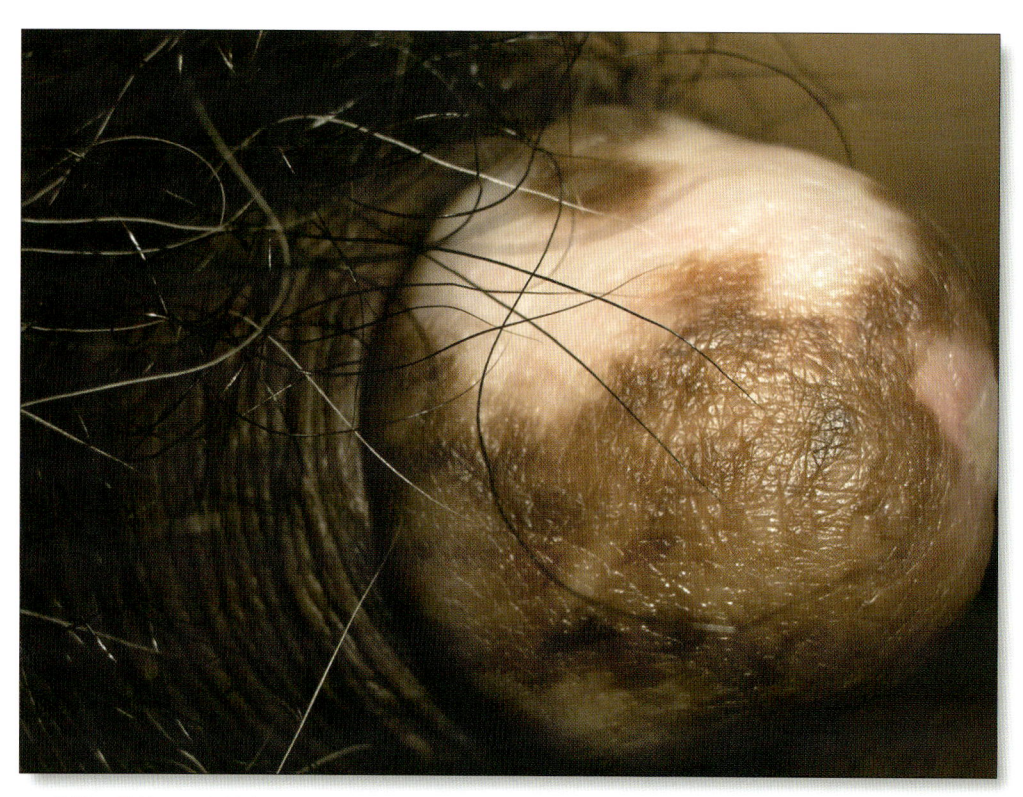

40歳代，男性．尋常性白斑
亀頭部の尋常性白斑．白斑周囲は逆に色素の増強を伴っている．

♠♥**色素異常症**には，色素が抜ける（脱失）場合と増強（沈着）する場合がある．後天的に色素が脱失する**尋常性白斑**は，自己免疫説などさまざまな原因が考えられているが，いまだ不明な点が多い．脱失斑の境界は明瞭で，その周囲は正常皮膚色よりも逆に色素がやや増強することがある．比較的若年者に好発する傾向がある．先天的に存在する**脱色素性母斑**などとの鑑別は，問診から可能である．また，他の色素脱失を起こしうる疾患を除外する必要がある．PUVA療法，ビタミンD_3製剤などで治療する．

♠♥外陰部は生理的色素沈着部位として知られている．とくに女性の場合には妊娠時にホルモンの影響で，その色素沈着が増強することがある．外陰粘膜の色素沈着で，基底層のメラニンの増加を伴う色素斑のことを，penile / vulvo-vaginal melanosis という．発症機序は不明であるが，機械的刺激によってメラニン生成が増強したと考えられている．

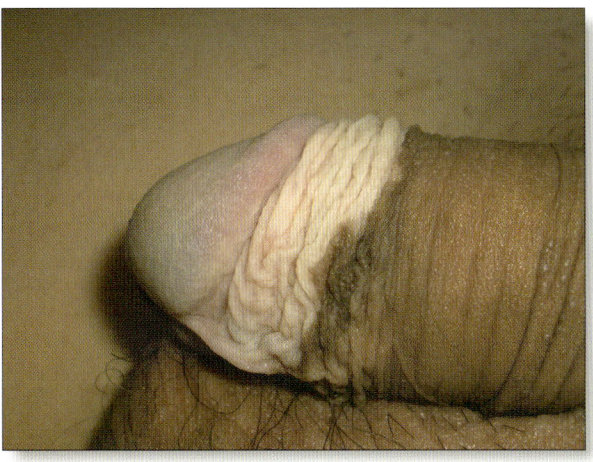

30歳代，男性．尋常性白斑
亀頭から包皮にかけての尋常性白斑．

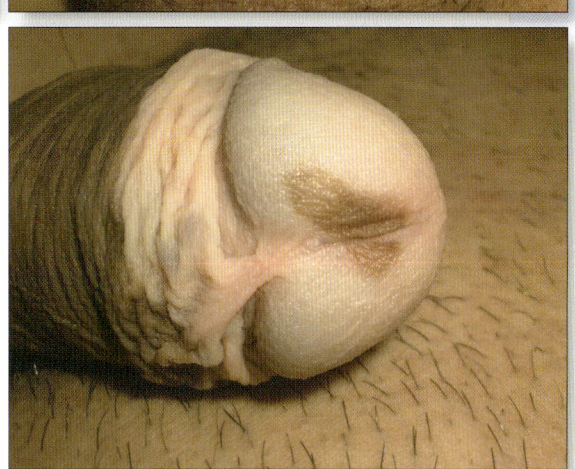

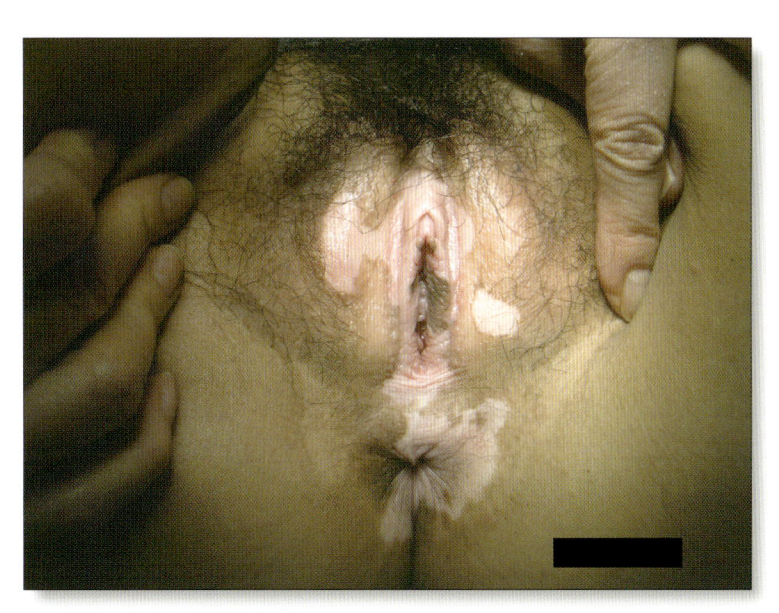

30歳代，女性．尋常性白斑
陰核包皮から陰唇，肛門周囲にかけてみられた白斑．

16．色素異常症（脱失・沈着）

Chapter 3 性感染症以外の疾患

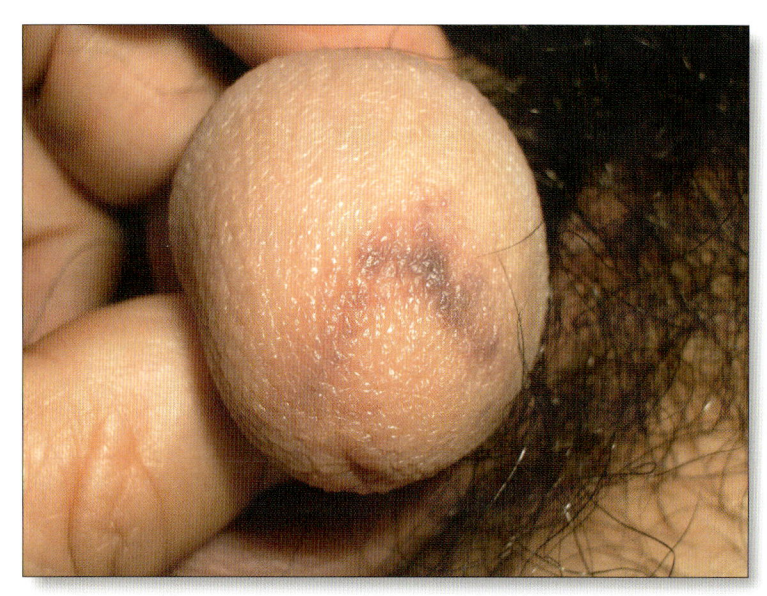

40歳代，男性．Penile melanosis
亀頭部に限局した色素沈着がみられる．

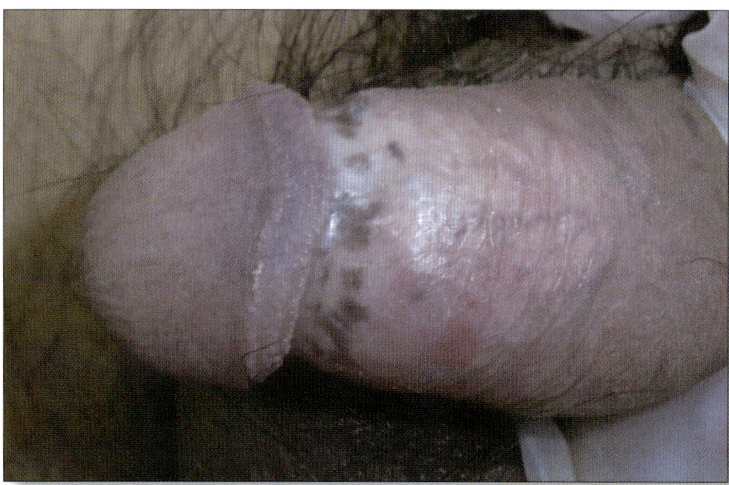

30歳代，男性．Penile melanosis
冠状溝を取り巻くように色素沈着がみられる．

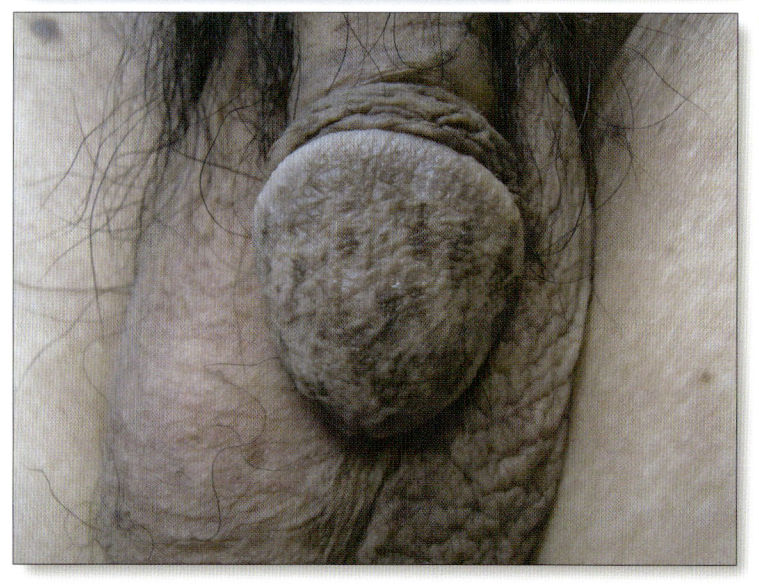

50歳代，男性．Penile melanosis
亀頭から包皮まで全体に色素沈着がみられる．

30歳代，女性．Vulvovaginal melanosis
小陰唇内側，腟前庭部に色素沈着がみられる．

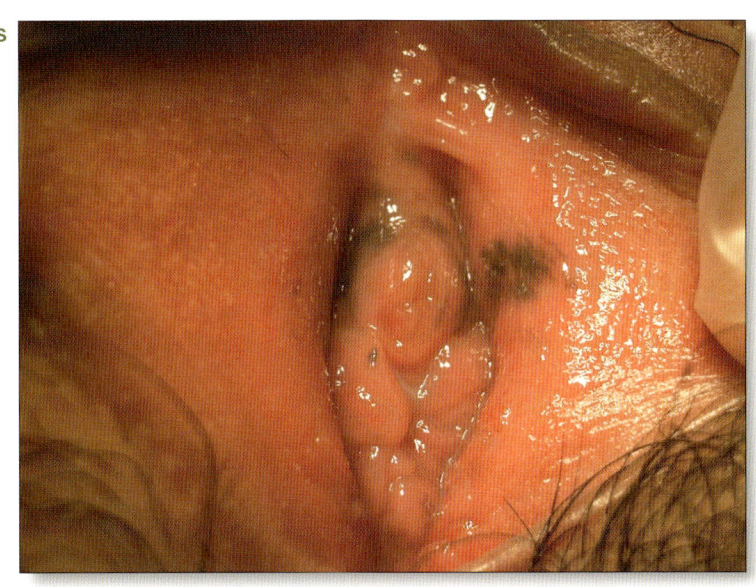

女性．Bowen 様丘疹症
病理組織学的に Bowen 病に類似した丘疹．HPV-16 感染による．外陰部に好発し，黒色の局面（丘疹）を示す．上下は別の症例．

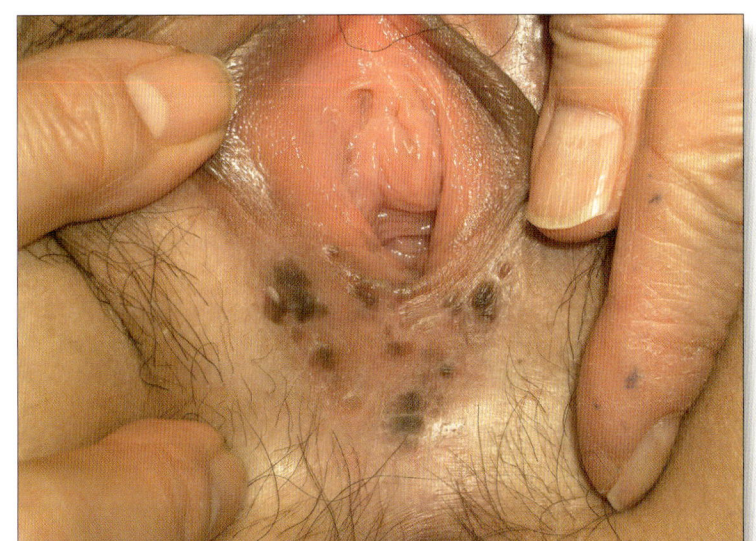

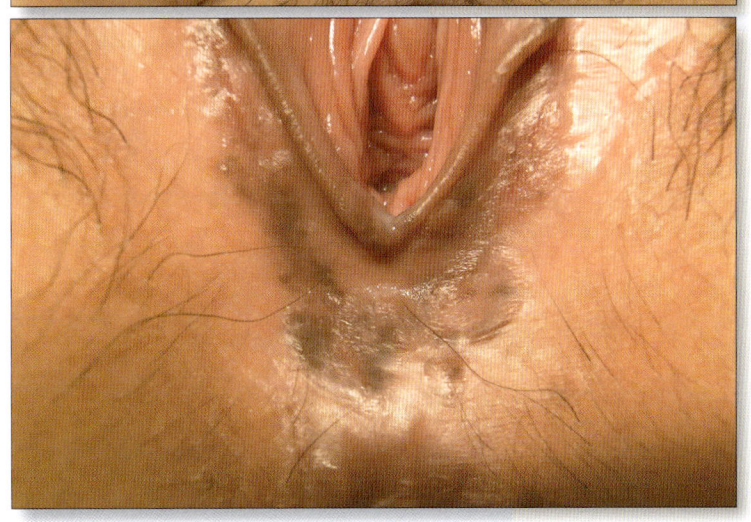

16．色素異常症（脱失・沈着）

Chapter 3 性感染症以外の疾患

17 精索静脈瘤
Varicocele

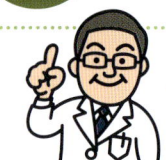

> **ポイント**
> 解剖学的な理由で左側陰嚢に好発する男性不妊症の原因のひとつです．

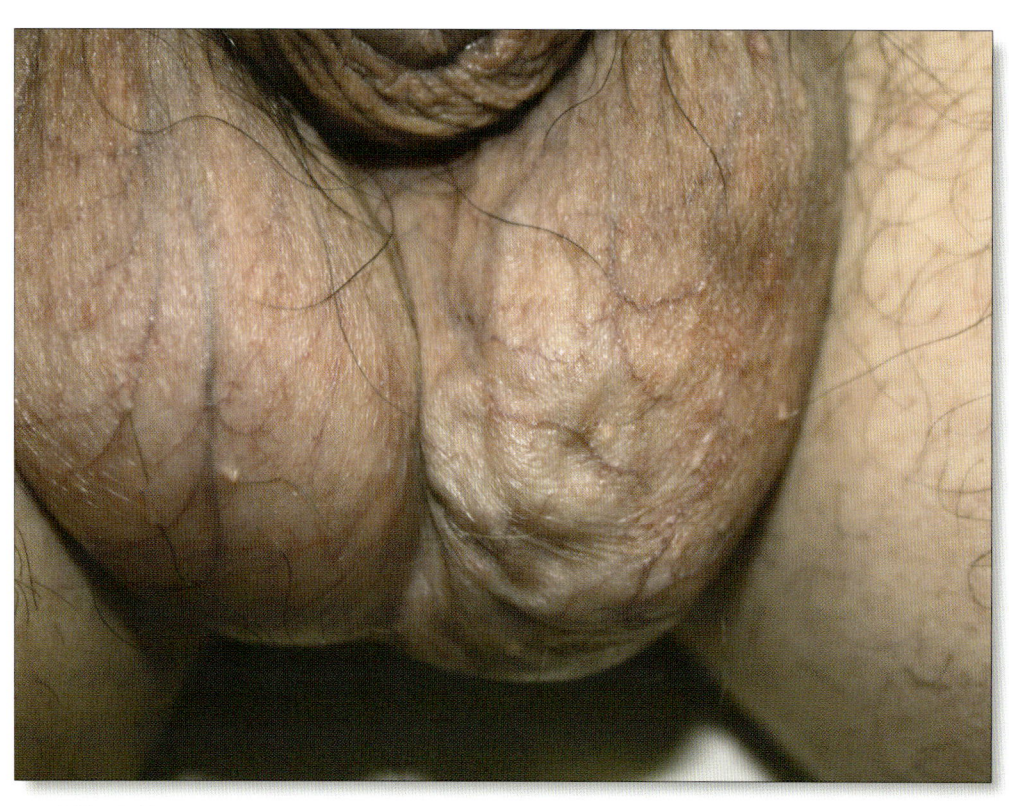

40歳代，男性
左陰嚢部に怒張がみられる．右側と比べるとやや肥大しているのがわかる．

♠**精索静脈瘤**は，精索静脈（蔓状静脈叢）が蛇行・拡張することにより，陰嚢内に腫瘤を形成する状態である．精索静脈は下大静脈とつながるが，右精索静脈は直接流入するのに対して，左精索静脈では腎静脈を介してから下大静脈へ入る．この"交通渋滞"の過程で左精索静脈の圧が高まり血液が逆流すると，静脈弁が壊れ，結果的に末端である左側の陰嚢が怒張してみえる．最初は鈍痛程度の軽い痛みを生じるが，放置すると次第に痛みは強くなり，種々の障害を生じる．男性の不妊症の原因の1つとされている．

♠特徴的な臨床像と，触診から診断は比較的容易である．不妊症に悩む患者の場合には，精液所見（精子数，運動量）を確認することも忘れてはならない．

♠治療は，従来は精索静脈高位結紮術が中心的であったが，最近では，腹腔鏡を用いた手術やより低位での結紮術などが行われるようになっている．これにより傷跡などは改善されるようになったが，それぞれの術式には経験と技術が必要になってくる．

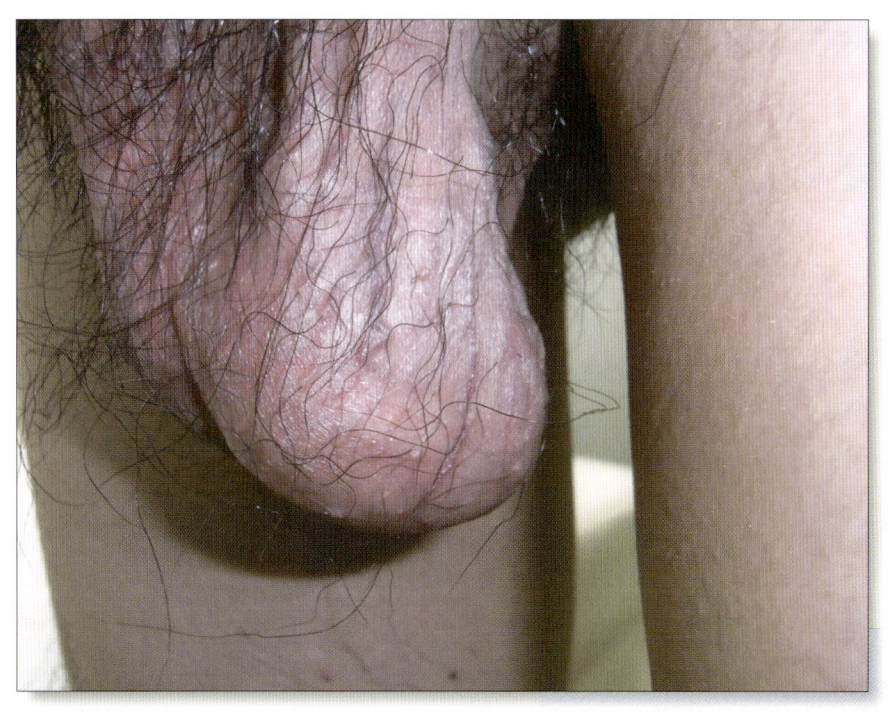

40 歳代，男性
左陰嚢の腫大と蛇行する精索静脈がみられる．

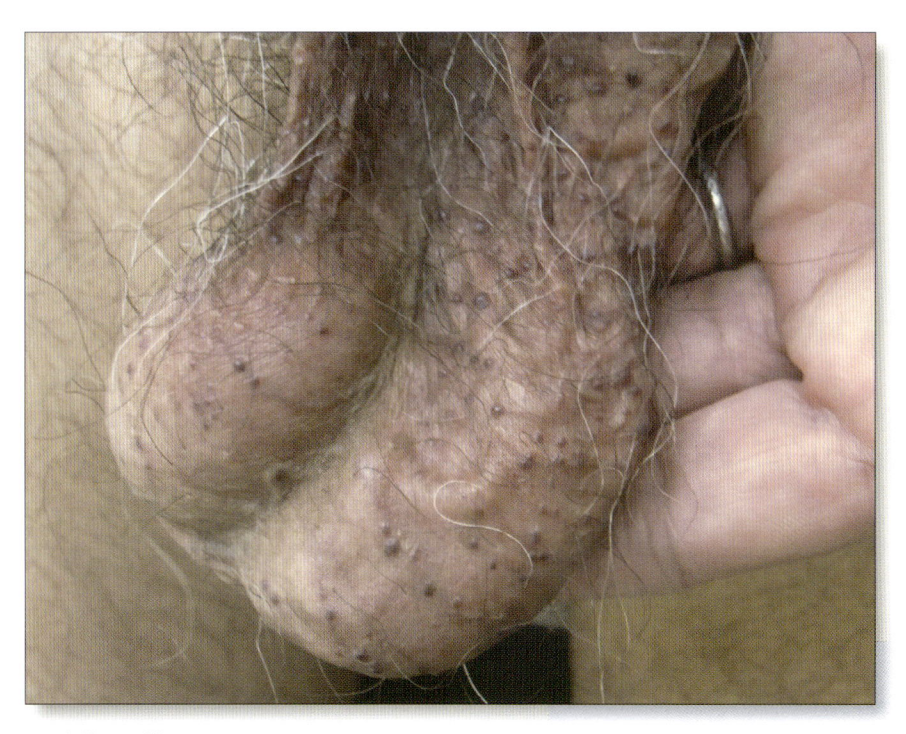

60 歳代，男性
陰嚢部には被角血管腫を合併している．

Chapter 3　性感染症以外の疾患

18　尿道下裂・異所性尿道側管
Hypospadias / Ectopic periurethra

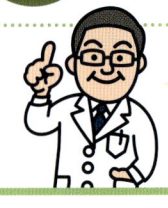

ポイント
尿道下裂は，通常は幼児期に手術で対応する先天性の疾患です．

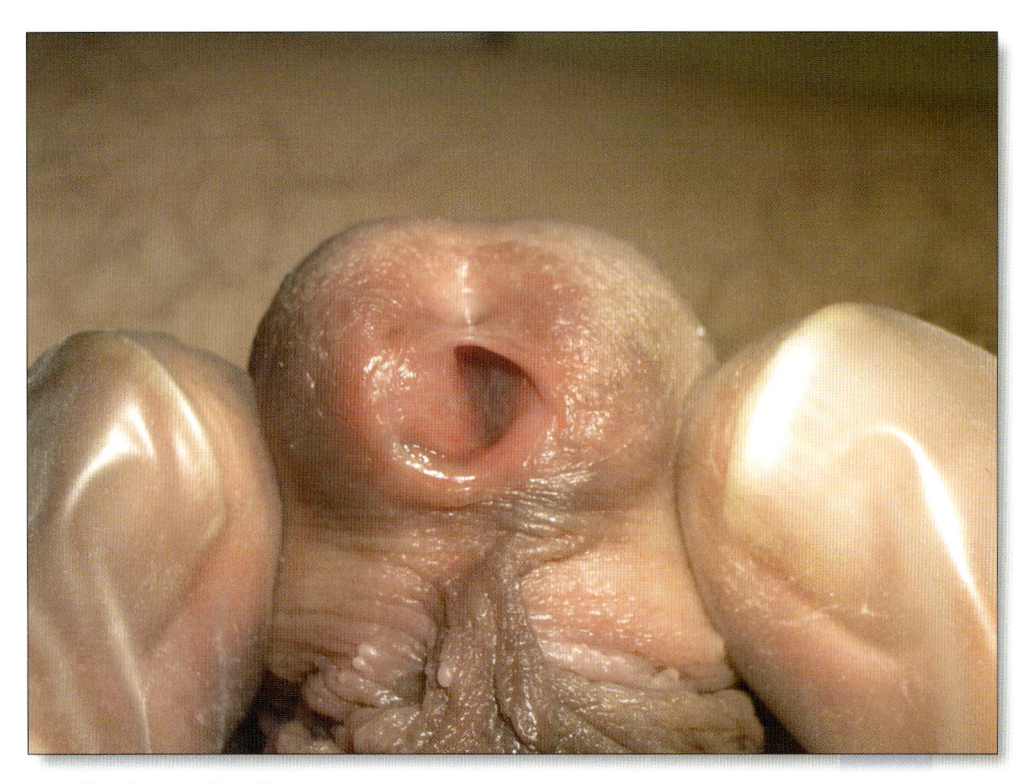

20歳代，男性．尿道下裂
正常の尿道口の下に大きな裂孔がみられる．

♠**尿道下裂**とは，亀頭の先端部に外尿道口が開口せず，図のように亀頭尖端から少しずれた位置（陰茎腹側）や冠状溝，陰嚢，会陰部などに開口している状態をいう（陰茎背側に生じるものは尿道上裂という）．男児に生じる先天性の疾患であり，比較的頻度は高い．胎児からの性ホルモンの分泌異常や，母親の体内環境，また最近では環境ホルモンなどの影響も考えられている．亀頭部に開口している場合には，炎症を起こさない限りはほぼ無症状であるが，成長に伴って排尿困難や勃起障害（陰茎が下向きに彎曲する）などが起こりうる．また，陰嚢，会陰部などに開口している場合には，二分陰嚢や陰茎の矮小化を来すことがある．

♠治療は，形成外科的な手術による．無症状の場合でも，将来のことを考慮して，幼児期に手術を行うのが望ましい．しかし，気づかないまま成人に達した例や，放置していた場合には，感染症などの症状を伴っていることが多いので，そちらの治療を行ってから修正手術する．

♠**尿道側管**は尿道粘膜下に存在し，尿管を取り囲む．図のように亀頭部に開口することがある．

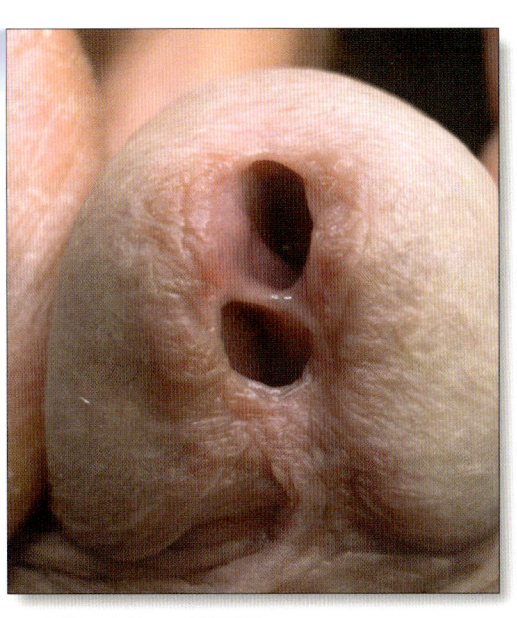

10歳代，男性．尿道下裂
典型的な尿道下裂である．

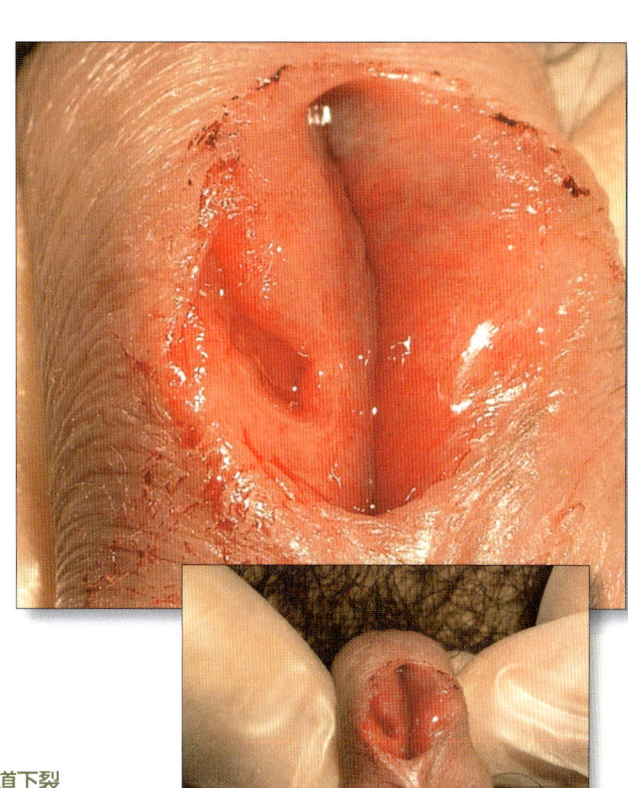

20歳代，男性．尿道下裂
尿道下裂のために，通常は尿道内にあってみることができない尿道側管がみえている．

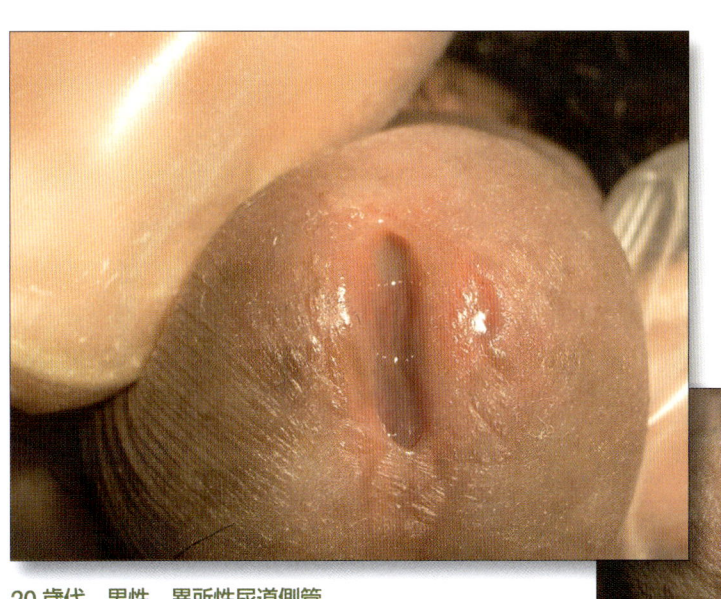

20歳代，男性．異所性尿道側管
尿道口のすぐ横に開口している尿道側管である．

Chapter 3 性感染症以外の疾患

19 鼠径ヘルニア
Inguinal hernia

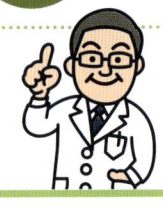

♠ ♥

ポイント
自然治癒はないので手術が必要です．男性だけでなく女性にも起こります．

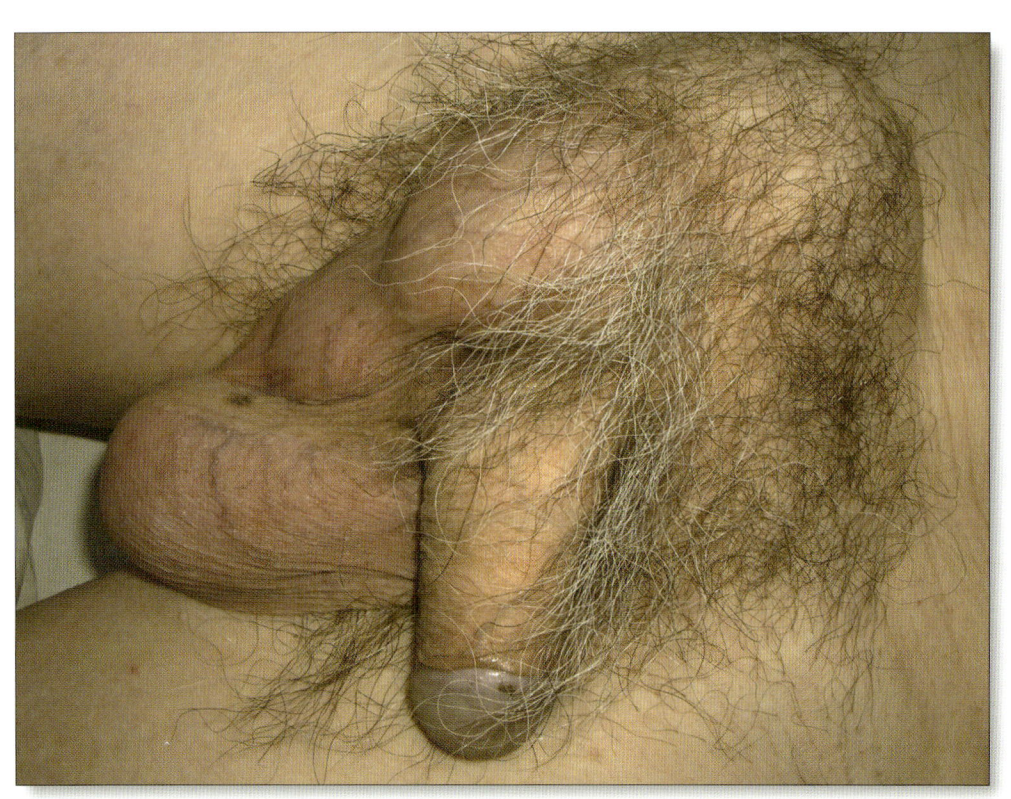

60歳代，男性．鼠径ヘルニア
ヘルニアが陰囊付近にまで及んでいる．

♠♥鼠径ヘルニア（いわゆる脱腸）は，若年者，とくに男児に多いとされているが，どの年齢にも生じる．とくに成人鼠径ヘルニアは，加齢に伴って鼠径部の腹膜が弱くなることにより，腹膜とともに腸や脂肪（大網），卵巣などが脱出する．出てくる部位によって，外鼠径ヘルニア，内鼠径ヘルニア，大腿ヘルニアの3種類に分類される．成人例でも，男女比は圧倒的に男性のほうが多い．

♠♥起立時や腹圧をかけると飛び出し，仰臥位で元に戻るが，放置しておくと大きくなり，上図のように陰囊付近にまで達することもある．自力で元に戻らなくなり嵌頓すると，腸閉塞，腹痛などがみられ，すぐに手術が必要となる．

♠♥治療は，手術によるしかない．ヘルニアバンドをつけて矯正しても，それで孔がふさがるわけではないので，一時しのぎと考えたほうがよい．最近では，鼠径部に数cmの切開を加え，そこから腹膜を元に戻した後に，孔をメッシュでふさぐ方法が主流である．

◎ HIV 検査はいつ受ければいいの？◎

最近はエイズのことをマスコミ等で取り上げられる機会が少なくなったこともあり，一般の人の関心は薄れがちですが，文明国でエイズ患者が増えているのは日本だけです．日本国内では HIV 感染は年々確実に拡がりつつあります．

感染してもエイズ発症までの数年間は特別な自覚症状がほとんどなく，感染に気づくことができません．そこで，感染の心配のある場合には血液検査が必要です．

HIV 検査には，1）抗体検査と，2）NAT 検査（核酸増幅検査）の2つがあります．

「抗体検査」は方法が比較的容易で，スクリーニング検査として広く用いられています．約30分で結果が出る「迅速検査」も抗体検査のひとつです．この検査は感染の心配なことがあってから2カ月以上経ってから受けるよう患者さんに伝えてください．ほとんどの医療機関で，匿名（仮名）で検査を受けられます．基本的には HIV 検査に保険証は必要なく，プライバシーも守られます．

民間の医療機関では，検査料金の取り決めがありませんから，バラツキがありますが，およそ 5,000～10,000 円前後です．患者さんと簡単な面接をし，少量の採血をします．約30分くらいで検査結果が出ますので，結果を伝えます．

「迅速抗体検査法」は通常の「抗体スクリーニング検査法」とほぼ同じ精度であり，検査法としてとくに問題はありません．精度などを心配する患者さんもいますので，十分説明をしてください．

ただし「抗体スクリーニング検査」では，HIV に感染していないのに，たまたま HIV 抗原と反応する抗体を持っていて，検査結果が陽性（偽陽性）となる人が，通常 1,000 人に数人はいます．したがって，抗体検査陽性の場合には，その陽性結果が本当にHIV 感染による陽性なのか，偽陽性なのかを確認する「HIV 確認検査」（WB 法：ウエスタンブロット法）を行う必要があります．

「抗体スクリーニング検査」で陰性の場合，HIV 感染の心配はほとんどなくなります．ただし，感染後2カ月以内で検査を受けた場合は感染していても検査結果が陰性となる場合があるので，2カ月以上経ってからもう一度検査を受けるよう指導してください．

「NAT 検査」は，血中のウイルスそのものを検出します．技術的に高度な検査で，抗体検査に比べ費用と時間がかかるので，スクリーニング検査としては通常使われていません．「NAT 検査」は感染の機会があってから6週間以上経ってから受けるよう伝えてください．

もし迅速検査が陽性の場合は確認検査を，感染初期の可能性がある場合は NAT 検査（核酸増幅検査）を速やかに受けることが重要です．そして，患者さんに心の平和を！

（2007 年 7 月 27 日，院長ブログより）

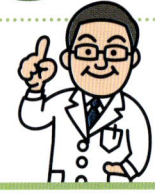

Chapter 3 性感染症以外の疾患

20 子宮脱
Prolapsus uteri

ポイント
症状がない場合もありますが，見た目ですぐにわかります．歩行困難を伴うこともあります．

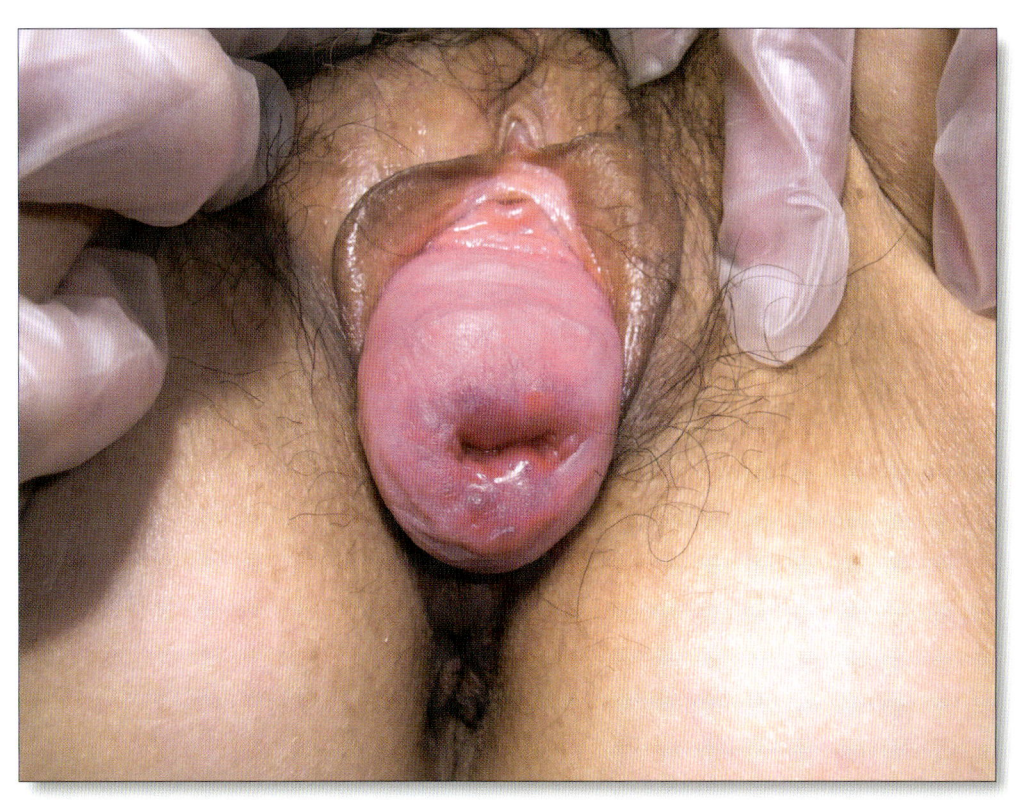

70歳代，女性．子宮脱
子宮脱は過去に何度も経験があるという．子宮の全部が出ているわけではないので，部分（不全）子宮脱である．

♥ 子宮が腟内に飛び出した状態を**子宮下垂**といい，さらに腟口より外に出た状態を**子宮脱**という．骨盤内の臓器を支える筋肉（骨盤底筋）などが，加齢，妊娠（多産に多い），その他の理由により"ゆるみ"，骨盤内臓器（子宮）が下に落ち込んで起こる．膀胱瘤の合併に伴う尿漏れ（とくにくしゃみをした際の腹圧性尿失禁），排尿困難，尿閉がとくに問題となり，また，下部不快感，便秘，腰痛などの原因ともなる．子宮脱を放置しておくと，突出した粘膜が乾燥し，外傷・出血・感染症の危険性が高くなる．

♥ 治療は年齢や症状の程度などによってペッサリーを用いた保存的治療と手術療法のいずれかを選択する．保存的治療の場合，患者にあった適切な大きさ・形状のペッサリーを用いて，子宮を下から支えるように装着する．性交渉にはとくに問題がないが，帯下が増えるようであれば，腟用消臭剤を用いることもある．また，ペッサリーの消毒方法について，患者にしっかり教える必要がある．手術は，経腟的に骨盤底筋・靱帯を支える修復術を行う．高齢者や妊娠を望まない場合などには腟閉鎖という選択もある．

50歳代，女性．子宮脱
部分（不全）子宮脱である．

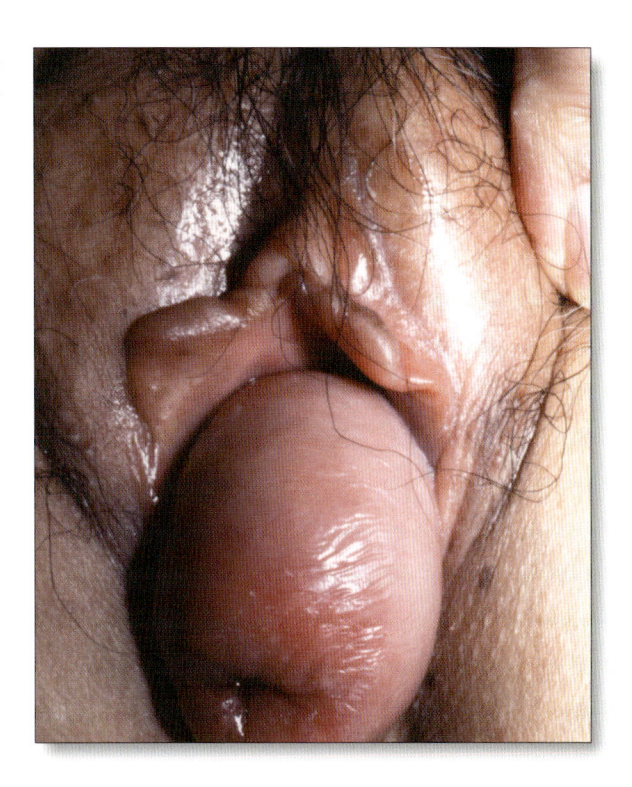

70歳代，女性．子宮脱
子宮脱自体ではなく，子宮口付近のイボのようなものが気になり受診した．

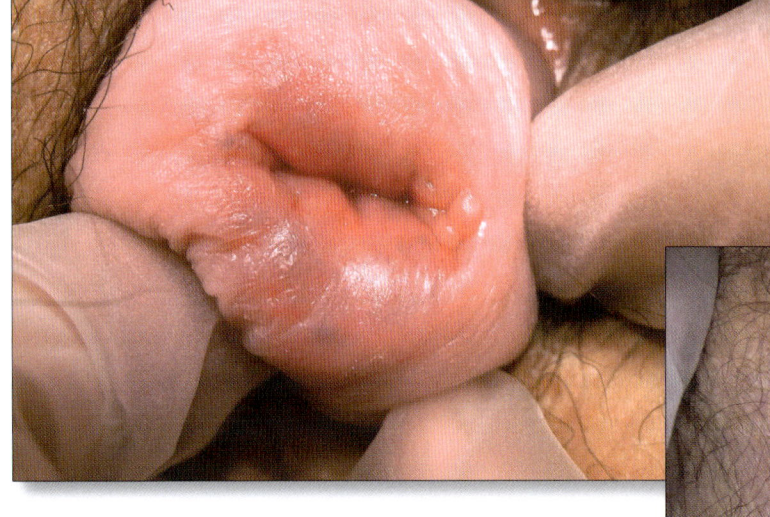

70歳代，女性．子宮脱を元に戻した状態
出ていた部分を押し込んだが，子宮脱を再発する可能性はきわめて高い．

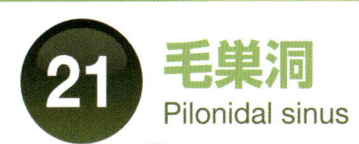

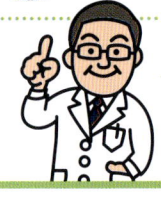

Chapter 3　性感染症以外の疾患

21　毛巣洞
Pilonidal sinus

> **ポイント**
> 毛深い人に後天的にできる場合と，先天的なものがあります．

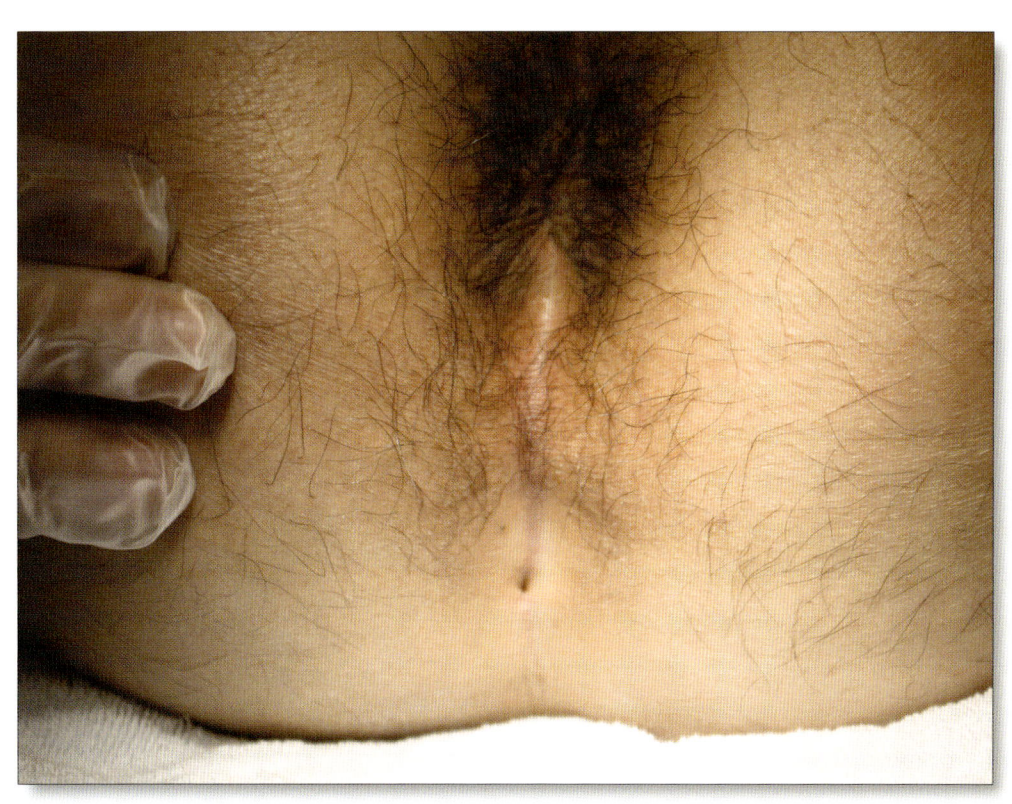

30歳代，女性
仙骨部に小さな孔が開いていることに気づいたのは最近だという．とくに症状はない．

♠♥毛巣洞（瘻）は仙骨部に慢性的に加わる圧・刺激により体毛が毛穴に入り込み，瘻孔を形成し，炎症を起こす疾患である．このような後天的な理由のほかにも，新生児に先天的にみられる場合もある（＝先天性皮膚洞）．長時間車の運転などをする毛深い男性に多くみられる疾患であるが，上図のように女性にも出現するので，注意が必要である．このような場合には，先天的に開いていた瘻孔に炎症を起こしたということも考えられる．

♠♥清潔にしていて無症状であれば，とくに急いで手術をする必要はないが，炎症・排膿を有し，座る際に痛みを伴うようであれば，切開して瘻孔を摘出した後，縫合する．毛深い体質の患者では再発しやすいため，剃毛や永久脱毛などの処置も考慮する．

♠♥診察時には，瘻孔のできている場所にも注意する．肛門周囲という場所がら，痔瘻と誤診されることが多い．また，参考図に示したように，会陰部の瘻孔の場合には，毛巣洞と形は似ているがまったく別の疾患であり，他の原因を探る必要がある．

30歳代,女性
左図の拡大像.

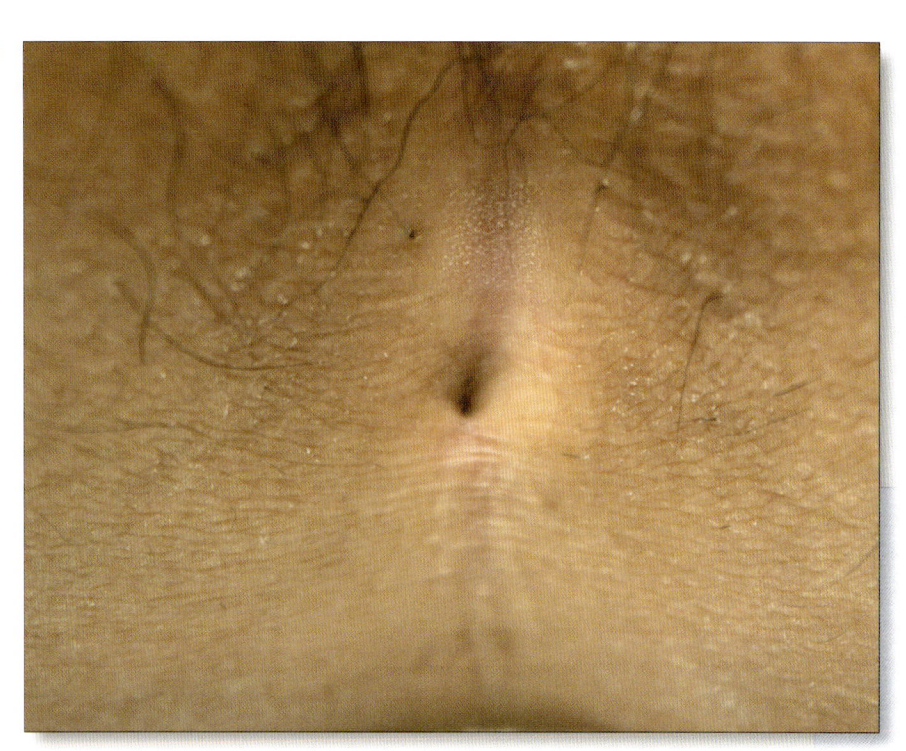

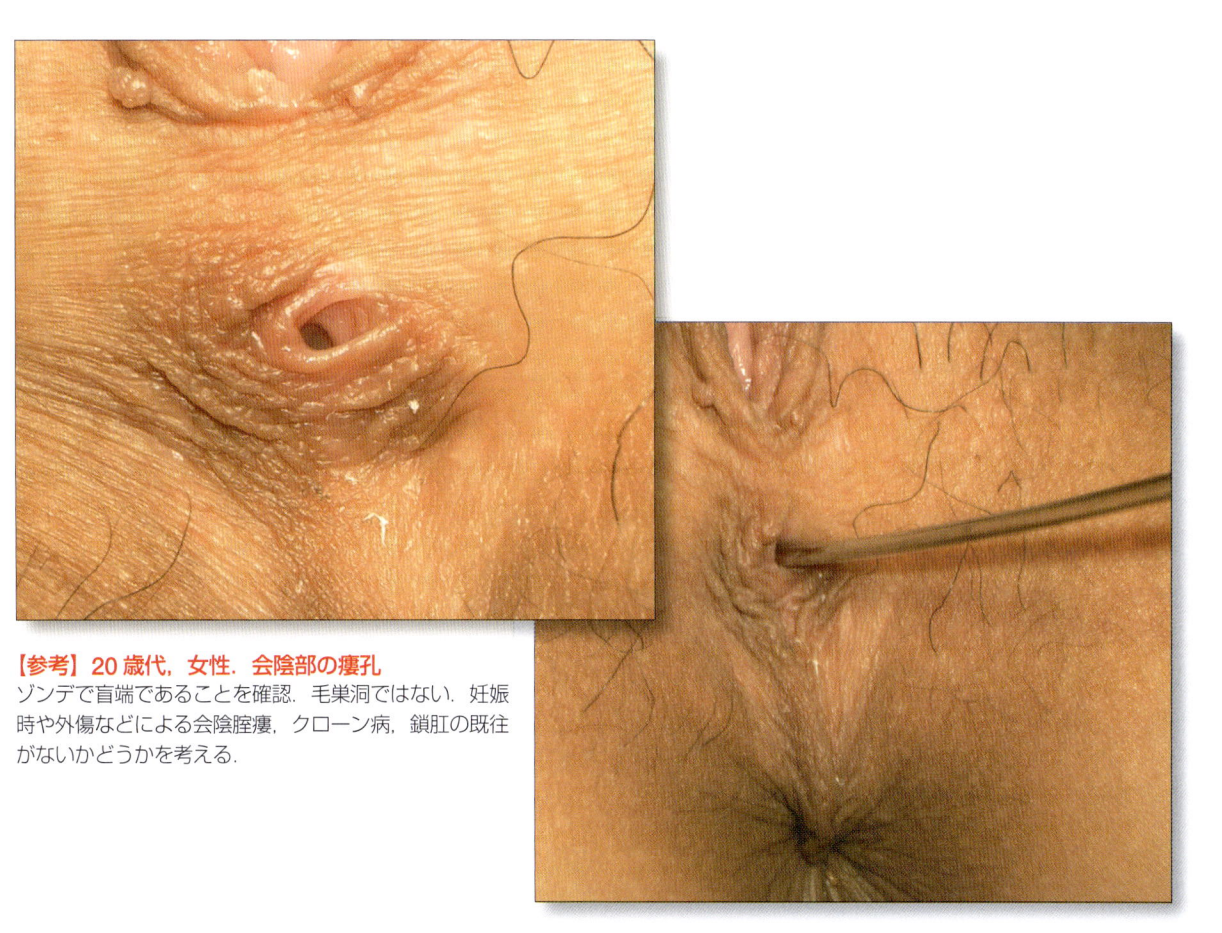

【参考】20歳代,女性.会陰部の瘻孔
ゾンデで盲端であることを確認.毛巣洞ではない.妊娠時や外傷などによる会陰腟瘻,クローン病,鎖肛の既往がないかどうかを考える.

21. 毛巣洞

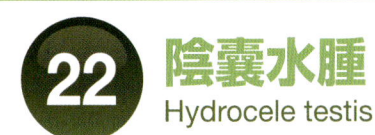

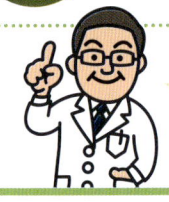

Chapter 3　性感染症以外の疾患

22　陰囊水腫
Hydrocele testis

> **ポイント**
> 陰囊の腫れをみたら，まず懐中電灯で照らしてみよう．

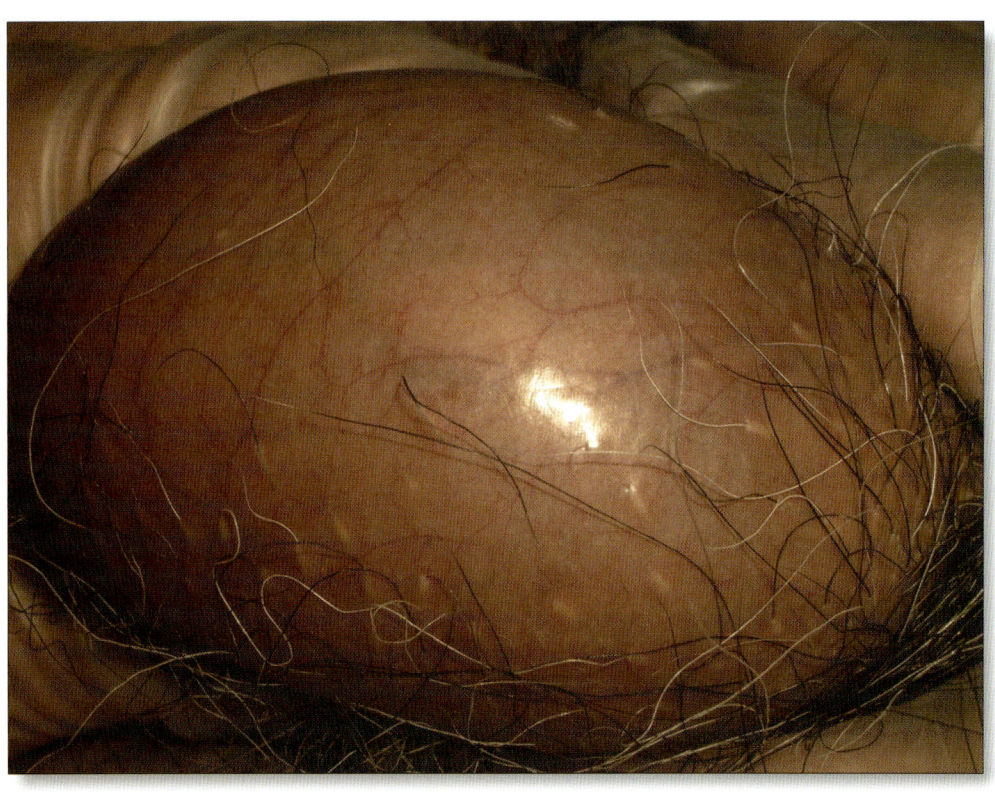

50歳代，男性
陰囊全体に均一な腫れを認める．とくに痛みは感じない．

♠**陰囊水腫**とは，陰囊内に漿液が貯留する状態をいう．腹膜鞘状突起の閉鎖が不完全であるために起こる小児の例とは異なり，成人例では中年以降に，外傷や炎症などさまざまな理由により起こりうる．逆にこの症状から精巣の感染症や腫瘍などがみつかるケースもある．腫れた陰囊は波動を触れ，懐中電灯で照らすと光ってみえる（＝透光性）のが特徴である．通常，痛みはない（痛みがあるときには別の疾患も考える）．

♠治療は，経過観察でよい．小児の場合には数年様子をみて自然治癒しなければ手術する．成人の場合では，よほど大きな水腫でないかぎりは経過観察を行う．穿刺して「水」を出すことは，かえって治癒を遅らせるとされ，現在ではほとんど行われていない．

♠参考図に示したように**陰囊浮腫**では，透光性はなく，また原因も異なる．陰囊だけがむくむこのような陰囊浮腫では，糖尿病などの代謝性疾患のほか，心臓や腎臓に基礎疾患を持っていないかどうかを検索する必要がある．

性感染症以外の疾患

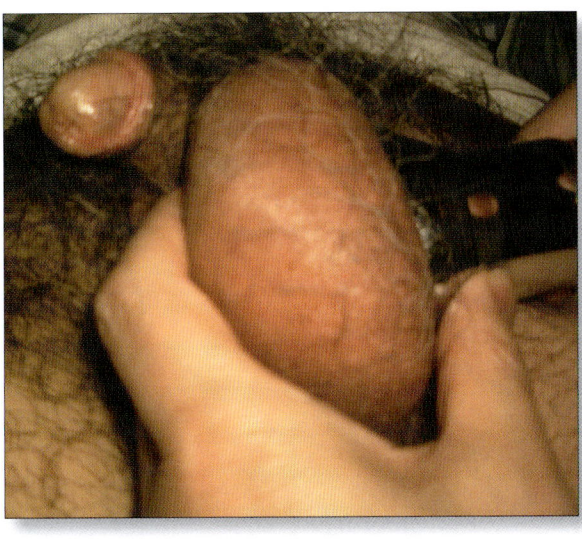

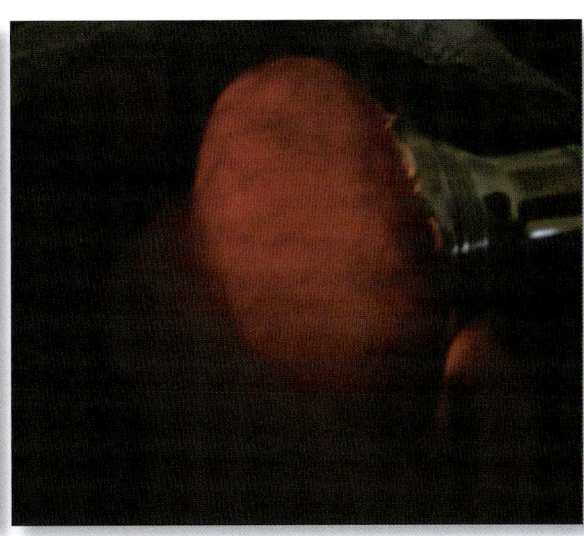

50歳代，男性
左図と同一症例．懐中電灯で光を当てると透けてみえるのがわかる．

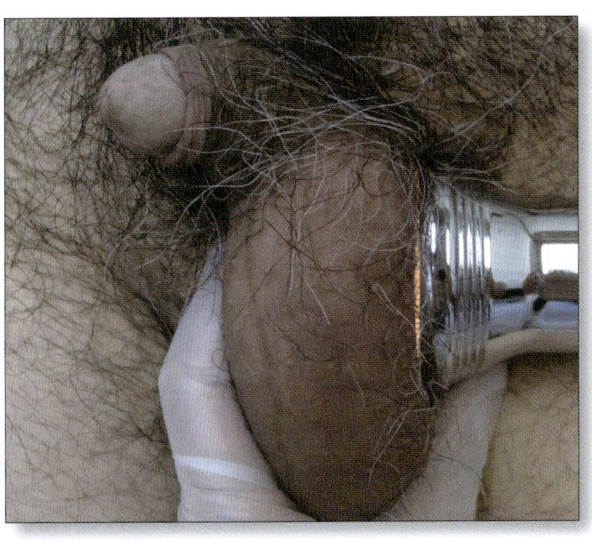

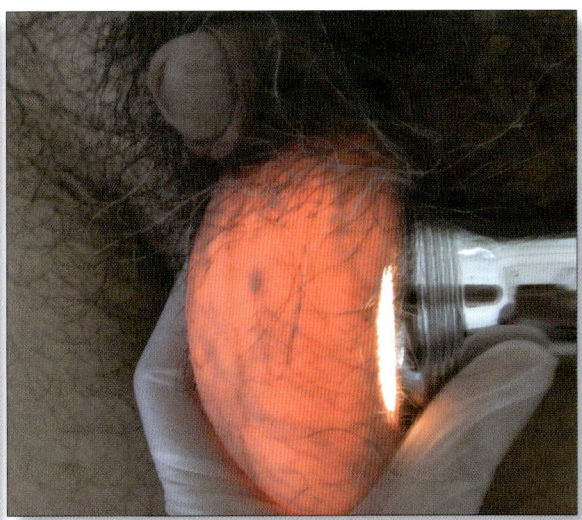

40歳代，男性
透光性がある．陰嚢水腫である．

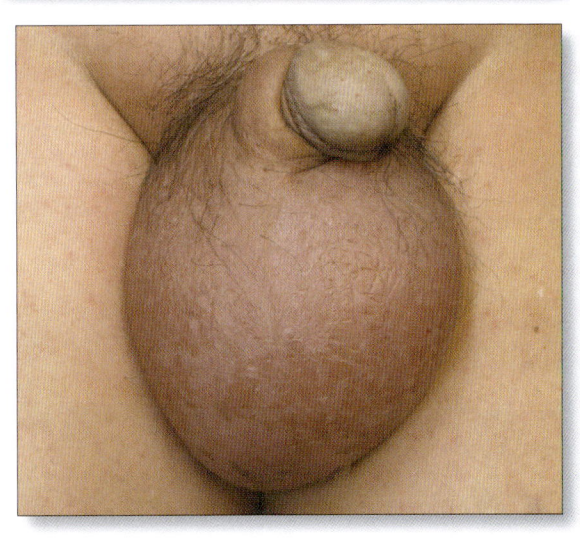

【参考】40歳代，男性．両側性陰嚢浮腫
陰嚢「水腫」ではなく「浮腫」である．基礎疾患に糖尿病があり，内科から紹介されて受診した．

22. 陰嚢水腫　　167

Chapter 3　性感染症以外の疾患

23　嵌頓包茎
Paraphimosis

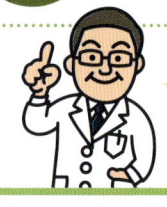

> **ポイント**
> 用手的に元に戻せない場合には，できるだけ早く手術をしましょう．

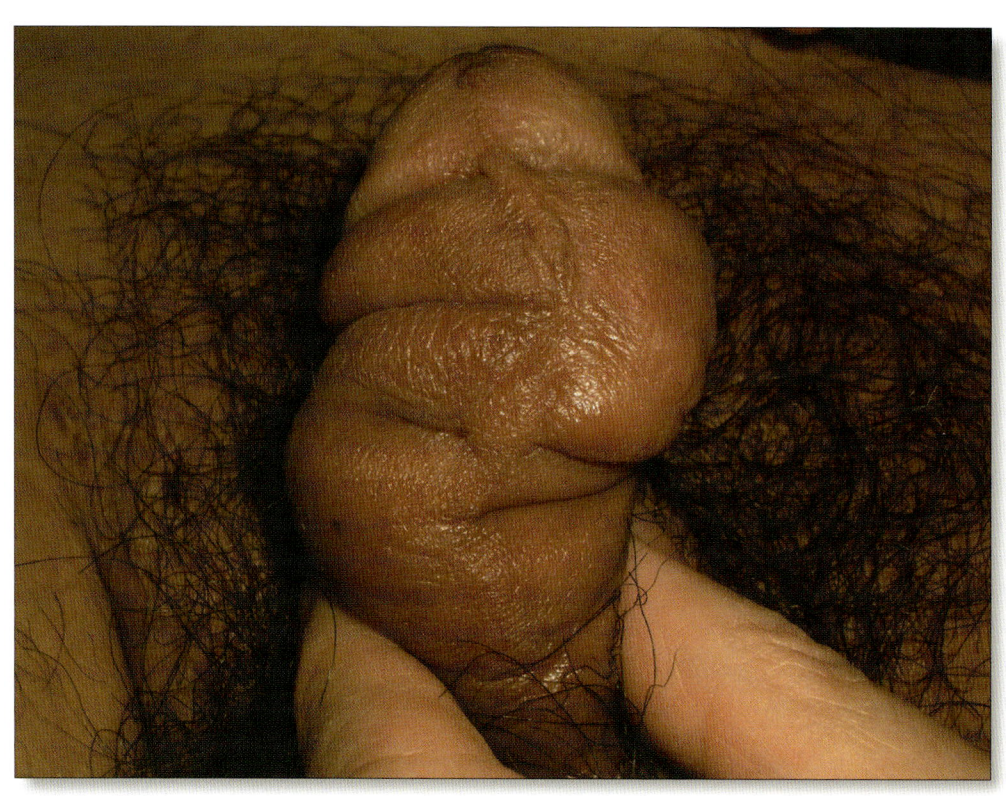

20歳代，男性
包皮に循環障害を生じ，浮腫が目立っている．

♠**嵌頓包茎**とは，真性包茎で包皮が狭い状態で，無理に包皮を反転させることにより循環障害を起こし，浮腫が生じて元に戻らなくなった状態をいう．新生児～乳幼児期～小児期は包茎であることが普通であり，これを無理に反転させると出血を来すことになる．成人では，勃起時に亀頭が露出する仮性包茎であることが多く，真性包茎は稀である．

♠治療は，浮腫がそれほど強くない状態であれば，用手的に元に戻すことができるが，浮腫が強くなれば，まずその循環障害を取り除く意味で，包皮を切開する緊急手術を行う必要がある．その後，通常の包茎手術を行う．手術をせずに放置しておくと，壊死を起こすこともある．

♠ここに示した図のように，強い羞恥心で受診が遅れ，意を決して受診した際には腫脹が高度になっており用手的に戻せないことも多々ある．診断と同時にすぐ手術ができる環境づくり，あるいは泌尿器科にコンサルトできる状況であることが望ましい．術後は清潔を心がけるように指導することも忘れてはならない．

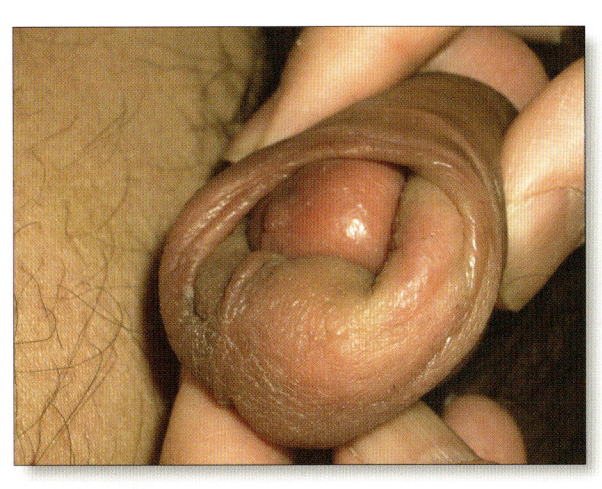

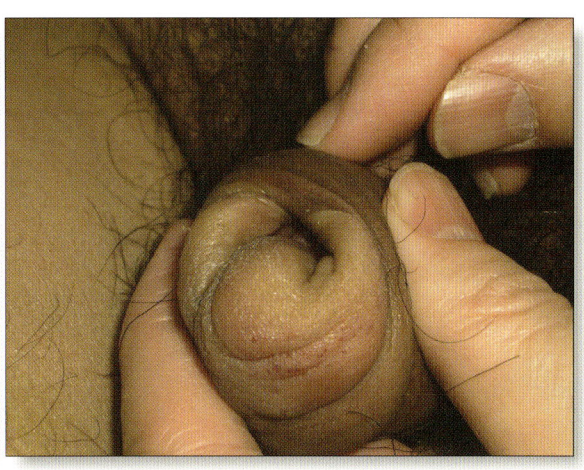

20歳代，男性
用手的に元に戻すが，今後のことを考えると早急に包茎手術を行う必要がある．

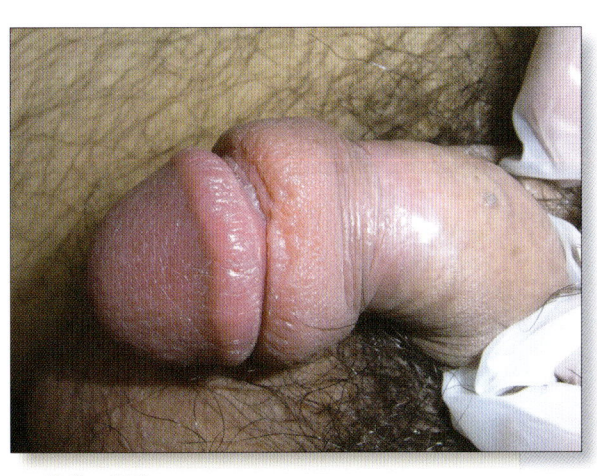

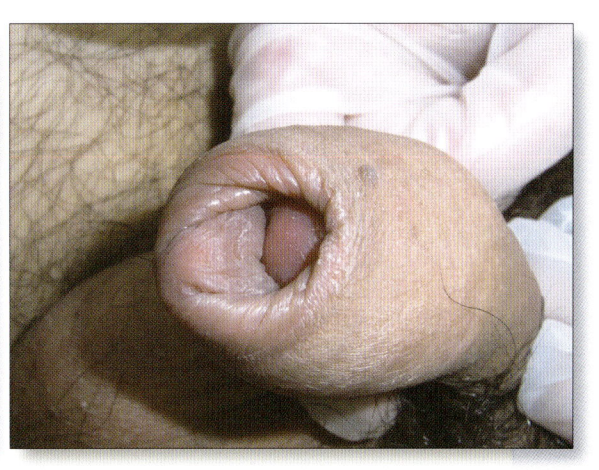

20歳代，男性
このくらいの程度の浮腫であれば，用手的に元に戻すこともできる．

20歳代，男性
高度な浮腫が生じており，用手的に元に戻すことはできない．

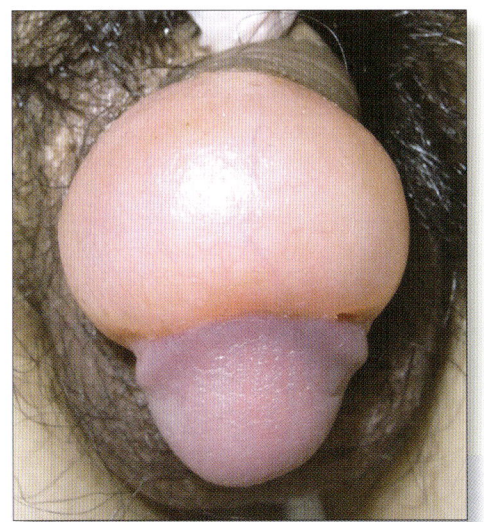

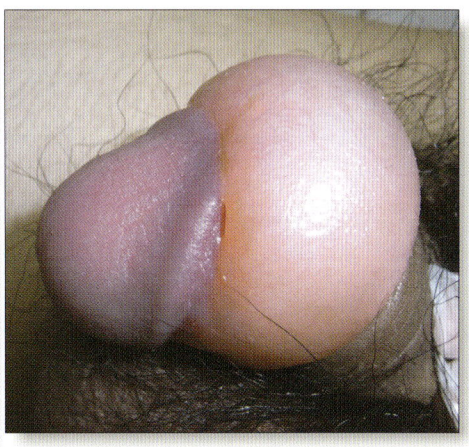

Chapter 3　性感染症以外の疾患

24　陰茎折症
Penile fracture

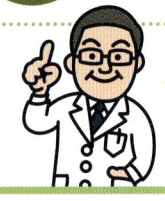

> **ポイント**
> 陰茎海綿体の白膜の断裂です．早期手術で，性機能の温存が重要です．

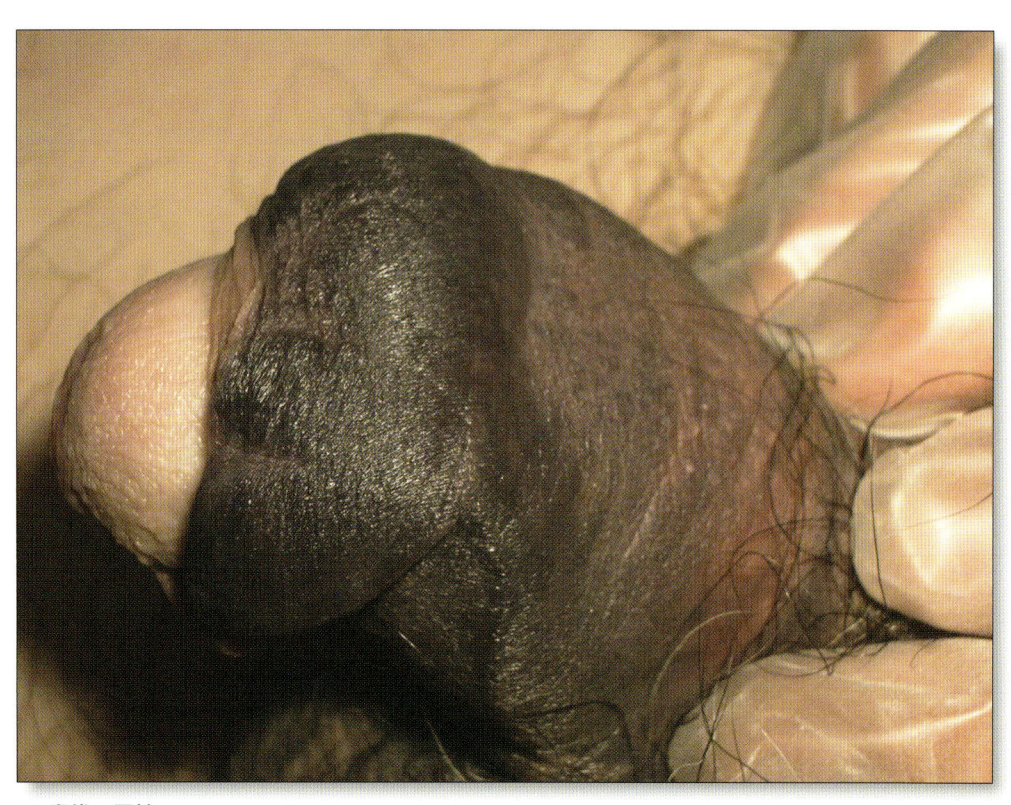

30歳代，男性
陰茎の先端部が折れ曲がっている．また赤黒く腫れ上がっているのがわかる．

♠**陰茎折症**とは勃起した陰茎に外力が加わることによって，陰茎海綿体の白膜組織が断裂し，血管が破壊されて内出血を起こした状態をいう．勃起時の転倒や激しい性行為・自慰などが原因であることが多い（非勃起時の例もあるがきわめて稀である）．断裂時には「ボキッ」という異常音を聞くことが多く，直後に痛みを伴い，次第に紫色に腫れ上がってくる．好発年齢は20～30歳代であり，性活動の活発な年代に一致している．

♠治療は，泌尿器科専門医を受診し，断裂部位を修復する手術を行う．腫脹が激しいと，断裂部位が触診ではわからない場合もあるので注意する．羞恥心から受診しないまま放置しておくと，陰茎の屈曲がよりひどくなり，排尿だけでなく性交渉も困難となり，勃起機能不全状態となる．

♠血尿などをみた場合には，尿道の損傷がないかどうかもチェックする必要があるが，本邦では他の合併症の頻度は低い．

30歳代，男性
陰茎の根元付近から折れ，陰茎から陰嚢にかけて腫脹している．

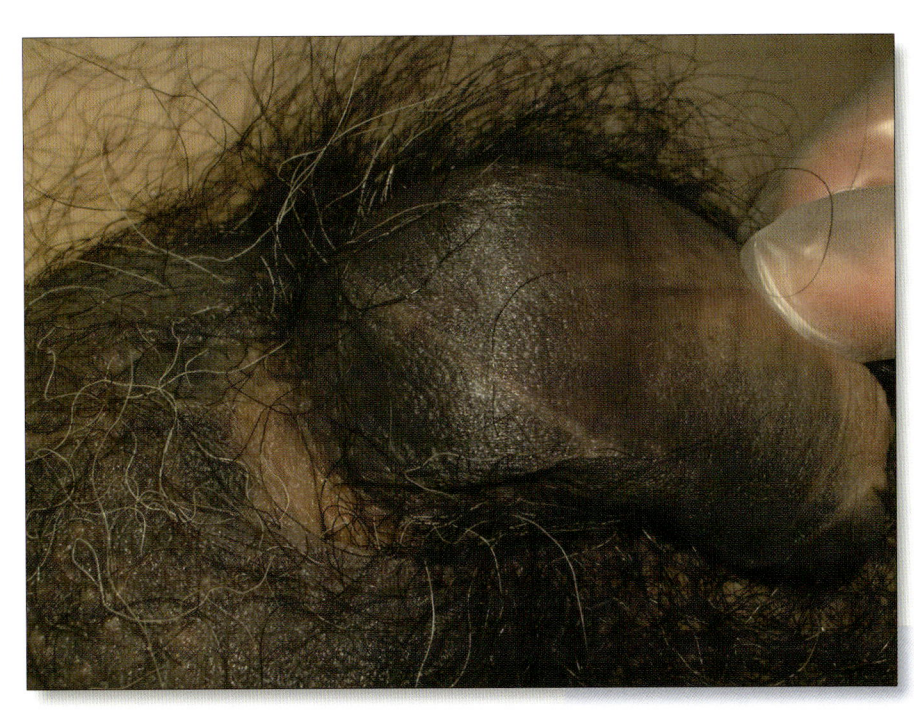

性感染症以外の疾患

◎陰茎形成性硬結症◎

このページで紹介した陰茎折症以外にも，陰茎が折れ曲がる特徴的な症状の泌尿器科疾患があります．それは「陰茎形成性硬結症」，別名「パイロニー病」です．

フランスのPeyronieが，1743年に最初に報告したと言われています．陰茎海綿体白膜に線維性硬結が形成される良性の疾患です（皮膚科・形成外科領域における「デュピュイトラン拘縮」の陰茎版とお考えください）．勃起時の痛み，硬結の触知，陰茎の彎曲，勃起不全などで，性交障害の原因となります．

原因はあまり明らかになっていませんが，加齢による白膜の退行性変化によるものとの考えがあります．また，組織学的には，硬結部に慢性炎症像があることから，膠原病，外傷，血流障害，代謝障害，栄養障害なども原因として指摘されています．また，過去に陰茎に外傷を負ったことがある場合には，若年層でも発症することがあります．

治療は残念ながら，根本的な方法はありません．原則的には保存的治療から始めるのがよいと思われます．発症直後には炎症を抑える薬やステロイド剤，漢方薬（柴苓湯）を使用することもありますが，効果はさほど期待できません．もっとも効果がある治療薬として，多くの専門家はユベラ（ビタミンE製剤）を使用しています．ただし即効性はなく，数カ月かけて徐々に効果が出てきます．また，痛みがある時に放射線照射が有効という報告もあります．

性交渉ができなくなり障害が出るような場合，本人が希望すれば手術を行います．陰茎の硬結を丁寧に取り除きます．しかし，硬結が海綿体に及んでいる場合は，手術がむずかしくなります．さらに手術により陰茎が短くなるデメリットはあるのですが，現在のところ，陰茎のしこりを取る手術だけが唯一有効な根本的治療法です．

（2009年10月26日，院長ブログより）

Chapter 3　性感染症以外の疾患

25 急性外陰潰瘍
Acute genital ulcer

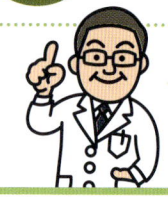

> **ポイント**
> STI とは無関係に生じる女性外陰部の潰瘍です．

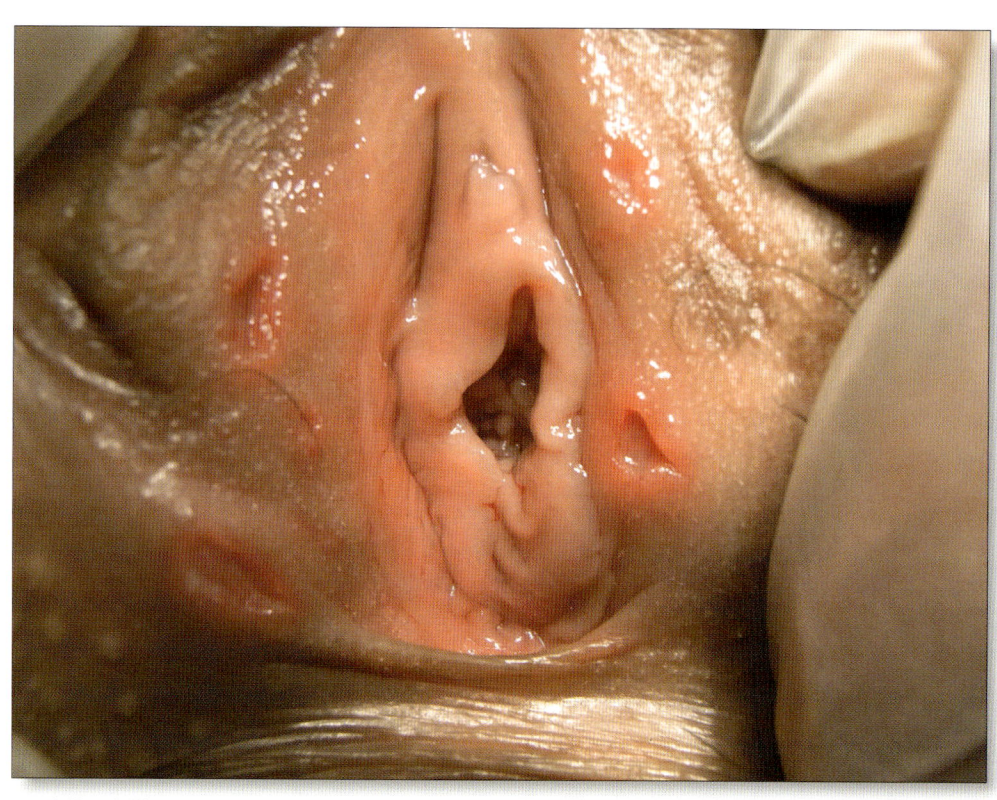

20 歳代，女性
小陰唇内側に 4 カ所の潰瘍がみられる．

♥**急性外陰潰瘍**とは若年女性の外陰部に好発する原因不明の潰瘍で，感染症が原因といわれていた時期もあったが，現在では何らかの自己免疫性疾患ではないかと考えられている（ベーチェット病の外陰部症状だけ出現したのが本症という考えもある）．潰瘍は単発することも，数個程度出現することもある．本疾患は性行為とは無関係に出現するのが特徴で，痛みと熱感を伴う．ときに激しい痛みで歩行困難・排尿困難となることもある．

♥瘢痕を残して数週間で自然治癒する．潰瘍部への感染を防ぐために抗生剤の投与を行い，痛みや炎症症状には NSAID やステロイドで対応する．また，再発・慢性化する場合もある．

♥外陰部に潰瘍を起こす疾患として，性器ヘルペスがあるが，水疱形成の有無や潰瘍の深さ（通常性器ヘルペスの潰瘍は浅い）等から鑑別は可能である．ベーチェット病の部分症状である可能性もあるため，外陰部の潰瘍をみた際には，同時に口腔内アフタの有無を確認し，疑わしい場合には眼科の受診もすすめる．

30歳代，女性
右大陰唇に1カ所，示指頭大の潰瘍がある．

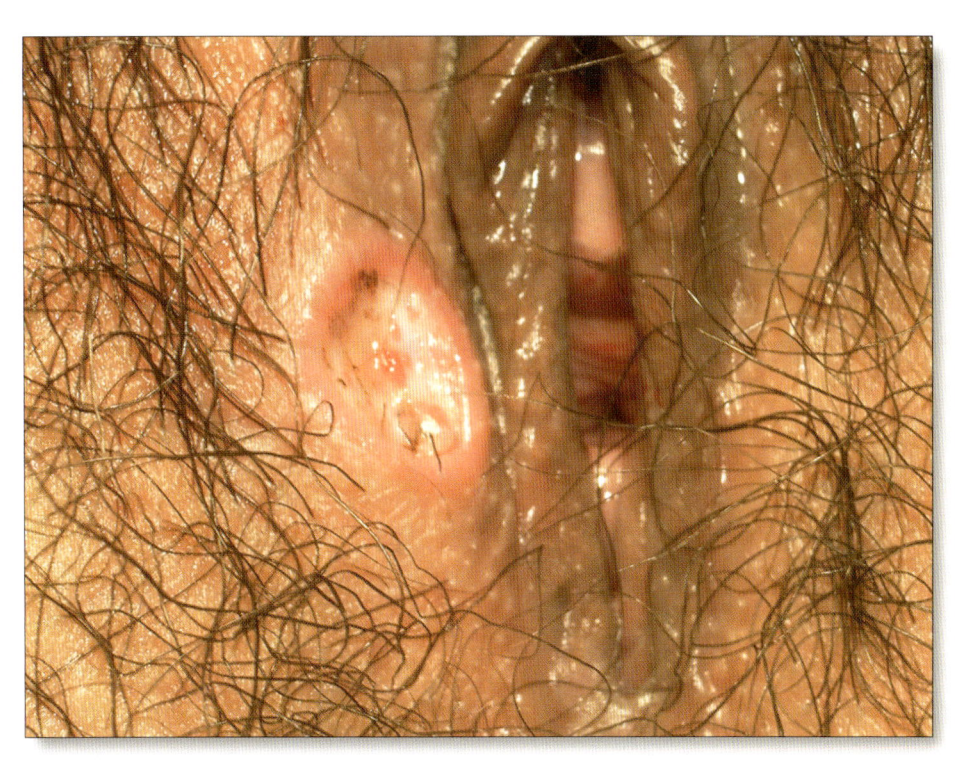

性感染症以外の疾患

◎いきなりエイズ◎

日本では1982年に初めてエイズ患者が認定されて以来，約30年になります．

HIV感染者は感染に気づかずにいると，早ければ7〜8年でエイズとして発症します．どこの病院にも普通に外来に受診にいらっしゃるでしょう．最近ではこのように，「いきなりエイズ」状態で一般病院をおとずれる時代になっています．

「いきなりエイズ」とはHIV感染によって免疫力が低下し，日和見感染症を発症した人が病院で初めて抗体検査を受け，HIV陽性とわかるような場合のことです．最近では徐々にこれが増加しています．

HIV感染者は日本国内でも増え続けており，いつエイズを発症し，来院するか分かりません！　一般病院でも，診療所でも，いつでもエイズ患者を受け入れられる準備体制を整えることが必要になってきています．

（2008年11月25日，院長ブログより）

25．急性外陰潰瘍

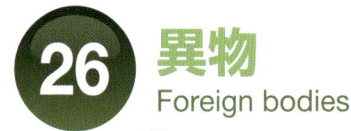

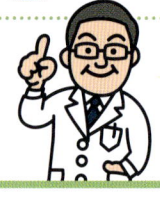

Chapter 3　性感染症以外の疾患

26　異物
Foreign bodies

> **ポイント**
> なぜ？　という追及はしてはいけません．
> 今，どう対処するかが重要です．

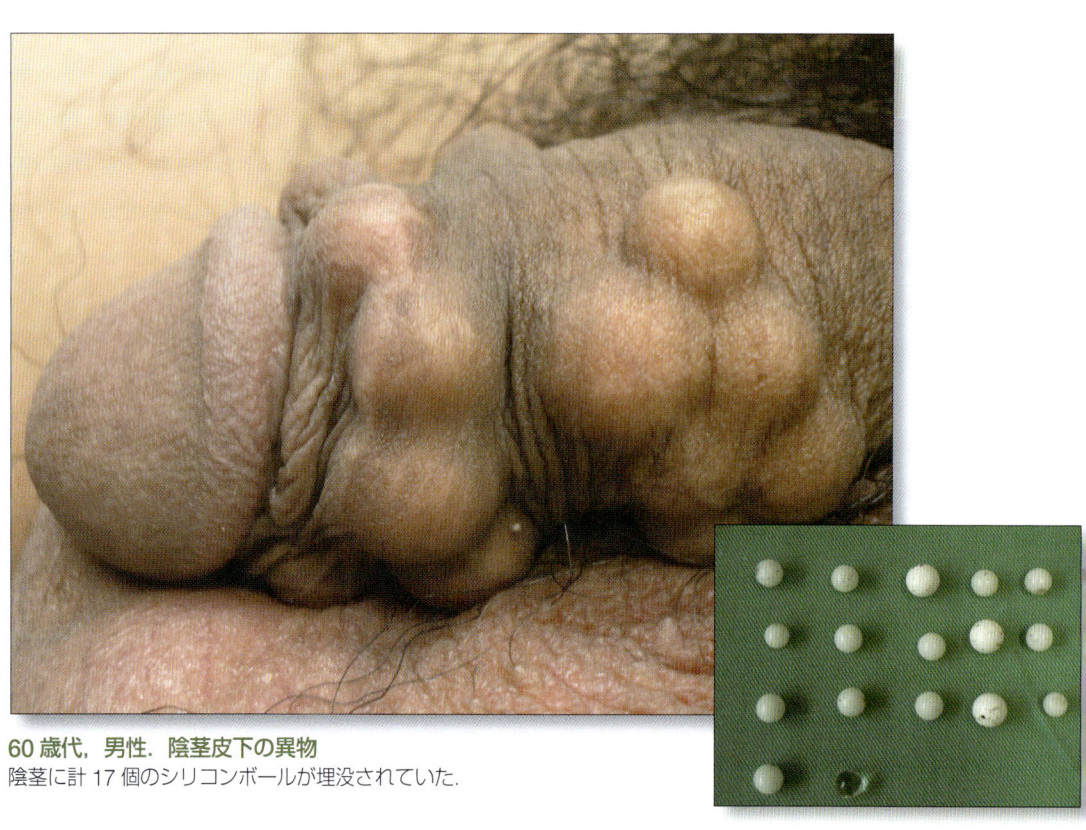

60歳代，男性．陰茎皮下の異物
陰茎に計17個のシリコンボールが埋没されていた．

♠♥**異物**には，外陰部（陰茎が多い）の皮下に埋め込むシリコンボールから，ピアスまでさまざまなものがある．刺青も一種の異物といえる．これらを挿入する理由も，自己満足，パートナーを喜ばせたい，見栄，ファッションなどさまざまである．いずれも無症状であればとくに問題ないが，炎症やアレルギー反応があれば，早急に対処しなければならない．

♠上図のような陰茎異物の例では，50～60歳代の中年以降の男性が，若気の至りを反省して真珠玉，歯ブラシの柄，シリコンボールなどの摘出のために来院することが多い．治療には，侵襲を少なくするために陰茎の比較的目立ちにくい場所を1カ所切開し，そこからすべての異物を取り除く．

♠♥耳以外の部位（舌，乳頭，臍，外陰部等）に行うピアスは，とくにボディピアスとよばれている．耳と同様に金属アレルギーの有無や感染症には注意する．ピアスをはずした状態で外来を受診した場合に，その部の症状がピアスによるものであることを話したがらない患者もいることに留意し，診察する．

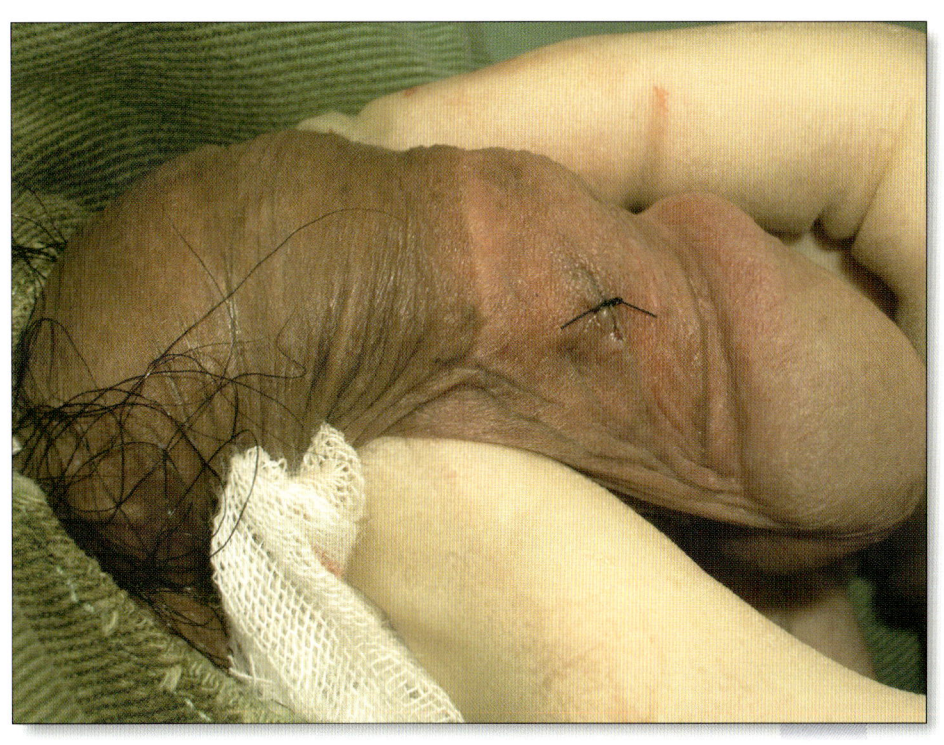

50 歳代，男性
陰茎異物の摘出手術．侵襲を少なくするために1カ所の切開から多くの異物を取り出す工夫が必要．

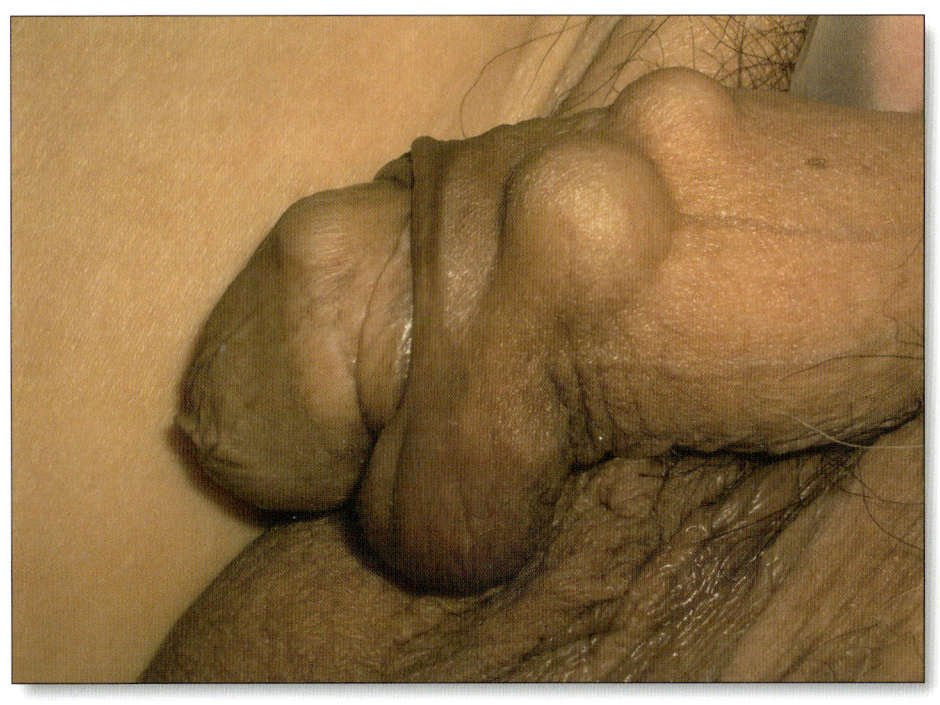

40 歳代，男性
陰茎異物の例．数個のシリコンボールが皮下に埋め込まれているのがわかる．

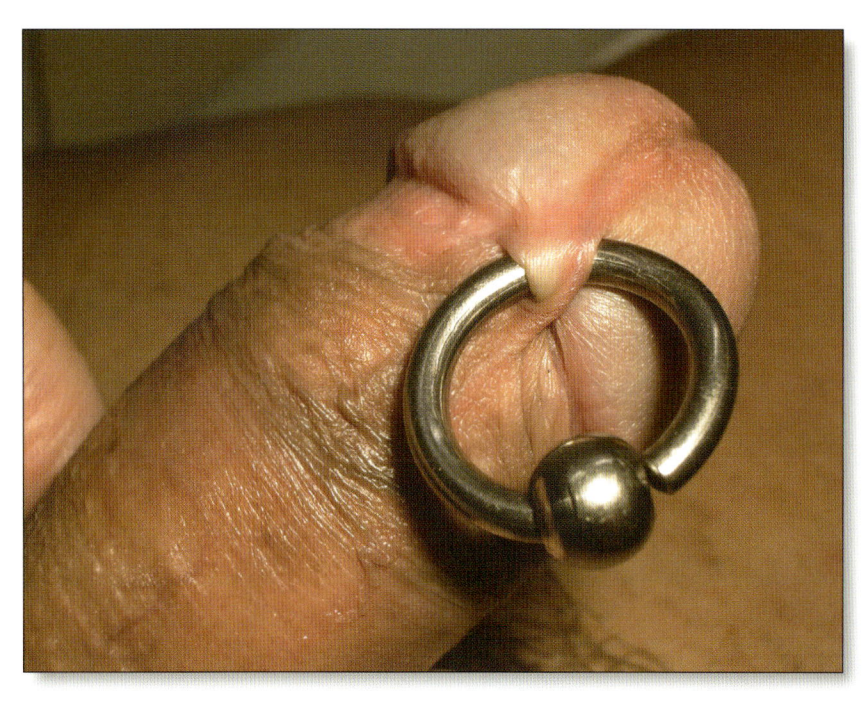

Chapter 3　性感染症以外の疾患

30歳代，男性．性器ピアス
陰茎小帯に通したピアス．接触皮膚炎，金属アレルギーの有無に注意する．

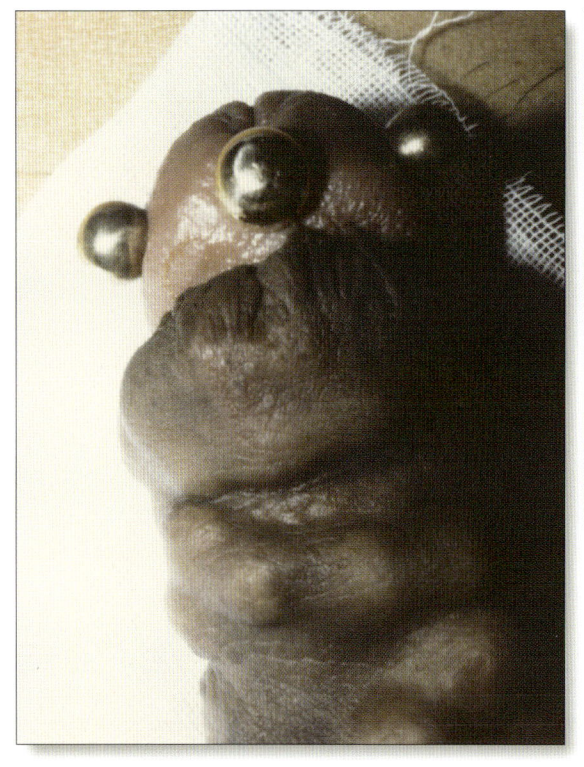

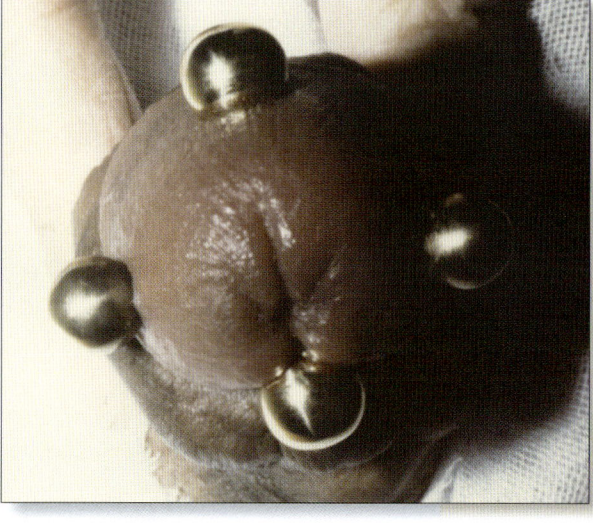

40歳代，男性．シリコンボールと性器ピアス
陰茎皮下に埋め込んだシリコンボールと，亀頭部にナットで留められたピアス．ピアスは尿道に交通しており，この状態で今まで感染症にならなかったのが不思議なくらい．

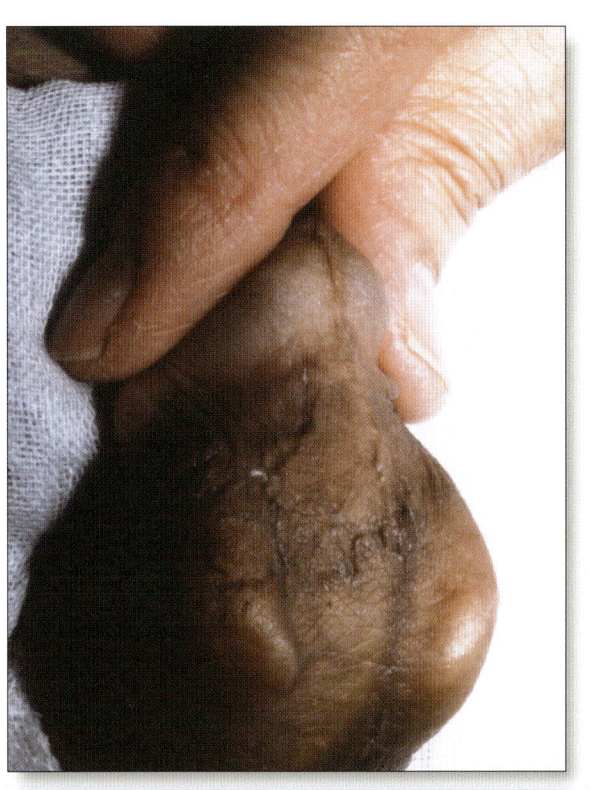

40歳代，男性．陰茎プロテーゼ
陰茎の腫れを主訴に来院．埋め込まれていたプロテーゼを摘出．

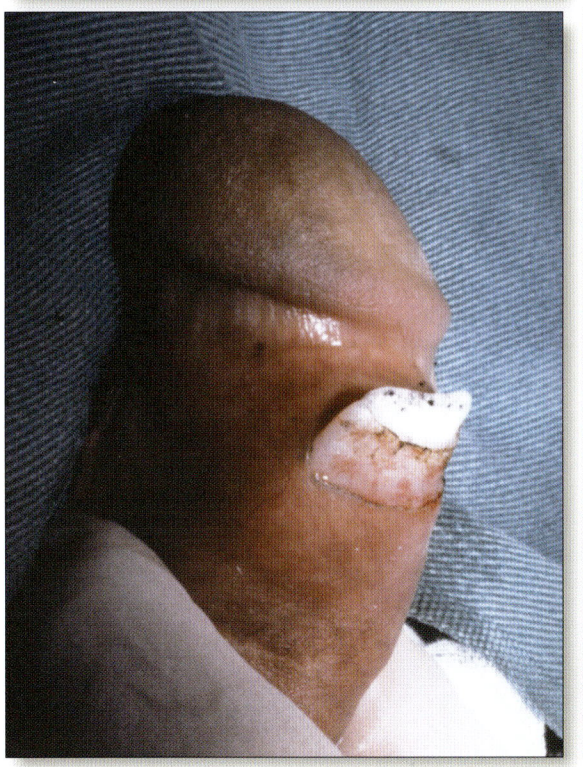

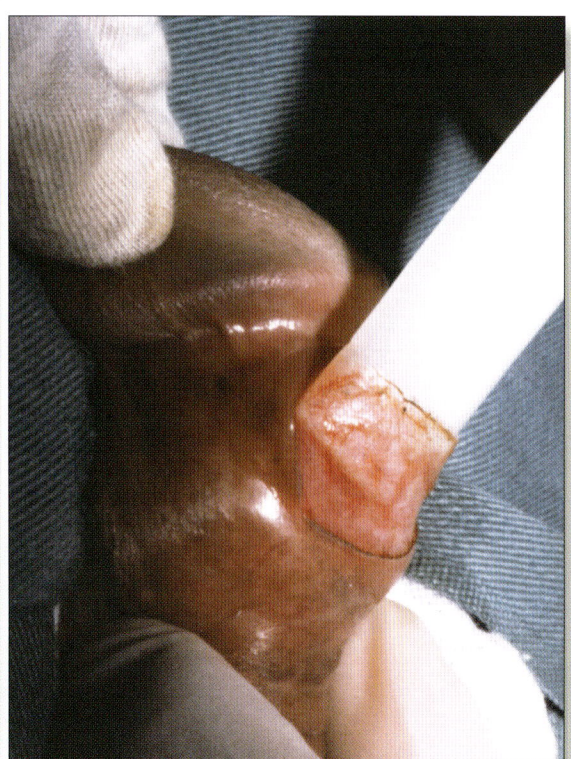

Chapter 3 性感染症以外の疾患

27 外傷・亀裂・裂傷・断裂
External injury

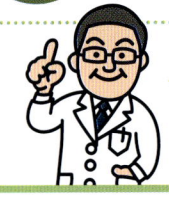

♠ ♥

> **ポイント**
> 原因はさまざまです．

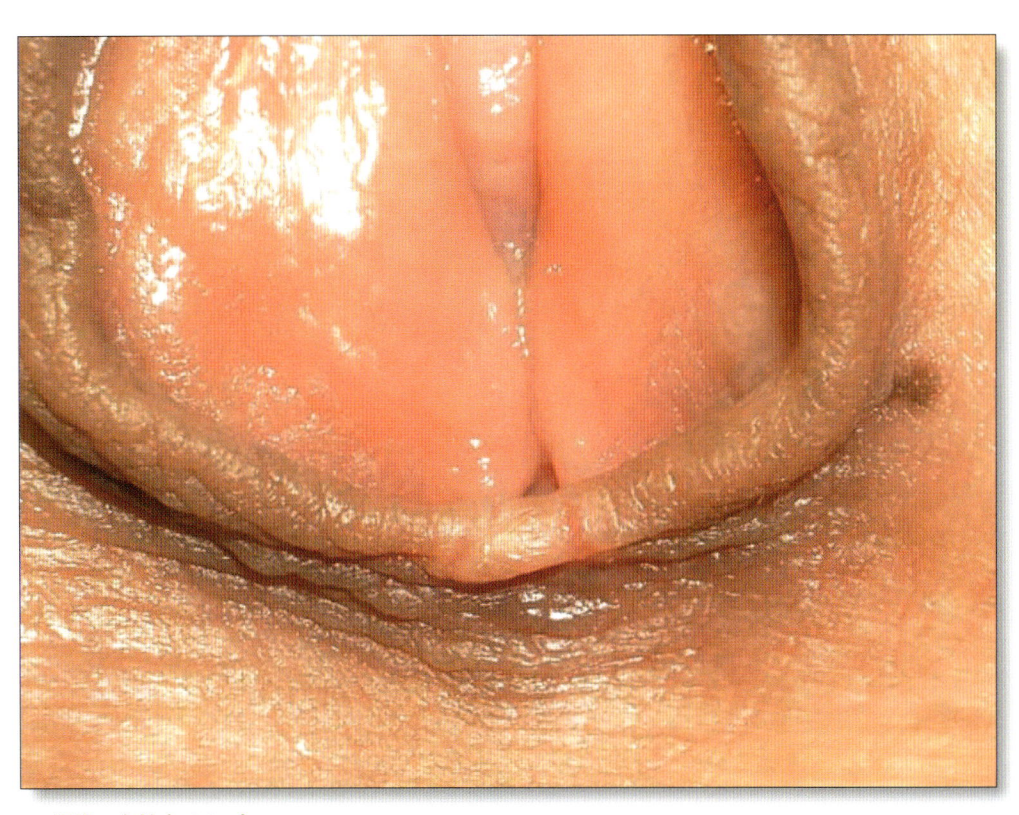

30歳代，女性（FCSW）
性交時痛を主訴に来院．陰唇小帯に小さな縦方向の亀裂を複数認めた．

♠♥外陰部の**外傷**や**亀裂**等をみた際には，それが学童ならば体育の授業での鉄棒や跳び箱，自転車のサドルなどにぶつけた**外陰部打撲**の可能性を考え（**性的虐待**も稀であるが見逃してはならない），出産を経験した女性であれば，分娩時の**会陰裂傷**を考え，上図のようにFCSWであれば度重なる性交による疲労性の亀裂も考慮する．男女問わず，性器に不自然な傷跡をみた際には，**自傷**や特殊な性行為の有無をまず考える．このように原因はさまざまであり，場合によっては患者自身が話したがらないケースもあるので，問診は慎重に行わなければならない．万が一，犯罪性のある損傷を認めた場合には，後日，警察の捜査資料や裁判の証拠とされる可能性があるので，全身の所見までを詳細にカルテに記載しておく必要がある．

♠♥治療は，各症状に応じて行う．感染症が疑われる場合には抗生剤投与，断裂などから出血が続くようであれば止血したうえで，感染症対策を行い，適切な縫合処置をする．

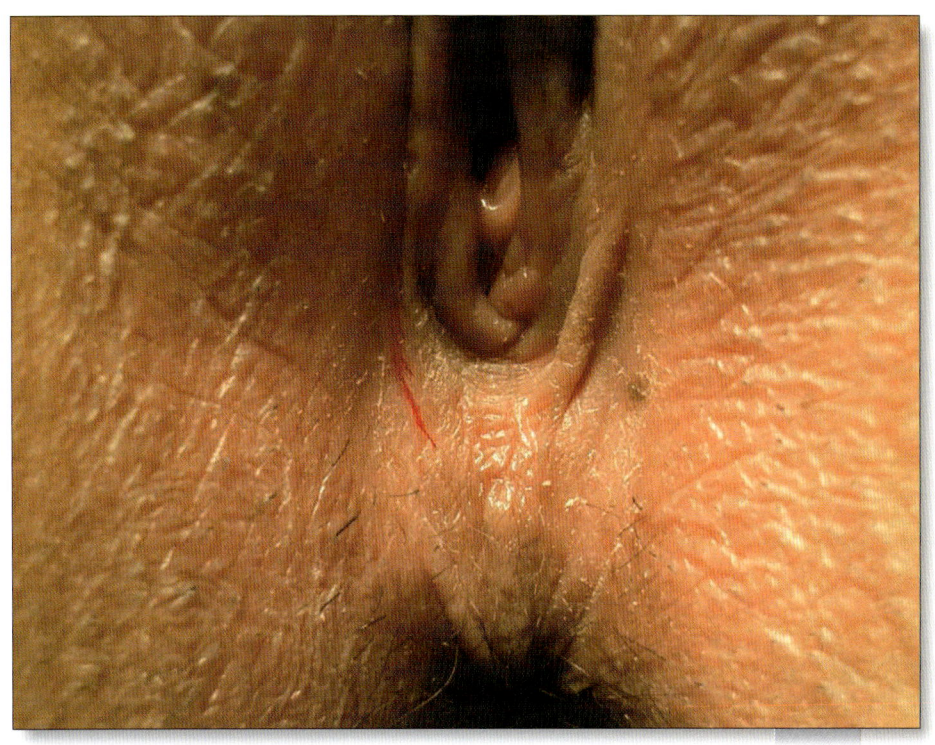

30歳代，女性．陰唇小帯の亀裂
陰唇小帯に細かな亀裂がみられる．疲労性のものと思われる．

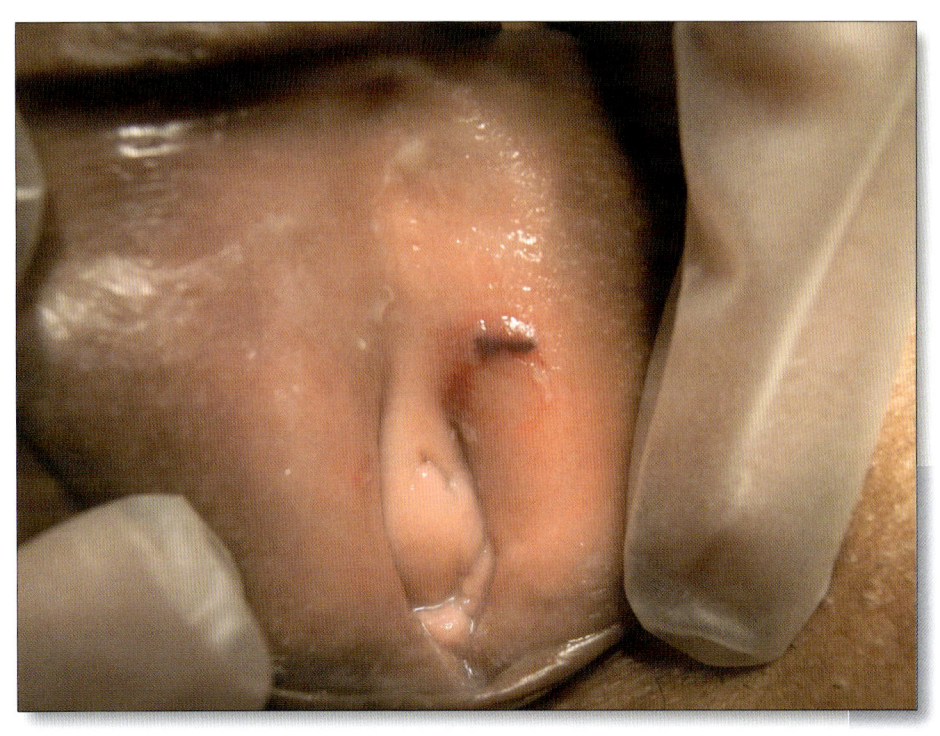

20歳代，女性．腟前庭部の外傷
原因は不明である（患者が話したがらない）が，パートナー男性による咬傷の可能性が高いと思われる．

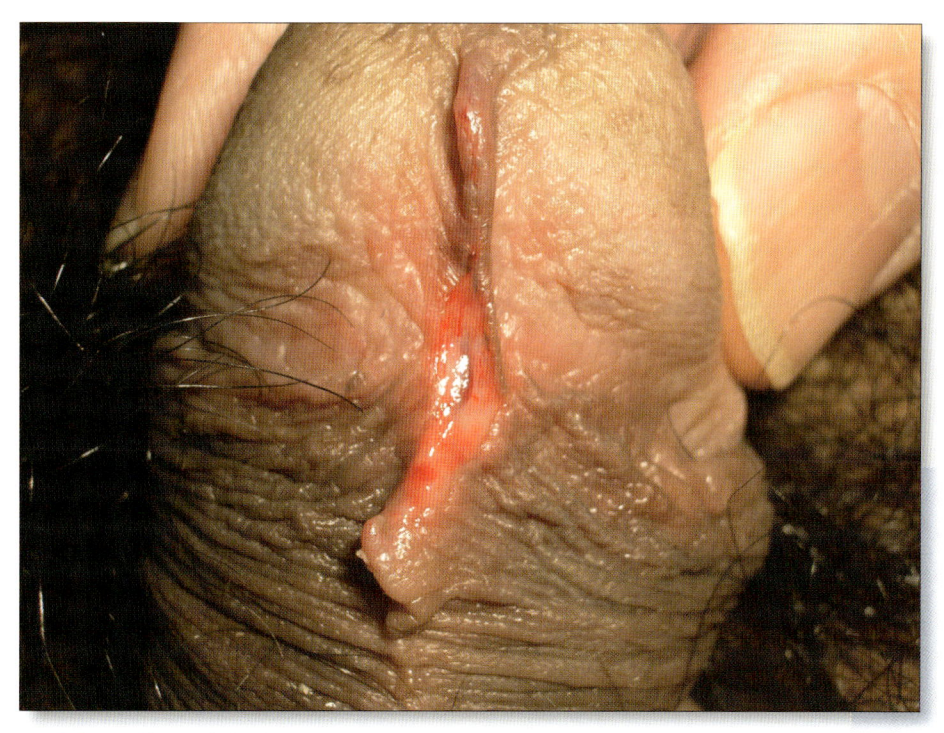

Chapter 3　性感染症以外の疾患

30歳代，男性．包皮小帯の断裂
過度な性行為等によって負荷がかかり断裂したと思われる．

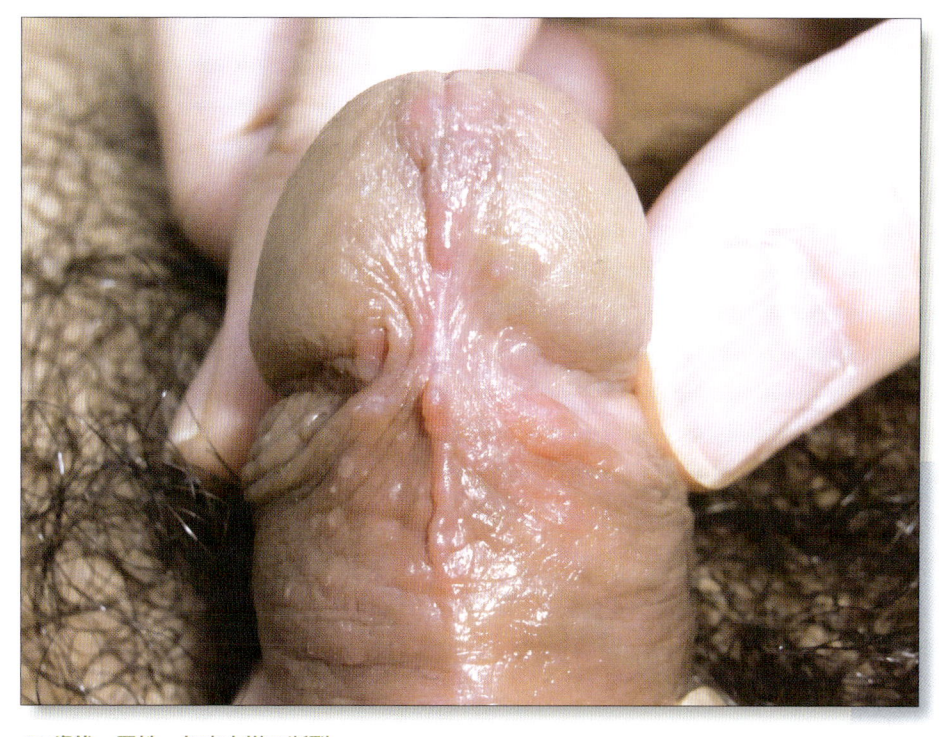

20歳代，男性．包皮小帯の断裂
包皮小帯がもともと短い場合には，勃起時に亀頭が前傾し，性行為に伴って機械的刺激が加わり，断裂・出血しやすくなる．

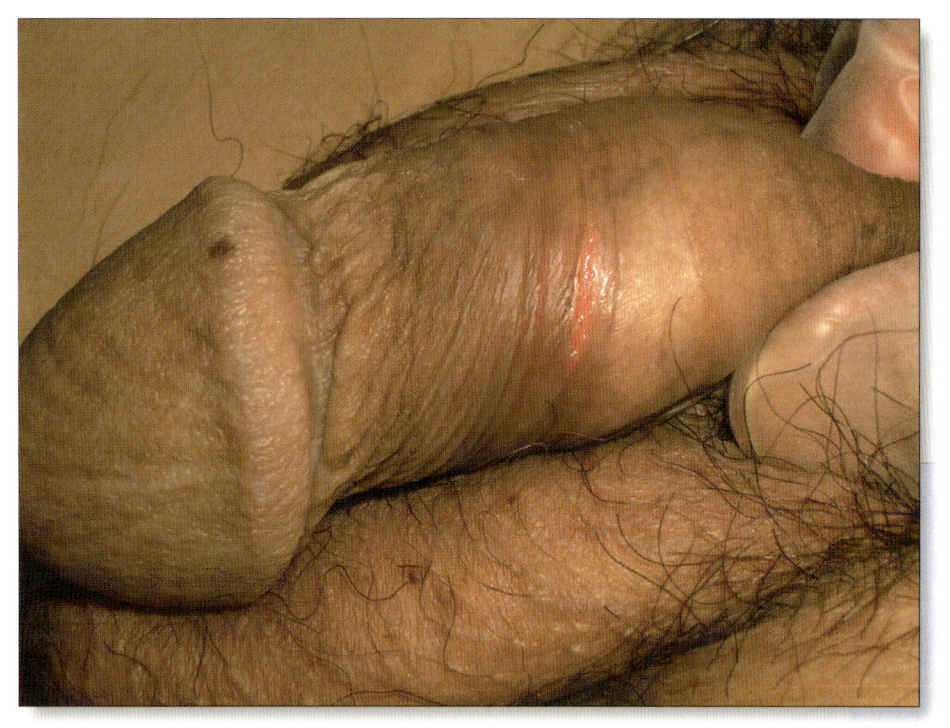

30歳代,男性.陰茎包皮の横方向への亀裂
包皮に対して縦方向の亀裂は糖尿病性を疑うが,このように横方向の場合には,外傷も考慮する.

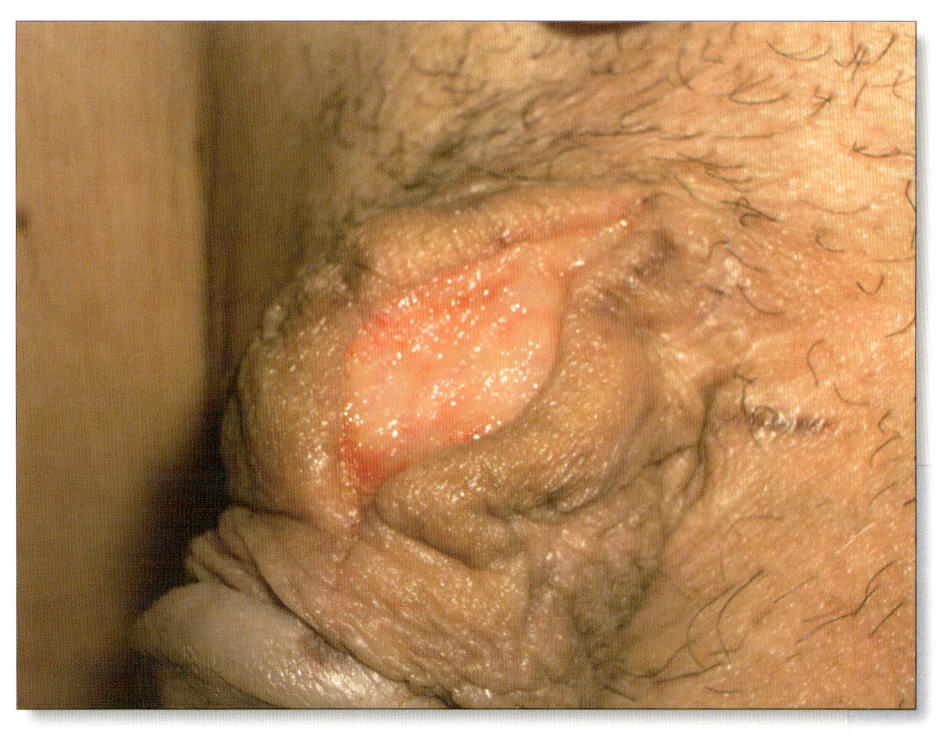

40歳代,男性.陰茎部の刺青の自己切除
陰茎部に入っていた刺青をみずから切除しようとした「自傷」である.

Chapter 3　性感染症以外の疾患

28 女性器切除
Female genital mutilation

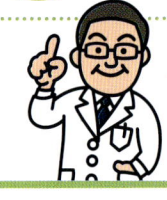

ポイント
いまだなお，なくなってはいません．アフリカだけでなく全世界的な問題です．

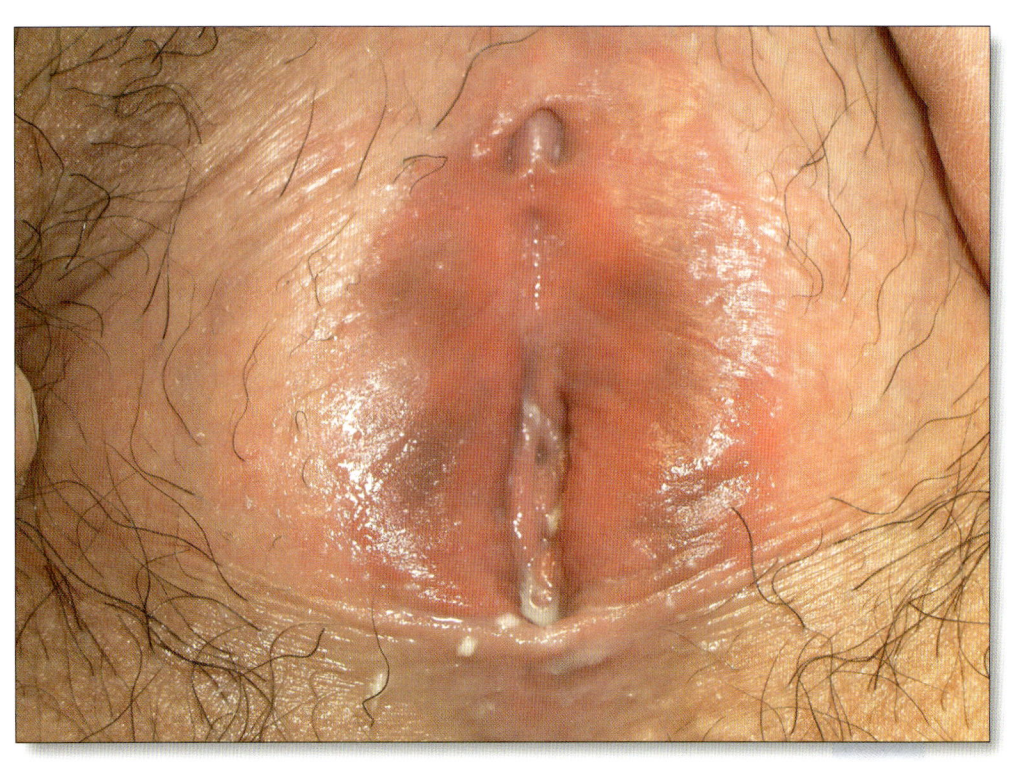

20歳代，女性．小陰唇欠損
左右小陰唇が切除されている．

♥女性器切除は，かつては女子割礼ともよばれ，アフリカを中心に行われてきた．初潮前の少女へ施され，大人の女性になるための通過儀礼とされてきた．しかし，1970年代には，女性蔑視・女性虐待であり，切除されることによって起こる出血や感染症の危険性，後遺症などが国際的な問題となった．だが現在に至るも，アフリカの伝統文化であるとする考えも根強く残り，完全になくなってはいない．アフリカ国内だけでなく，欧米のアフリカ系女性や日本国内でもみられることがある．

♥ WHOによると，女性器切除はその切除部位によっていくつかに分類されている．ここに示した例は，小陰唇のみを切除した例，小陰唇と陰核を切除した例であり，このタイプの切除がもっとも多いとされている．他には，外性器全体を切除し，結婚までの間，腟口を縫い合わせる方法などもある．

♥参考図（☞p.184）として示したものは，一見，性器切除と見間違うかもしれない症例である．1つは性転換手術による造腟術，もう1つは小陰唇の発育不全である．

20 歳代，女性
小陰唇と陰核を切除された例．

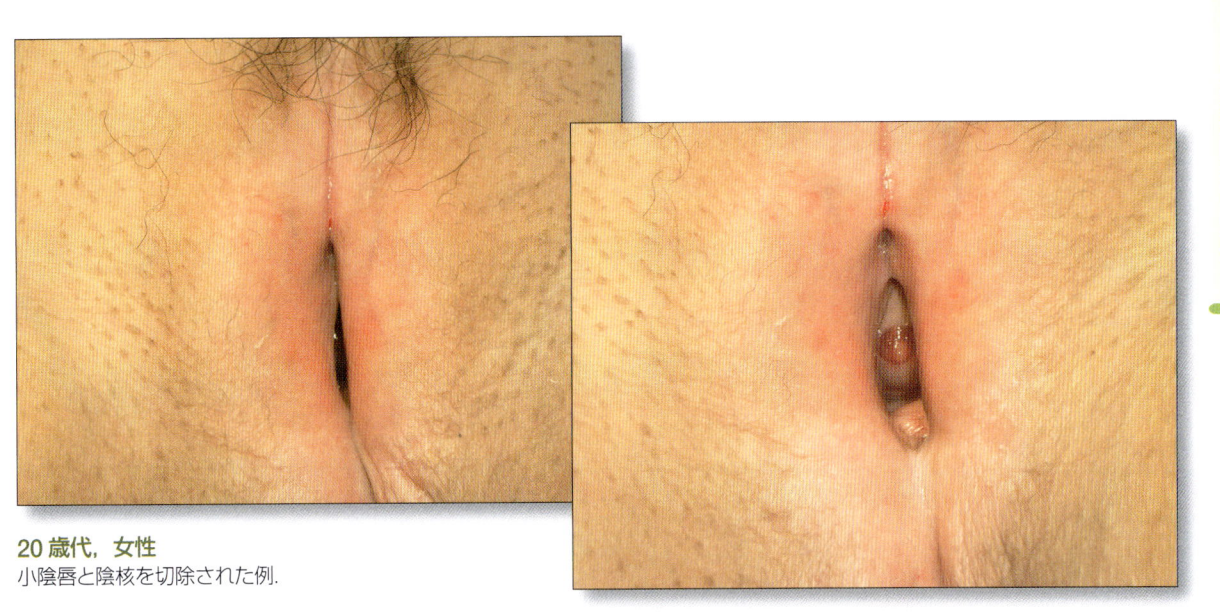

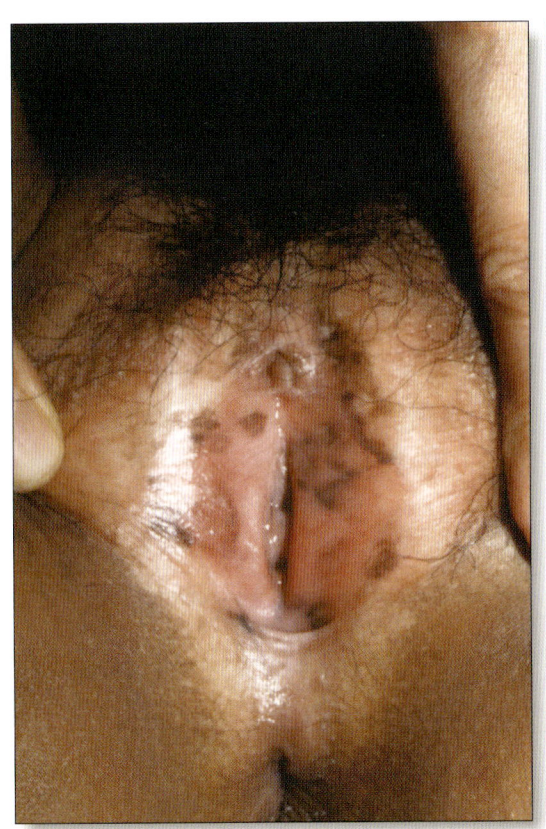

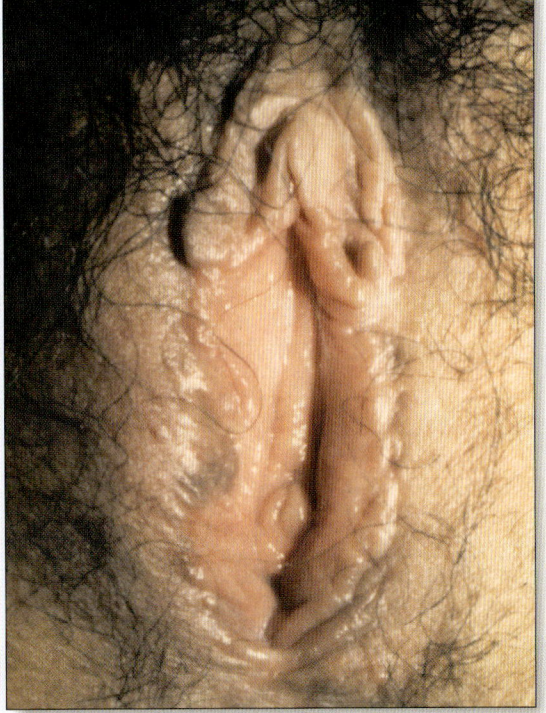

女性器切除の別症例
いずれも小陰唇を切除された例である．

性感染症以外の疾患

28. 女性器切除

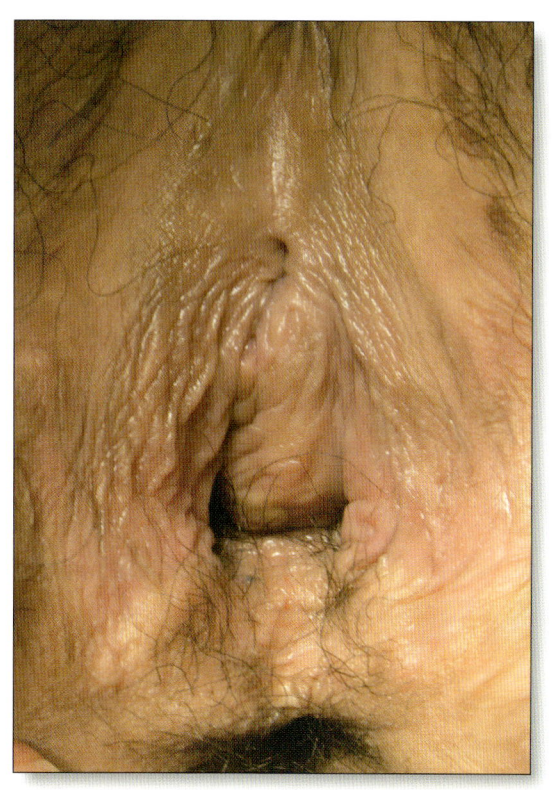

Chapter 3　性感染症以外の疾患

【参考】30歳代，男性→女性の性転換手術後（造腟術）
毛の生え方に不自然さが残っている．

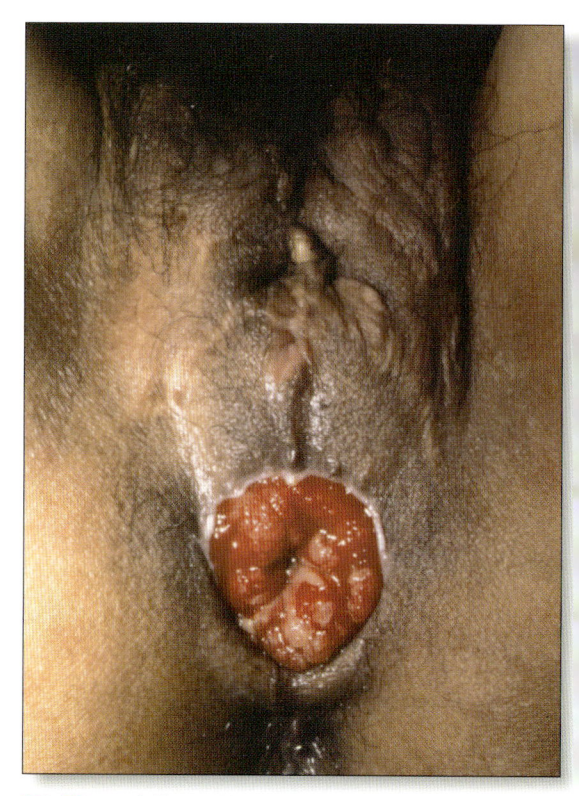

【参考】30歳代，男性→女性の性転換手術後（造腟術）
男性器を切除した後，直腸を用いて腟形成を行っている．

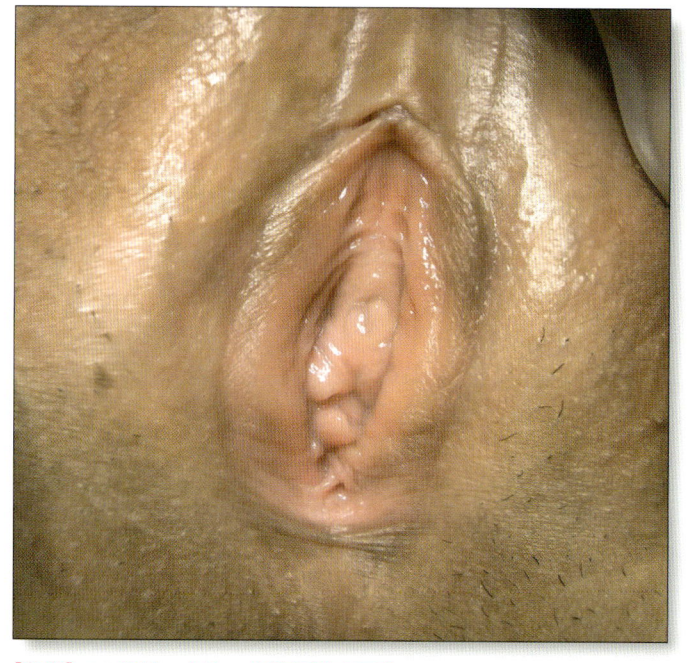

【参考】20歳代，女性．小陰唇発育不全
性器切除ではないので注意．

INDEX
欧文索引／和文索引

欧文索引

A
acute genital ulcer 172
angiokeratoma scroti 134
angiokeratoma vulvae 134
atheroma 138
A型肝炎，MSMにおけるー 147

B
Behçet病 144
Bowen様丘疹症 155
bubo indolenta 38
butterfly appearance 47

C
Candida albicans 136
candidal infection 106
cervical polyp 142
chancroid 60
Chlamydia trachomatis 56
chlamydial infection 56
condyloma acuminatum 62, 68, 74

D・E
diabetic balanoposthitis 112
ectopic periurethra 158
external injury 178
extragenital herpes 97

F
FCSW 8, 14, 42, 59, 68, 78, 81, 82, 90-92, 106, 118, 178
female commercial sex workers 8, 14
female genital mutilation 182
fixed drug eruption 148
folliculitis 118
Fordyce's condition 28
foreign bodies 174

G
genital herpes 76, 80, 86

genital ulcer disease 61
gonorrheal infection 48
GUD 61

H
Haemophilus ducreyi 60
HbA1c 112
hematoma 140
herpes zoster 128
HIV，MSMにおけるー 147
HIV検査 161
HPV 62
HPVワクチン 68
human papillomavirus 62
hydrocele testis 166
hypospadias 158

I・K
inguinal hernia 160
kissing ulcer 80

M
median raphe cyst of the penis 26
men who have sex with men 8
molluscum contagiosum 98
molluscum contagiosum virus 98
MSM 8, 34, 41, 44, 47, 74, 147

N
NAT検査 161
Neisseria gonorrhoeae 48
non-venereal sclerosing lymphangitis of the penis 22

P
paraphimosis 168
pearly penile papules 14
penile fracture 170
penile melanosis 152, 154
phthiriasis pubis 102
pigmentation disorder 152
pilonidal sinus 164
plasmacytosis circumorificialis 146
prolapsus uteri 162
PUVA療法 152

Q・R
QOL 86

Ramsay Hunt 症候群 128

S

sexually transmitted infections 8
SG 配合顆粒 150
skin infection 122
soft chancre 60
STI 8, 34, 48, 62, 68, 98, 102, 128, 142
ST 合剤 61
syphilis 34, 42

U・V・Z

urethral caruncle 132
varicella 130
varicocele 156
VD 8
venereal diseases 8
vestibular papillae of the vulva 18
vulvovaginal melanosis 152, 155
VZV 128, 130
Zoon 亀頭炎 146
Zoon 症候群 146

和文索引

あ

悪性梅毒 47
アシクロビル 76
アフタ 144, 145
アポクリン汗腺炎 124
アポクリン腺 122

い

異所性尿道側管 158
異物 174
"イボ" 14
イミキモド 62, 74
　－の副作用 67
刺青 174
陰核 10
陰核包皮癒着（癒合） 30
陰茎 10, 114
陰茎異物 174
陰茎海綿体 170
陰茎形成性硬結症 171
陰茎折症 170

陰茎プロテーゼ 177
陰茎縫線 10, 11, 64
　－の感染症 123
陰茎縫線嚢腫 26
陰茎包皮 28
陰唇 10
陰唇小帯 178
陰唇被角血管腫 134-137
陰唇癒着（癒合） 30
咽頭炎 48, 55, 59
　淋菌性－ 48, 55
　淋菌性・クラミジア性－ 59
咽頭拭い液 55
咽頭の乳白斑 47
陰嚢 10
　－の蜂窩織炎 123
陰嚢水腫 166
陰嚢被角血管腫 134
陰嚢皮膚感染症 122
陰嚢浮腫 166
　両側性－ 167
陰部外下疳 42, 44, 46
陰部潰瘍 61
陰毛 102

え

永久脱毛 164
エイズ 161, 173
会陰裂傷 178
壊死 168
壊死性筋膜炎 114
壊疽 112, 114
炎症性粉瘤 138

お

横痃 34
黄色ブドウ球菌 116, 118, 122
おたふく風邪 131
オーラルセックス 35, 76

か

外陰・腟カンジダ 108
外陰部 10
外陰部打撲 178
開口部形質細胞症 146
外傷 178
　陰茎部刺青の自己切除による－ 181
　腟前庭部の－ 179
外性器 10
外鼠径ヘルニア 160
外尿道口 39

潰瘍……………………… 34, 39, 60, 80, 112, 144
仮性びらん……………………………………… 13, 142
仮性包茎………………………………………… 63, 168
化膿性汗腺炎…………………………………122, 125
化膿性粉瘤………………………………………… 138
化膿レンサ球菌…………………………………… 116
花柳病……………………………………………… 110
カルンクル………………………………………… 132
間擦疹，カンジダ性－…………………………106, 109
カンジダ感染症…………………………………… 106
カンジダ症……………………………………106, 136
カンジダ性間擦疹……………………………106, 109
カンジダ性亀頭包皮炎………………………106, 107
冠状溝…………………………………… 14, 34, 62
感染症……………………………………………… 122
感染性壊死性筋膜炎……………………………… 114
感染性亀頭包皮炎………………………………… 116
嵌頓包茎…………………………………………… 168

き

亀頭………………………………………………… 10, 62
亀頭包皮，－の感染症…………………………… 124
亀頭包皮炎
　　カンジダ性－……………………………106, 107
　　感染性－…………………………………… 116
　　細菌性－…………………………………… 116
　　小児の－…………………………………… 117
　　糖尿病性－………………………………… 112
　　非特異的－………………………………… 116
亀頭包皮癒着（癒合）……………………………… 30
偽びらん…………………………………………… 13
丘疹性梅毒………………………………………… 44
急性陰囊炎………………………………………… 122
急性陰囊症………………………………………… 122
急性外陰潰瘍……………………………………… 172
急性尿道炎………………………………………… 48
急性副睾丸炎……………………………………… 122
急性膀胱炎………………………………………… 80
亀裂………………………………………………112, 178
　　陰茎包皮の－……………………………… 181
　　陰唇小帯の－……………………………178, 179
筋腫分娩…………………………………………… 142
金属アレルギー…………………………………… 174

く

クラミジア感染症………………………………… 56
クラミジア性結膜炎……………………………… 59
クラミジア性子宮頸管炎………………………… 58
クラミジア性尿道炎……………………………… 56, 57
クロロ酢酸………………………………………… 98

け

頸管ポリープ……………………………………… 142
形質細胞…………………………………………… 146
形質細胞（限局）性亀頭炎　……………………… 146
下疳………………………………………………… 34, 44
ケジラミ症………………………………………… 102
血管腫……………………………………………134, 141
血管障害…………………………………………… 114
血管増生…………………………………………… 14
血腫………………………………………………… 140
　　亀頭冠の－………………………………… 141
　　大陰唇の－………………………………… 140
　　腟前庭の－………………………………… 141
血糖コントロール………………………………… 112
血尿………………………………………………… 170
血膿，淋菌性尿道炎による－…………………… 49
結膜炎，クラミジア性－………………………… 59
顕症梅毒…………………………………………… 34, 4

こ

抗ウイルス薬……………………………… 76, 128, 130
睾丸炎……………………………………………… 131
口腔性交………………… 8, 35, 44, 46, 54, 76, 94
口腔内アフタ…………………………………144, 145
口腔内カンジダ症………………………………… 109
口唇ヘルペス……………………………………… 90
硬性下疳……………………………… 34, 36, 38, 40, 42, 46
　　陰核包皮の－……………………………… 42
　　口唇の－…………………………………… 46
抗体スクリーニング検査………………………… 161
肛門性交……………………………………… 44, 54, 74
肛門瘙痒症………………………………………… 74
骨梅毒……………………………………………… 47
骨盤底筋…………………………………………… 162
骨盤内炎症性疾患………………………………… 48
固定薬疹…………………………………………… 148
　　SG配合顆粒による－…………………… 150
　　ミノサイクリンによる－………………… 149

さ

臍窩，伝染性軟属腫の－………………………… 101
細菌性亀頭包皮炎………………………………… 116
再発抑制療法……………………………………… 86, 90
索状硬結…………………………………………… 22
三叉神経…………………………………………… 128
産道感染…………………………………………… 48

し

自慰………………………………………………… 22, 170
色素異常症………………………………………… 152

187

色素脱失……………………………………… 152
色素沈着……………………………………… 152
子宮下垂……………………………………… 162
子宮頸癌……………………………………… 68
子宮頸管炎…………………………………… 48
　クラミジア性－…………………………… 58
　淋菌性－…………………………………… 53
子宮頸管ポリープ…………………………… 142
子宮脱………………………………………… 162
子宮腟部びらん……………………………… 142
子宮内膜炎…………………………………… 48
子宮内膜ポリープ…………………………… 142
自傷…………………………………………… 178
脂腺…………………………………………… 28
自然消褪……………………………………… 22
循環障害……………………………………… 168
小陰唇………………………………… 18, 68, 90
　－の感染症…………………………… 124, 126
小陰唇切除…………………………………… 182
小陰唇発育不全……………………………… 184
漿液性分泌物………………………………… 56
小水疱………………………………………… 86
　帯状疱疹の－……………………………… 128
静脈弁………………………………………… 156
初感染，性器ヘルペスの－…………… 76, 80
初期硬結………………………………… 34-36, 42
初交年齢……………………………………… 42
女子割礼……………………………………… 182
処女膜…………………………… 10, 12, 20, 32
女性器切除……………………………… 182, 183
シリコンボール……………………………… 174
神経障害……………………………………… 114
神経痛様症状………………………………… 128
真珠様陰茎丘疹症…………………………… 14, 18
　－との鑑別………………………………… 62
異所性－……………………………………… 17
尋常性白斑……………………………… 152, 153
新生児結膜炎………………………………… 48
新生児ヘルペス……………………………… 90
真性包茎……………………………………… 168
　陰核の－…………………………………… 30
迅速抗体検査………………………………… 161

す

水痘…………………………………… 128, 130
水痘・帯状疱疹ウイルス…………………… 128
水痘ワクチン………………………………… 130
水疱…………………………………………… 80, 90
スキーン腺炎，淋菌性－…………………… 52
ステロイド薬………………………………… 118
ストレス……………………………………… 90, 128
スピール膏…………………………………… 98
スワブ法……………………………………… 55

せ

精液所見……………………………………… 156
性感染症………………………………………… 8, 34
　幻の－……………………………………… 60
性器外ヘルペス……………………………… 94-97
性器ピアス…………………………………… 176
性器ヘルペス………………………………… 37
　陰核包皮の－……………………………… 84
　再発性－，陰核包皮の－…………… 91, 93
　再発性－，陰唇小帯の－………………… 93
　再発性－，会陰部の－…………………… 92
　再発性－，亀頭の－……………………… 88
　再発性－，小陰唇の－……………… 91, 93
　再発性－，尿道口付近の－……………… 89
　再発性－，包皮の－………………… 87, 89
　子宮頸部の－……………………………… 85
　女性－，再発－…………………………… 90
　女性－，初感染－………………………… 80
　大陰唇の－………………………………… 84
　帯状疱疹との混同………………………… 128
　男性－，再発－…………………………… 86
　男性－，初感染－………………………… 76
　ベーチェット病との混同………………… 144
　淋菌・クラミジア陽性例－……………… 79
性交…………………………………………… 22
精索静脈……………………………………… 156
精索静脈瘤…………………………………… 156
正常像………………………………………… 10
生殖器官……………………………………… 10
成人鼠径ヘルニア…………………………… 160
精巣炎………………………………………… 131
精巣上体炎……………………………… 48, 122
精巣捻転……………………………………… 122
性転換………………………………………… 184
性病…………………………………………… 8
性風俗………………………………………… 8
生理的変化…………………………………… 14, 18
赤痢アメーバ症，MSMにおける－……… 147
癤…………………………………………… 118, 120
　陰茎の－…………………………………… 120
　陰嚢の－…………………………………… 120
　肛囲の－…………………………………… 121
　鼠径部の－………………………………… 121
接触感染……………………………………… 98
舌の乳白斑…………………………………… 47
線維化………………………………………… 14
尖圭コンジローマ……………………… 14, 18, 90
　陰核付近の－……………………………… 73
　会陰部の－…………………………… 69, 73
　外尿道口の－………………………… 65, 72
　冠状溝の－………………………… 62, 64, 65
　亀頭の－……………………………… 62, 67
　肛囲の－…………………………………… 74

子宮内の— ………………………………… 71
　　小陰唇の— ………………………………… 72
　　女性— ……………………………………… 68
　　大陰唇の— ………………………………… 69
　　男性— ……………………………………… 62
　　腟口の— …………………………………… 70
　　腟前庭部の— …………………………… 70, 72
　　腟壁の— …………………………………… 72
全身倦怠感 …………………………………… 81
先天性梅毒 …………………………………… 42
先天性皮膚洞 ………………………………… 164
前立腺炎 ……………………………………… 48

そ

総合感冒薬 …………………………………… 148
造腟術 ………………………………………… 184
鼠径ヘルニア ………………………………… 160
鼠径リンパ節 ……………………………… 34, 38
鼠径リンパ節腫脹 ……………… 40, 60, 76, 80
側管炎，淋菌性— …………………………… 50

た

第1期梅毒 ………………………………… 34, 42
第2期梅毒 ………………………………… 34, 42
大陰唇 …………………………………… 80, 115
　　—の感染症 ………………………………… 124
　　—の蜂窩織炎 ……………………………… 125
帯下 …………………………………… 48, 106, 136
帯状疱疹 ……………………………………… 128
　　陰茎包皮の— ……………………………… 128
　　陰嚢の— …………………………………… 129
　　会陰部の— ………………………………… 129
　　臀部の— …………………………………… 129
大腿ヘルニア ………………………………… 160
大腸菌 ………………………………………… 127
脱色素性母斑 ………………………………… 152
"脱腸" ………………………………………… 160
脱毛斑 ………………………………………… 44
多発性陰唇粉瘤症 …………………………… 138
多発性陰嚢粉瘤症 …………………………… 138
多発性粉瘤，陰嚢の— ……………………… 138
炭酸ガスレーザー ……………………… 14, 134
単純ヘルペスウイルス ……………………… 76
男性同性愛者 ………… 8, 34, 41, 44, 74, 147
断裂 …………………………………………… 178
　　陰茎海綿体の白膜組織の— ……………… 170
　　包皮小帯の— ……………………………… 180

ち

腟炎 …………………………………………… 136
腟カンジダ ……………………… 106, 107, 136

腟口 …………………………………………… 68
腟前庭 …………………………………… 10, 18
腟前庭乳頭腫症 ………………………… 18, 68
腟内細菌叢 …………………………………… 106
腟内洗浄 ……………………………………… 106
腟閉鎖 ………………………………………… 162
腟壁 ……………………………………… 10, 13
腟用消臭剤 …………………………………… 162
"血豆" ………………………………………… 140
虫卵，ケジラミの— ………………………… 103
腸内細菌 ……………………………………… 127
腸閉塞 ………………………………………… 160
直腸炎，淋菌性— …………………………… 48

つ

蔓状静脈叢 …………………………………… 156

て

手洗い ………………………………………… 116
帝王切開 ……………………………………… 90
剃毛 ……………………………… 102, 118, 164
摘除 …………………………………………… 98
デーデルライン乳酸菌 ……………………… 136
デブリードマン ……………………………… 114
電気焼灼 …………………………………… 62, 134
電気メス …………………………………… 14, 132
伝染性軟属腫 ………………………………… 98
　　陰茎包皮の— …………………………… 98, 99
　　大陰唇の— ………………………………… 101
　　大腿の— …………………………………… 100
　　臀部の— …………………………………… 100

と

凍結療法 ……………………………………… 98
透光性，陰嚢水腫の— ……………………… 166
透析 …………………………………………… 114
疼痛 ……………………………………… 48, 80, 144
糖尿病 …………………………………… 112, 114
糖尿病性陰茎壊疽 …………………………… 114
糖尿病性亀頭包皮炎 ………………………… 112
動脈硬化症 …………………………………… 114
トリコチロマニア …………………………… 118

な

内性器 ………………………………………… 10
内鼠径ヘルニア ……………………………… 160
軟骨炎 ………………………………………… 47
軟性下疳 ……………………………………… 60

189

に

二分陰嚢 158
乳白斑 47
入浴指導 116
尿線 26, 132
尿道炎 39
　クラミジア性− 56, 57
　淋菌性− 48, 52, 78
尿道カルンクル 132
尿道下裂 40, 66, 158
尿道口 27, 48, 132
尿道小阜 132
尿道上裂 158
尿道側管 50, 158
尿道肉阜 132
尿閉 128, 162

の

嚢腫 26
膿性分泌物 48, 50
膿尿 132
嚢胞 26
膿瘍，淋菌性− 51

は

売春防止法 8, 110
梅毒 74
　MSMにおける− 147
　女性の− 42
　他部位の− 44
　男性の− 34
　−との鑑別 62
梅毒1期疹 34, 46
梅毒2期疹 34, 44-47
梅毒性乾癬 44-46
梅毒性脱毛 34
梅毒性バラ疹 44, 45
梅毒トレポネーマ 34, 44
排尿困難 132, 158, 162, 172
排尿障害 80
排尿痛 48, 52, 132
パイロニー病 171
白苔，カンジダ症の− 106
発汗 118, 122
パッチテスト 148
抜毛癖 118
バラシクロビル 86
バラ疹 34
バルトリン腺炎 54, 122, 125
バルトリン腺膿瘍 48
晩期梅毒 34

ひ

ピアス 174
被角血管腫 134
　陰唇− 134-137
　陰嚢− 134
精索静脈瘤に合併した− 157
非ステロイド性抗炎症薬 148
非性病性陰茎硬化性リンパ管炎 22, 26
ビタミンD_3 152
ビタミンE 171
非特異的亀頭包皮炎 116
ヒト乳頭腫ウイルス 62
避妊 42
皮膚感染症 122
皮膚粘膜移行部 146, 148
表皮嚢腫 138
表皮ブドウ球菌 118
鼻翼欠損 47
日和見感染 106, 109
びらん 76, 80, 112
頻尿 132
ピンポン感染 56

ふ

封入体結膜炎 59
フェノトリン剤 102
フォアダイス状態 28, 70
　陰茎包皮の− 29
　陰唇の− 29
腹圧性尿失禁 162
浮腫 168
婦人科検診 142
不全子宮脱 162
不妊症 48, 156
　卵管性− 56
部分子宮脱 162
プライベートパーツ 10
プラズマ細胞 146
フルニエ壊疽 114
プロテーゼ 177
糞，ケジラミの− 105
粉瘤 138, 139

へ

へそ抜き法 138
ベーチェット病 144, 172
ペッサリー 162
ペニシリン 34
ヘルニアバンド 160
ヘルペスウイルス 86
便秘 128

扁平コンジローマ	34	毛嚢炎	118, 119
陰茎の−	41	毛嚢開口部	118
肛囲の−	41, 43	毛嚢漏斗部	118
−との鑑別	62	毛包炎	118

ほ

傍外尿道口囊腫	26		

や

薬剤耐性淋菌	56
薬疹	148

蜂窩織炎	122, 123, 125
包茎	63, 112, 168
膀胱炎	80, 127
膀胱瘤	162
包皮	63
包皮小帯	16
包皮内板	22, 76
包皮輪	86, 112
ボーエン様丘疹症	155
−との鑑別	62, 68
歩行困難	76, 80, 172
勃起機能不全	170
勃起障害	158
ポックスウイルス科	98
ボディピアス	174

ゆ

疣贅	62
有痛性腫脹	76, 80
誘発試験	148
輸入感染症	60

よ

癰	118

ら

卵管性不妊症	56

ま

末梢神経	128

り

流行性耳下腺炎精巣炎	131
良性腫瘍	132, 138, 142
淋菌感染症	48
淋菌性咽頭炎	55
淋菌性子宮頸管炎	53
淋菌性側管炎	50
淋菌性尿道炎	39, 48, 52, 78
淋菌性バルトリン腺炎	54
リンパ管	22
リンパ管炎	22
淋病	54

み

"みずいぼ"	98
水ぼうそう	130
ミノマイシン	149

む

無痛性横痃	34, 38, 40
無痛性腫脹	34, 38
ムンプスウイルス	131

れ

レーザー蒸散	62
裂傷	178

め

メラニン	152

ろ

瘻孔	164, 165

も

毛巣洞	164
毛巣瘻	164

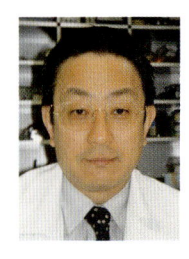

■ 著者略歴
尾上 泰彦 (Yasuhiko Onoye)　医師，医学博士

1944年4月	福岡県生まれ
1950年4月	上京，山の手で育つ
1969年3月	日本大学医学部卒業
1969年4月	日本大学医学部泌尿器科学教室入局
1978年3月	医学博士〈学位〉取得
1978年4月	日本大学医学部 専任講師
1981年7月〜現在	宮本町中央診療所 院長

<所属学会>
日本泌尿器科学会，日本性感染症学会，日本レーザー医学会，日本感染症学会，日本口腔・咽頭科学会

<役　職>
日本泌尿器科学会評議員，日本性感染症学会評議員，性の健康医学財団評議員，神奈川性感染症学会幹事，厚生労働省エイズ対策研究事業「STDクリニック来所者におけるHIV感染とHIV検査ニーズ等のモニタリングに関する研究」共同研究者，「川崎STI研究会」代表世話役人，日本大学医学部兼任講師

アトラスでみる外陰部疾患　プライベートパーツの診かた

2010年10月　1日　第1版　第1刷発行
2024年　7月12日　第1版　第4刷発行

著　者	尾上 泰彦
発行人	小袋朋子
編集人	木下和治
発行所	株式会社 Gakken
	〒141-8416 東京都品川区西五反田2-11-8
印刷所	株式会社 広済堂ネクスト
製本所	加藤製本 株式会社

●この本に関する各種お問い合わせ先
　本の内容については，下記サイトのお問い合わせフォームよりお願いします．
　https://www.corp-gakken.co.jp/contact/
　在庫については　Tel 03-6431-1234（営業）
　不良品（落丁，乱丁）については　Tel 0570-000577
　　学研業務センター　〒354-0045 埼玉県入間郡三芳町上富279-1
　上記以外のお問い合わせは　Tel 0570-056-710（学研グループ総合案内）

©Y. Onoye 2010 Printed in Japan.

本書の無断転載，複製，複写（コピー），翻訳を禁じます．
本書に掲載する著作物の複製権・翻訳権・上映権・譲渡権・公衆送信権（送信可能化権を含む）は株式会社 Gakken が管理します．
本書を代行業者等の第三者に依頼してスキャンやデジタル化することは，たとえ個人や家庭内の利用であっても，著作権法上，認められておりません．

本書に記載されている内容は，出版時の最新情報に基づくとともに，臨床例をもとに正確かつ普遍化すべく，著者，編者，監修者，編集委員ならびに出版社それぞれが最善の努力をしております．しかし，本書の記載内容によりトラブルや損害，不測の事故等が生じた場合，著者，編者，監修者，編集委員ならびに出版社は，その責を負いかねます．
また，本書に記載されている医薬品や機器等の使用にあたっては，常に最新の各々の添付文書（電子添文）や取り扱い説明書を参照のうえ，適応や使用方法等をご確認ください．

株式会社 Gakken

JCOPY〈出版者著作権管理機構　委託出版物〉
本書の無断複写は著作権法上での例外を除き禁じられています．複写される場合は，そのつど事前に，出版者著作権管理機構
（Tel 03-5244-5088，FAX 03-5244-5089，e-mail: info@jcopy.or.jp）の許諾を得てください．

※「秀潤社」は，株式会社 Gakken の医学書・雑誌のブランド名です．
学研グループの書籍・雑誌についての新刊情報・詳細情報は，下記をご覧ください．
　学研出版サイト　https://hon.gakken.jp/

※本書の内容および表記は，第1版 第1刷当時のままであることをご了承ください．

アートディレクター：柴田真弘（有限会社 アヴァンデザイン研究所）
本文デザイン：有限会社 アヴァンデザイン研究所